Publishing Your Medical Research

医学研究论文写作与发表

第**2**版 Second Edition

256条原则

编著 〔美〕丹尼尔·伯恩（Daniel W. Byrne）

主审 王行环　周飞虎

主译 曾宪涛　毛　智

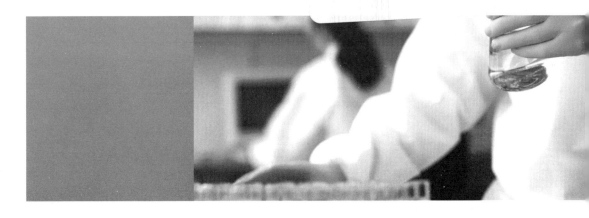

北京科学技术出版社

Wolters Kluwer

著作权合同登记号　图字：01-2017-8314

本书力求对可能涉及的药物或疗法的适应证、不良反应和疗程、剂量等提供准确的信息，但随着医学的发展，这些信息有可能发生改变。如涉及用药或治疗，读者应阅读药品生产厂家提供的药品说明书、药品外包装上的用药信息或遵医嘱。作者、编辑、出版者或发行商对使用本书信息所造成的错误、疏忽或任何后果不承担责任，对出版物的内容不做明示或隐含的保证。作者、编辑、出版者或发行商对与本书相关的人身伤害或财产损害不承担任何责任。

图书在版编目（CIP）数据

医学研究论文写作与发表：第 2 版 /（美）丹尼尔·伯恩（Daniel W. Byrne）编著；曾宪涛，毛智主译．—北京：北京科学技术出版社，2022.9（2025.3 重印）

书名原文：Publishing Your Medical Research, Second Edition

ISBN 978-7-5714-1103-9

Ⅰ．①医…　Ⅱ．①丹…②曾…③毛…　Ⅲ．①医学—论文—写作　Ⅳ．① R

中国版本图书馆 CIP 数据核字 (2020) 第 147945 号

策划编辑：何晓菲　　　　　　　　电　　话：0086-10-66135495（总编室）
责任编辑：宋　玥　何晓菲　　　　　　　　　0086-10-66113227（发行部）
责任校对：贾　荣　　　　　　　　网　　址：www.bkydw.cn
封面设计：申　彪　　　　　　　　印　　刷：三河市国新印装有限公司
责任印制：吕　越　　　　　　　　开　　本：710 mm×1000 mm　1/16
图文制作：天地鹏博　　　　　　　字　　数：442 千字
出 版 人：曾庆宇　　　　　　　　印　　张：25
出版发行：北京科学技术出版社　　版　　次：2022 年 9 月第 1 版
社　　址：北京西直门南大街 16 号　印　　次：2025 年 3 月第 3 次印刷
邮政编码：100035
ISBN 978-7-5714-1103-9

定　　价：128.00 元

仅以本书纪念阿特·惠勒（Art Wheeler）

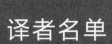

主　　审　王行环　周飞虎
主　　译　曾宪涛　毛　智
副 主 译　刘　超　刘小懋　翁　鸿
译　　者　（按姓名汉语拼音排序）
　　　　　陈观群　首都医科大学附属北京朝阳医院
　　　　　杜海龙　中国人民解放军总医院第一医学中心
　　　　　何纯青　中国人民解放军新疆军区总医院
　　　　　黄　桥　武汉大学中南医院
　　　　　季秋南　首都医科大学附属北京朝阳医院
　　　　　靳英辉　武汉大学中南医院
　　　　　孔晓牧　中日友好医院
　　　　　李怀东　泰安市立医院
　　　　　李瞳瞳　天津市天津医院
　　　　　刘　超　中国人民解放军总医院第一医学中心
　　　　　刘　杰　中国人民解放军总医院第一医学中心
　　　　　刘小懋　北京大学第三医院
　　　　　龙安华　首都医科大学附属北京潞河医院
　　　　　罗从娟　青岛大学附属医院
　　　　　马　乐　陆军军医大学
　　　　　毛　智　中国人民解放军总医院第一医学中心
　　　　　秦宗实　香港大学李嘉诚医学院
　　　　　童勇骏　浙江医院
　　　　　王　群　中国人民解放军总医院第一医学中心
　　　　　王　颖　吉林大学中日联谊医院
　　　　　王国旗　中国人民解放军总医院第一医学中心
　　　　　翁　鸿　武汉大学中南医院

吴佳霓　中国中医科学院广安门医院

谢　尚　北京大学口腔医院

谢宗燕　首都医科大学附属北京潞河医院

杨　洋　中国人民解放军 69235 部队医院

杨志芳　中国人民解放军 61646 部队门诊部

尹　鹏　首都医科大学附属北京朝阳医院

尹鹏滨　中国人民解放军总医院第一医学中心

曾宪涛　武汉大学中南医院

张　磊　中国中医科学院中医药信息研究所

张家兴　贵州省人民医院

张珂诚　中国人民解放军总医院第一医学中心

赵晶鑫　中国人民解放军总医院第一医学中心

编写秘书　刘郝弦　武汉大学中南医院

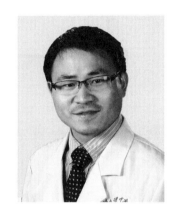

曾宪涛，中共党员，外科学博士，副教授，主任医师，博士研究生导师。现任武汉大学循证与转化医学中心副主任、武汉大学中南医院循证与转化医学中心常务副主任、武汉大学第二临床学院循证医学与临床流行病学教研室主任、武汉大学中南医院人事处副处长。兼任中国医疗保健国际交流促进会循证医学分会、中国医师协会循证医学专业委员会、中华预防医学会循证预防医学专业委员会的常务委员等，《医学新知》第 7 届编委会执行主编，《中国循证心血管医学杂志》《中国循证医学杂志》《现代泌尿外科杂志》等期刊的常务编委、编委。主持国家重大专项课题等 15 项，发表论文 400 余篇；作为主编或主译专著 10 部，作为副主编或副主译的专著 5 部，参编专著及教材 10 余部。

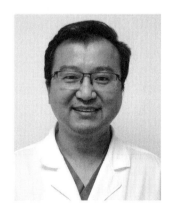

毛　智，临床医学博士，医学博士后，中国人民解放军总医院第一医学中心重症医学科副主任医师。兼任中华预防医学会循证预防医学专业委员会循证医学方法学组委员，中国医师协会循证医学专业委员会青年委员，中华中医药学会养生康复分会青年委员，中国老年保健协会心血管专业委员会委员。以第一作者及通信作者发表 SCI 文章 10 余篇。参编《系统评价/Meta 分析理论与实践》《实用循证医学方法学（第 2 版）》等专著 6 部。主持及参与国家级课题 5 项。获华夏医学科技奖一等奖 1 项、军队医疗成果二等奖 2 项。获国家专利 10 余项。业余时间曾任丁香园论坛循证医学与临床运用版版主（网络 ID：水天之间），医学科研自媒体账号为"水天聊循证"（微信公众号、抖音、小红书）。

译者序

　　一代雄主李世民有诗云："草秀故春色，梅艳昔年妆。"我们可以从中读出时光荏苒、岁月如梭以及物与人的相对静止及绝对变化。在这绝对的变化中，文明与文化之所以能够传承，在于人类创造了文字，并用文字记录了过往，留下了人类活动的印迹。世界万物，为何独独人类创造了文字？我想这是因为人类会思考，会为了追求更卓越的生活而能动地改造世界。尽管有句犹太人的谚语说，"人类一思考，上帝就发笑"（米兰·昆德拉《小说的艺术》），但人类对宇宙时空的认知一直在前进。前进并不是一帆风顺的，而是"螺旋式上升、曲折式前进"的。做研究也是一样，我们需要从一个现象出发，由浅入深、由表及里地去探索，这个探索过程也是一个充满否定与自我否定的曲折向前的过程。

　　作为研究者，我们都想让自己的研究成果得以传播。将研究论文发表于学术刊物是传播的重要途径。如同对事物的认知一样，我们开始学习撰写论文时，总是从照猫画虎、照葫芦画瓢开始，经过一段时间的积累，才可熟能生巧，继续积累，然后达到"指物作诗立就"（王安石《伤仲永》）的水平。万事开头难，在开始的时候若是有"猫"、有"葫芦"，就会容易许多。

　　我与毛智博士相识已近10年，他是一个善于思考且热心快肠的人，故亦带动、感染了我，我们时常切磋交谈心得体会，因而友谊愈加深厚。2013年的夏天，他与我分享了两本好书：*Advanced Concepts in Surgical Research*（《外科学研究的高级概念》）和 *Getting Your Research Paper Published*（《研究论文的发表》），并认为这两本书会为相关的研究初学者提供很好的借鉴。我读完之后深表赞同，因为我亦从中获益良多。他提出我们一起组织翻译这两本书的想法，我也极想与他一起达成这个愿望。然而，囿于各种内部和外部因素，我们迟迟未能如愿，但与他一起翻译一本能够让人用得上、有所得的书的想法一直萦绕在我的心头。2017年，经我的好友、曾作为军事医学科学出版社编辑于庆兰老师介绍，我认识了她现在的同事——北京科学技术出版社的何晓菲老师。我向何老师表达了想

翻译 *Getting Your Research Paper Published* 一书的意愿。何老师经过充分了解与比较之后，向我推荐了她正准备寻求译者的 *Publishing Your Medical Research* 一书。我于 2017 年 7 月初拿到书稿后进行了初步阅读，认为将此书翻译为中文是一项值得去做的工作。当然，我也想到了毛智博士。借着到京的机会，我与毛智博士进行了面谈，并最终决定一起组织翻译这本书。

本书的译者基本上均由毛智博士邀请，大多数是我素未谋面但闻名已久的青年学者。因此，在为翻译工作能够得以顺利进行感到高兴之余，我更兴奋于终于有机会能够结识这些神往已久的朋友们。各位译者欣然接受了毛智博士与我的邀请，并在繁忙的临床、科研及教学工作之余挤出时间进行翻译。我们采用先由一人负责初译，再由一人或多人进行审校的互校互审方式；在此基础上，再由毛智博士和我分别阅读全稿，以确保全书的体例格式统一和术语翻译无误。由于很多术语的中文译法较多，故我们没有硬性地将全书中同一术语的译法进行统一，而是选择尊重各位译者的不同译法。转眼间已经过了快 2 年时间，我们终于在这个己亥年的暮春时节完成了本书的翻译和审校工作。为了给读者提供尽可能多的信息以便按图索骥，我们还增加了相关的论文及专著信息以作提示（我们将相关文章的获取链接放在了武汉大学循证与转化医学中心的官方网站 http://cebtm.znhospital.com 的"科学研究——下载中心"）。此外，为提高阅读效率，在翻译时，译者对原版书中所有的网址进行了检索与验证，并对因网站更新等无法打开或失效的网址进行了修正。当然，这些修正仍可能随着时间的推移而失效，需要读者根据主题准确检索新网址。

做事、做学问，古人追求"微妙在智，触类而长，玄通阴阳，巧夺造化"（郭璞《葬书》），这亦是我们的追求。然而，如前所述，我们同样受限于自身及所处的环境。尽管我们努力追求精益求精，但我们可能仍然难以达到"信、达、雅"（严复《天演论》）的境界。当本书再版时，除了跟随认知的进步吐故纳新之外，我们还会修订、完善书中的不足之处。因此，恳请各位读者能够提出宝贵的意见与建议，以便我们不断地进步、奉献更好的作品。

本书的翻译和出版，要感谢全体译者的共同努力，要感谢出版社及何老师提供的机会，要感谢原书作者的心血，也要感谢我们所参阅的所有文献的作者。当然，我们更要感谢武汉大学中南医院的王行环教授和中国人民解放军总医院第一医学中心的周飞虎教授，他们作为临床大家，深知培养青年人才的重要性与紧迫性，对毛智博士与我极尽勉励与支持，并担任本书的主审，让我们有信心启动本书的翻译。此外，本书得以顺利出版，除了投入大量的人力和时间之外，也得到了我主持的国家重点研发计划"数字诊疗装备研发"课题"循证评价研究"（编号：2016YFC0106302）及武汉大学中南医院的资金支持。在此，谨向所有相关人员及单位，以及购买和阅读本书的读者们表示最衷心的感谢！

本序初稿由我执笔，由毛智博士修改并定稿。期待本书能对各位读者有所帮助，也期待未来能和毛智博士再度联袂出版新的作品。

曾宪涛

2019 年 5 月 4 日

（己亥年三月三十）

巴斯德（Pasteur）建议他的同行科学家"崇尚批判精神"。当今，大多数科学家都意识到了这一建议的重要性，但是几乎所有科学家都喜欢来自同行评议者的称赞。坏消息是审稿人每年拒绝的医学稿件达几十万篇，好消息是多数稿件被拒是因为稿件存在可避免的常见错误。

许多书籍都描述了如何撰写科学论文，尤其是戴（Day）和加斯特尔（Gastel）（2011年）、胡思（Huth）（1999年）、布朗内尔（Browner）（2012年）和霍尔（Hall）（2012年）的著作。我写本书的目的是解释如何预见和避免在研究设计以及撰写、发表论文过程中可能出现的问题。

了解研究与论文发表的程序并遵循一定的基本原则就可以避免收到大多数的常见审稿意见。本书展示了医学研究论文写作与发表的5个连续阶段的256条原则，这5个阶段分别是规划（planning）、观察（observing）、撰写（writing）、编辑（editing）和修订（revising），即"POWER"。遵循"POWER原则"能增加研究论文被接收并发表的可能性。本书的内容也可以帮助读者批判性地评估新的医学信息并从中提取自己需要的信息。

作为本书的背景研究，我对许多专家进行了问卷调查，包括著名医学期刊的主编、同行评议专家和诺贝尔奖获得者。我为撰写本书第1版进行了这项调查，最近又针对第2版的相关问题进行了调查。为此，我分析了数百条真实的评价，以确定共同的主题，并将具体的评价提炼成积极的指导意见。我将这些想法按照易于阅读的格式进行编排，并附有真实的、简短的同行评议意见举例。为了保护相关人员的隐私，其中一些意见被改述或进行了概括。

本书旨在帮助医学研究人员与流行病学专家、信息学专家、生物统计学家、技术编辑、图形设计专家和其他方法学专家有效地合作。书中提供了一个有组织的解决方案集合来帮助研究人员发表医学研究论文。对那些研究团队的管理者来说，这些解决方案将有助于获得更多的研究基金。尽管本书着重于临床研究，但大多数原则也适用于非临床性的生物医学研究，这类研究也越来越需要遵循这些原则。需要指出的是，本书是一本指南而非"食谱"，因此并没有试图解释读者需要了解的统计学分析、流行病学或写作的具体相关知识。对于更复杂的问题，请参考更合适的、最新的资料。

学术出版需要时间、奉献和实践，最重要的是坚持不懈。如果你能同时具备这些，你将会得到回报，看到你的论文被发表，并感到你的工作产生了价值。正如临床心理学家兼教育家安妮·罗伊（Anne Roe）所说："如果没有沟通，科学对社会就没有任何价值。"

丹尼尔·伯恩（Daniel W. Byrne）

致 谢

　　本书内容所涉及的所有已发表的作品和引文均已被尽可能准确地引用。另外，正如我所承诺的那样，调查的回答是匿名的，但是我仍然感谢那些完成并返回调查问卷的审稿人和编辑。

　　感谢格特鲁德·埃利恩（Gertrude Elion）和罗伯特·雅各比（Robert Jacoby）详细地阅读了本书第 1 版的初稿，并提出了一些有价值的建议。我还要感谢所有帮助我出版本书第 1 版的各位，包括保罗·范尼维尔堡（Paul van Niewerburgh）、简·佩特罗（Jane Petro）、哈罗德·霍罗维茨（Harold Horowitz）、琼·摩根（Jean Morgan）、阿尔伯特·洛温费尔斯（Albert Lowenfels）、克里斯·亨特（Chris Hunter）、劳伦斯·韦克斯勒（Lawrence Wexler）、路易斯·布拉塞罗（Luis Bracero）、P·雷迪（P. Reddy）、埃文·琼斯（Evan Jones）、迈克尔·布卢门菲尔德（Michael Blumenfield）、伊丽莎白·涅金斯基（Elizabeth Nieginski）、朱莉·斯卡尔迪利亚（Julie Scardiglia）、卡拉·施罗德（Karla Schroeder）、罗萨娜·哈洛韦尔（Rosanne Hallowell）、贝丝·戈德纳（Beth Goldner）和杰奎琳·詹克斯（Jacqueline Jenks）。

　　对于本书第 2 版，我要感谢戴维·罗伯逊（David Robertson）、鲍勃·迪图斯（Bob Dittus）、汉克·多梅尼科（Hank Domenico）、王力（Li Wang）、蕾切尔·沃尔登（Rachel Walden）、阿特·惠勒（Art Wheeler）、戈登·伯纳德（Gordon Bernard）、凯尔·麦高恩（Kel McGowan）、克里斯蒂娜·奥伯尔（Kristina Oberle）、吉姆·韦尔（Jim Ware）、汤姆·哈津斯基（Tom Hazinski）、南希·布朗（Nancy Brown）、阿尔普·伊基兹莱尔（Alp Ikizler）、迈克·斯坦（Mike Stein）、阿拉斯泰尔·伍德（Alastair Wood）、石瑜（Yu Shyr）、比尔·杜邦（Bill Dupont）、新谷步（Ayumi Shintani）、弗吉尼娅·伯恩（Virginia Byrne）、布伦达·迈纳（Brenda Minor）、保罗·哈里斯（Paul Harris）和薇薇安·西格尔（Vivian Siegel）。在过去的 16 年里，美国范德堡大学的临床研究专业硕士课程

（The Master of Science in Clinical Investigation program）的学员们给我提供了有关本书大部分内容的宝贵的反馈信息，我很感谢这些反馈，且很荣幸能在这个项目中授课。

最后，也是最重要的一点，要特别感谢我的妻子洛蕾塔（Loretta），感谢她富有深刻见解及敏锐洞察力的编辑与无尽的耐心！

丹尼尔·伯恩（Daniel W. Byrne）

目 录

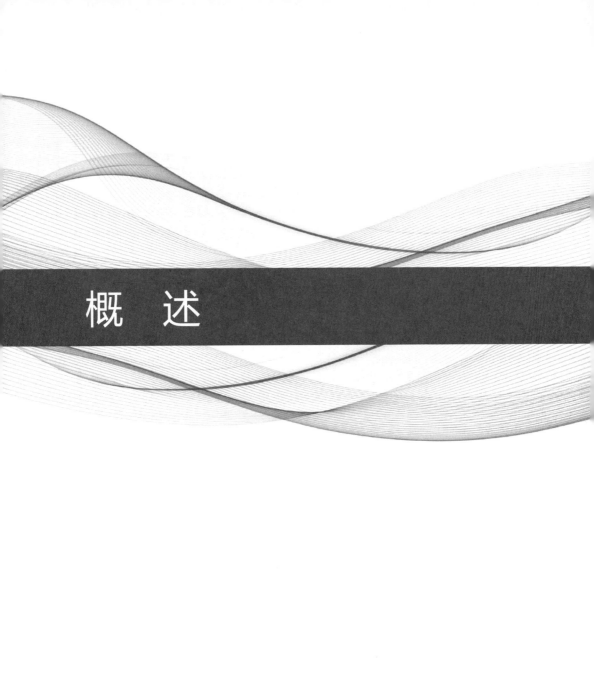

概　述

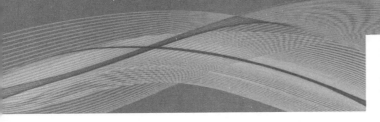

第 1 章

20条关键原则概述

医学研究论文能否成功发表，很大程度上取决于对以下 20 条关键原则的掌握程度。在研究更详细的方法之前学习这些要点，并在课题的研究过程中周期性地回顾这些要点。

"你必须学习游戏规则，然后你必须比其他人做得更好。"

——阿尔伯特·爱因斯坦（Albert Einstein）

原则 1：积极并持续自学临床试验、研究设计、偏倚相关知识和生物统计学相关方法

发表论文没有捷径。特别是临床试验已经成为一门科学，对不熟悉这门科学的人来说，存在许多陷阱。表 1.1 罗列的阅读清单为自学这门科学提供了初步方案。正规的医学研究培训课程，例如公共卫生硕士（master of public health，MPH）课程或者临床医学研究的科学型硕士（master of science in clinical investigation，MSCI）课程，对于学习如何撰写可发表的论文也非常有价值。

原则 2：选择重要的临床问题去研究，才可能写出高影响力的论文

专注于回答那些对改善以患者为中心的结果很重要的问题，避免那些存在琐碎的相关性或无意义的相互作用的项目。清楚地阐明要研究论证的确切问题。这个问题必须描述论文中所提到的专业领域的具体情况，而非一个模糊的背景陈述，例如，"这个国家有一种流行病——肥胖（There is an obesity epidemic in this country）"。

表 1.1	医学研究人员自我提升的阅读清单

- 《临床研究设计》（*Designing Clinical Research*），赫利（Hulley）等，2013
- 《临床试验基础》（*Fundamentals of Clinical Trials*），弗里德曼（Friedman）等，2015
- 《临床评估与公共卫生干预——研究设计与统计实用指南》（*Evaluating Clinical and Public Health Interventions: A Practical Guide to Study Design and Statistics*），卡茨（Katz），2010
- 《健康科学基础统计学》（*Basic Statistics for the Health Sciences*），库兹玛（Kuzma）及博内布鲁斯特（Bohnenblust），2004
- 《如何写得更多——高效学术写作实用指南》（*How to Write a Lot: A Practical Guide to Productive Academic Writing*），西尔维娅（Silvia），2007
- 《医用统计学分析》（*Medical Uses of Statistics*），贝勒（Bailar）及霍格林（Hoaglin），2009
- 《置信统计：可信区间与统计准则》（*Statistics with Confidence: Confidence Intervals and Statistical Guidelines*），阿尔特曼（Altman）等，2000
- 《如何报告医学统计数据——作者、编辑及审稿人的注释指南》（*How to Report Statistics in Medicine: Annotated Guidelines for Authors, Editors, and Reviewers*），兰（Lang）及瑟斯克（Secic），2006
- 《发现质量的人：爱德华·戴明如何给美国带来了质量革命——福特、施乐和通用汽车的故事》（*The Man Who Discovered Quality: How W. Edwards Deming Brought the Quality Revolution to America—The Stories of FORD, XEROX, and GM*），加博尔（Gabor），1992
- 《流行病学》（*Epidemiology*），戈迪斯（Gordis），2013
- 《医学统计要领》（*Essentials of Medical Statistics*），柯克伍德（Kirkwood）及斯特恩（Sterne），2003
- 《临床与转化科学——人类研究的原则》（*Clinical and Translational Science: Principles of Human Research*），罗伯逊（Robertson）及威廉姆斯（Williams），2016
- 《生物医学研究者的统计建模——复杂数据分析简介》（*Statistical Modeling for Biomedical Researchers: A Simple Introduction to the Analysis of Complex Data*），杜邦（Dupont），2009
- 《现代流行病学》（*Modern Epidemiology*），罗思曼（Rothman）等，2012
- 《临床预测模型——开发、验证与更新实战》（*Clinical Prediction Models: A Practical Approach to Development, Validation, and Updating*），施泰尔伯格（Steyerberg），2010
- 《生物统计百科全书（八卷集）》（*Encyclopedia of Biostatistics: 8-Volume Set*），阿米蒂奇（Armitage）及科尔顿（Colton），2005
- 《生物医学研究论文写作要领》（*Essentials of Writing Biomedical Research Papers*），蔡格（Zeiger），1999
- 《药物研发中的统计问题》（*Statistical Issues in Drug Development*），森（Senn），2008
- 《生物学家的实验设计》（*Experimental Design for Biologists*），格拉斯（Glass），2014
- 《生命科学的实验设计》（*Experimental Design for the Life Sciences*），鲁克斯顿（Ruxton）及科尔格雷夫（Colegrave），2010
- 《思考，快与慢》（*Thinking, Fast and Slow*），卡尼曼（Kahneman），2013

一个更有说服力的问题陈述是"从现有的医学文献来看，还不清楚在线糖尿病预防计划是否会像针对在场的和减肥的面对面的计划一样有效（It is unclear from the current medical literature whether an online diabetes prevention program would be as effective as an in-person program with regards to attendance and weight loss）"。将其转化成一个非假设的、有方法可以进行测定的问题，例如，"随机分配到面对面糖尿病预防项目的受试者和在线项目中的受试者之间 1 年体重减轻情况没有统计学差异（The 1-year weight loss is no different between participants randomized to an in-person diabetes prevention program and those in an online program）"。

主译注：

有关选题的问题可参阅下述论文。

[1] 翁鸿，任学群，王行环，等 . 临床研究的选题原则及选题 . 中国循证心血管医学杂志，2017, 9（3）: 257-260.

[2] 王行环 . 基于临床实践的研究选题与转化 . 武警医学，2017, 28（2）: 109-114.

[3] 翁鸿，朱凤雷，田国祥，等 . 临床研究方案设计要点之构建研究问题 . 中国循证心血管医学杂志，2017, 9（7）: 769-771.

原则 3：投入足够的时间和金钱进行规划

"想做就做（JUST DO IT）"是销售运动鞋的一个成功宣传语，但这对进行医学研究来说是一种糟糕的做法。研究者需要一个经验丰富的研究团队，还要对文献有广泛的见解，以避免在研究设计、结果测量、创建数据收集表及进行统计学分析时遇到那些常见的问题。一位经验丰富、成功的导师可以帮助准确了解需要多少时间来专注于项目规划。

原则 4：开发一个强大的研究设计，并将其完整记录在方法（和附录）中

设计一项研究需要花很多心思。请记住，一篇好的论文不仅仅是一篇散文，它是散文和科学的融合——对科学而言，在规划阶段需要有清晰的思维。建议与经验丰富的生物统计学家建立长期合作关系，并在研究的各个阶段创建良好的、开放式的沟通。糟糕的方法学会令审稿人深感不爽，因此应不惜一切代价避免。

主译注：

有关统计学分析的问题可参阅下述论文。

黄桥，黄笛，靳英辉，等 . 临床研究中常用统计方法和常见问题 . 中国循证心血管医学

杂志，2017, 9（11）：1288-1293.

原则5：撰写详细的研究方案以保证研究的可重复性

研究方案是研究项目的书面计划。一个好的方案会提供研究的方向、重点和结构。好比一个蛋糕配方，其中包括原料种类和数量、制作时间和温度等细节。在开展研究时，请遵循此计划并记录所有决策和进展。这种方法可以帮助监测和描述方法的准确性和恰当性。将研究方案和与研究相关的所有文件编辑整理到文件夹，并仔细标记，以便研究团队中的任何人都可以在数年后检索和使用这些文件。

有关现代专业医学研究方案的实例，请参阅期刊网站上公布的条款。例如，在《新英格兰医学杂志》（*The New England Journal of Medicine*）网站上，可以在每篇论文的补充材料中找到这些方案，详见 http://www.nejm.org/toc/nejm/medical-journal。

临床试验方案规范指南（Standard Protocol Items: Recommendations for Interventional Trials，SPIRIT）是一项"旨在通过定义一系列基于证据的项目来提高临床试验方案质量的国际性计划"。SPIRIT 声明提供了协议建议和清单，详见 http://www.spirit-statement.org/spirit-statement/。

另一个资源是协议交换（Protocol Exchange），它是用于共享科学协议的开放存储库，详见 http://www.nature.com/protocolexchange/。

主译注：

有关 SPIRIT 的信息可参阅下述论文。

赵晶晶，龙泳，刘学东. 2013临床试验方案规范指南（SPIRIT）及其解读. 中国循证儿科杂志，2014, 9（5）：381-388.

有关研究方案设计的信息可参阅下述论文。

[1] 翁鸿，尹庆锋，王朝阳，等. 临床研究方案设计要点之对照药物的选择. 中国循证心血管医学杂志，2017, 9（4）：385-387.

[2] 曾宪涛，朱婷婷，孟详喻，等. 临床研究设计方案要点之药品上市后再评价研究不良事件的管理. 中国循证心血管医学杂志，2017, 9（5）：520-522.

[3] 桂裕亮，陈尊，田国祥，等. 临床研究设计方案要点之临床试验方案设计的几点思考. 中国循证心血管医学杂志，2017, 9（6）：641-643.

[4] 黄笛，李宾，翁鸿，等. 临床研究中的受试者怀孕、保险购买、方案违背及监查员的诚信问题. 中国循证心血管医学杂志，2017, 9（8）：897-899.

原则 6：在开始研究之前，在方案中制订分析和过渡监测方法并进行备案

研究方案中必须包括对主要终点（end point）的定义，并且只包括非常有限的次要终点。所有亚组分析也必须清楚地预先确定，以避免出现大海捞针或因果颠倒的情况。所有的项目，包括观察性研究和动物实验，都应该有详细的、预先设定的分析计划。注册系统因国家而异。在美国，临床试验应该在 http://www.ClinicalTrials.gov. 网站上注册；若不能正确地注册试验，也许就不可能在引人瞩目的期刊上发表论文。更多相关信息请参阅：https://support.nlm.nih.gov/knowledgebase/category/?id=CAT-01242。

如果一个临床试验在多个中心注册，参见 WHO 国际临床试验注册平台（International Clinical Trials Registry Platform，ICTRP）的有关规定（详见 http://www.who.int/ictrp/trial_reg/en/index.html）。

主译注：

有关临床试验注册平台的信息可参阅下述论文。

邬兰，田国祥，王行环，等 . 临床试验的注册及注册平台比较分析 . 中国循证心血管医学杂志，2017，9（2）：129-134.

原则 7：构建完整、无偏倚、高质量的数据集

须证明收集数据的方式没有偏倚。基于基线定期综合测量一组重要变量，而非盲目地完全遵照方案等。这些变量必须包括协变量、潜在的混杂因素和中间效能的测量结果（以了解机制和中介效应模型）。

原则 8：要保持原稿的简洁，特别是要使介绍与讨论简明扼要

计划提交一篇字数比你的目标期刊最大字数限制少 10% 的论文，这将会帮助避免因写入和删除多余文本过程所导致的效率低下。检查论文的总长度、每部分的长度及参考文献的数量。话虽如此，有时为了谨慎起见，论文作者会加入略多于均值的表格和数字——审稿人喜欢表格和数字，而你的首要目标就是让他们开心。用附录显示其他图表和关于方法的详细信息。

原则 9：详细描述研究方法以便进行重复性研究

为了证明你的发现可以应用得更加广泛，请尽可能清楚地描述研究设计。读者和审稿人在接受你的结论之前会仔细检查你的研究方法。确保可以重复自己

的分析结果。将统计代码和（或）语法保存在论文的附录中。

原则 10：描述选择样本量大小的基本原理

解释如何及为什么选择研究特定数量的患者，讨论这样做的含义和统计功效（statistical power）。帮助读者理解选择这组患者进行研究的逻辑。

原则 11：构建信息丰富且简洁易懂的表格

表格应如实描述所有的阳性与阴性结果、并发症及副作用（side effects），为重要的点估计值提供 95% 可信区间（confidence interval，CI）。为每个表格添加较全面的脚注，解释每个 P 值所对应的统计学方法，并提供额外的内容以区分每个表格。

主译注：

对于统计学分析结果，应避免仅使用 P 值来展示结果有无统计学差异，还应该提供效应量及其可信区间来展示结果，并结合专业背景知识进行合理的简要解读。

原则 12：创建新式的专业图表，并真实、客观地阐明结论

图表应该是独立的，并在图（或图片说明）中显示出所有需要解释的内容。建议进行内部预测试，以测试其他人能否理解你的图表，然后在提交之前将图表编辑得更简洁。对于随机临床试验，最好包含一个精心构建的临床试验报告的统一标准（Consolidated Standards of Reporting Trials，CONSORT）的流程图，显示每个阶段试验的受试者数量。CONSORT 流程图详见 http://www.consort-statement.org/consort-statement/flow-diagram0/。

主译注：

有关 CONSORT 的信息可参阅下述论文。

周庆辉，卞兆祥，刘建平. CONSORT 2010 说明与详述：报告平行对照随机临床试验指南的更新. 中西医结合学报，2010, 8（8）：701-741.

原则 13：阐明哪些是新的、有趣且有用的结果

你的发现对医学有什么贡献？应解释你所研究的问题和你的发现的重要性。编辑的口头禅是"哪些是新的？我为什么要关注？"请正面和着重回答这些问题。你需要定义该领域的空白并展示如何填补这个空白并充分促进其发展。

原则 14：进一步详细回答审稿人"那又怎样?"和"谁会关注?"的问题

重点强调你的研究与其他研究的不同点。对于审稿人可能会产生疑问及持怀疑态度的问题，论文中需要对此进行解释和讨论，要让你的解释能够被接受，且论文主题必须引起目标期刊大部分读者的兴趣，所以讲一个"故事"吧。

原则 15：描述研究的局限性

不要让编辑和审稿人提出这个问题。预测审稿人将会提出的一些缺陷，阐明你对这些问题经过了深思熟虑，尽管研究存在一些缺陷，但结论仍然有效。讨论中关于"局限性"的部分可以是这样的形式："以下是我们认为的存在局限性的地方。但正如研究结果所显示的，研究得出的每个结论都有严格的数据支持。"

主译注：

研究论文的讨论部分应该至少有一段来阐述研究存在的局限性，不管是一次研究还是二次研究均应如此。

原则 16：严格遵循目标期刊的准则和格式

请查阅稿约及目标期刊的最新要求，确保提交的论文符合期刊对完整原稿的定义。还要从读者的角度来考虑主题的时效性。

一位审稿人描述了以下常见问题："发送的稿件不符合期刊指南的要求，通常是严重超出限制的稿件。稿件如果内容贫乏、表述不严谨或者不符合期刊主要研究方向，显然不适合在本期刊发表。"

主译注：

中文期刊对其稿件的要求称为"稿约"，英文期刊对此的常见表述有"Instructions for Authors""Guide for Authors""For Authors""Information for Authors"。这些在所有目标期刊的官方网站上均可看到，也是投稿前、准备稿件时必须要阅读的。

原则 17：坚决杜绝套话、语法错误和贫瘠的写作

建议请有经验的同事客观地阅读你的论文，并根据他人的反馈意见不断修改你的稿件，直到语言清晰又精练。写一个较好的引言（主译注：亦可翻译为"前言"），以引起读者的注意，并根据实际需要编辑其余的文本以使读者保持兴趣并能流畅地阅读。

原则18：用目标期刊的格式写一篇清晰的摘要，证明你有新的、重要的发现

摘要比大多数人意识到的要重要得多，请在摘要上花更多的时间，一直修改到让读者很容易知道你想要做什么以及为什么要这么做为止。确保摘要显示出完善的研究设计和可靠的数据，修改摘要中的结论部分以使其与你的研究结果相对应。编辑很期待你的稿件成为一篇读者感兴趣的、可被其他作者引用的高质量的论文。

原则19：写出客观、审慎、有见地并得到结果支持的结论

行文表述保持客观、谦虚，不要过分夸大结论。每句话都必须有事实依据。如果得到了阴性结果，也要接受而非否定它。不要试图将阴性结果的研究转化成非劣效性设计。确保文字表述的语气是客观公正的，不应过分热情或者恼怒。最后用关键信息做总结，要避免含糊的"需要更多研究（More research is needed）"这样的描述，因为你不可能把所需要的所有实验都做完。

原则20：修改结论，加强写作逻辑性

投入必要的时间和精力来调整和细化你的结论，以匹配研究数据。避免对数据过度解读。你的结论必须有洞察力，且有明确的理由。它应该从你的结果中顺利且合理地推出来，并惊艳亮相！最后，仔细思考这个问题："我刚刚得出的结论可能是错误的吗？"

（译者：杨志芳　审校：马乐，谢尚）

规　划

在规划阶段需要回答以下关键问题：

- 本研究要解决的具体问题是什么？
- 研究这个问题的计划是怎样的？
- 如何分析数据？
- 研究监督、中期分析和中止原则的计划是什么？
- 这项研究如何提高患者的健康产出结果？
- 如何将这些信息转化为对社会可衡量观测的影响？
- 患者和其他利益相关者如何以一种有意义的方式参与其中？
- 这项研究所提供的信息可否使临床医生和患者做出更明智的抉择以改善患者的预后？
- 如果这项研究的结果是"阳性的"，接下来要继续研究的方案是什么？
- 如果这项研究的结果是"阴性的"，那么你的研究可否提供充分的信息来发表一篇文章？

第 **2** 章

奠定基础

"一篇优秀的论文可使科学的发展蒸蒸日上，而非偏向一边。"

——无名氏

选定主题

原则 21：选择一个及时的、重要的和有趣的主题

第 1 章讨论的 20 个关键原则概述了撰写并发表文章的过程，从原则 21 开始，剩下的章节将提供重要的细节。显然，规划的第一步是选择一个有价值的研究主题。

如何选择一个研究主题？选择一个研究主题的主要动机应该是你的兴趣和热情所在。然而，由于你还计划发表你的研究结果，因此你必须了解期刊论文的发表过程，并考虑关于该主题的文章适合发表在哪里。

首先，必须考虑你的目标读者。你可以先问自己 3 个问题：

（1）我的主要研究问题是否足够吸引读者并且对患者很重要？

（2）这个特定的问题在之前的文献中得到了充分的解答吗？

（3）我有足够的资料来回答这个问题吗？

一个研究项目需要投入大量的时间。因此，你必须真正对这个主题感兴趣，并且有动力去完成这个项目。然而，决定研究论文能否发表的关键是这个主题的重要性。文章被拒的一个常见原因就是主题缺乏重要性。基于这个原因，选择一个你感兴趣的、与临床相关且能使你的设计尽可能简单和专注的主题。当你发现一个有趣的问题时，你就需要专注于研究和提出一个尤其实用并可持续的解决方案。这样，你的研究重点就会放在解决方案上，而不是问题上。一项研究的目的

是努力证明在随机对照试验中得到的结果相比于另一篇描述相关内容的文章中的结果更具有改善患者预后的价值。

如果你是一个写论文的新手，请咨询经验丰富的研究员、导师或科主任，他们可以帮助你选择一个有价值并具有可发表性的研究项目。这篇论文还应该让你有更大的机会来获得未来的研究基金 [例如，见马龙（Maron）等的文章（2011），P175 "主译注"]，并且作为你今后 5 年的战略性职业规划的一部分。

设计好你的研究，如此你就可以撰写一篇论文，无论这篇论文的最终结果是阴性的还是阳性的。通常，你可以通过确定那些需要回答的重要问题并收集与问题相关的大量数据来实现这一点。

要点

在研究项目初期，你需要征求其他研究人员和经验丰富的方法学家的意见。他们能够帮你少走许多弯路。一个经验不足的研究者的典型错误是一直等到研究快要完成才去寻求帮助。那时你会听到这样的建议："你应该尽早咨询生物统计学家。"一个更易于成功的方法是与一位生物统计学家进行长期的持续合作，他应该是你研究团队中的一员，并且由于他为了给你提供帮助所花费的时间，你要用你的研究基金或通过你所在的部门向他支付一定的报酬。

"在实验结束以后再向统计学家咨询通常只是要求他对这个实验进行'尸检'。他可能会告诉你实验是怎么失败的。"

——罗纳德·艾尔默·菲舍尔（Ronald Aylmer Fisher）

更多信息

赫利（Hulley）等（2013 年）所著的《临床研究设计》（*Designing Clinical Research*）；以及《健康国民 2020》（*Healthy People 2020*，美国卫生与公众服务部，http://www.healthypeople.gov），其中详细说明了美国政府 2020 年的卫生目标。此外，美国卫生保健研究与质量管理局（Agency for Healthcare Research and Quality, AHRQ）的有效医疗保健计划（Effective Health Care Program）为卫生保健研究提供了一系列建议研究的主题，详见：https://effectivehealthcare.ahrq.gov/index.cfm/submit-a-suggestion-for-research/read-suggested-topics-for-research/。

执行文献检索来确定知识差距

　　在回顾文献时，不要被已经发表的文章吓倒。很多医学文献都是有瑕疵的、统计功效不足的或者是过时的——所以要持怀疑的态度。通过仔细研究文献，你经常可以设计出一项优于已发表文献的研究。虽然你的工作不应该是发表重复的文章，但是当有人发表了一篇文章且他的研究主题看起来是你研究推进中的障碍时，不要犹豫，请继续你的研究，因为许多出版物并不像它们最初设计的那样好。一位有经验的导师可以教给你更多关于这方面的知识。

　　对审稿人的调查问卷显示，投稿人在文献检索方面常存在以下几个问题：

　　"对先前文献（特别是更早期的论文）的回顾不完整"；

　　"对文献进行选择性检索，即美国研究人员只倾向于检索美国的研究（即使有些为相关的国际研究）"；

　　"过度引用投稿人之前发表的文章"。

冗余和重复发表

　　在早期规划阶段要记住一个重要原则：永远不要提交一篇冗余或重复发表的文章。冗余或重复的文章基本上与你以前发表过的论文相同，只是有一些细微的变化，如标题和摘要。正如一位编辑所警告的那样："避免将一项研究分割成大量的小部分。"换句话说，不要把一篇很自然的论文变成几篇有重叠结果的琐碎文章。另一位编辑表示："若多篇稿件本可以以一篇稿件的形式被提交，那么它们不会得到编辑或者审稿人的好评。如果论文没有被彻底否决，作者会被要求将多篇稿件合并成一篇简明的稿件。"一位审稿人建议："要为人类做出贡献，而不仅仅是为了你的简历。"为了提高效率，明智的做法是在为一项研究制订计划时，使你的研究团队能够写出许多篇不能被整合成一篇的重要论文。一些规划和额外的数据可以为你提供写几篇论文所需的信息。例如，你可能会获得许可并在 5 年内采用多种方法与患者联系，从而撰写一篇关于长期观察结果的论文。而让患者完成全面的健康风险评估不仅可以为你提供额外的信息来完成论文，还可以培养你调整混杂因素的能力。最后，收集资料并获得遗传分析结果将为你提供另一个分析问题的维度。

更多信息

　　附录 A："重复投稿"（III.D.1）和"可接受的二次发表"（III.D.3）。

原则 22：理解审稿人对好文章的判断标准

可以通过了解审稿人在你提交的文稿中所关注的内容来提高论文被接收的可能性。表 2.1 显示了审稿人对好文章的定义。

表 2.1　审稿人对"您对一篇好文章的定义是什么？"这个问题的回答[a]

- 读者不禁会问："为什么我没想到呢？"
- 简单的实验和容易解释的结果
- 写得好，思维缜密，遵循研究的目标，并适当地引用其他文章来支持所提供的结果
- 所有的内容都是在前一部分的基础上构建并最终集成的：引言、方法、结果、包含启示的讨论
- 写得很清楚，同时描述了一个精心设计的实验
- 提出重要的问题并重点研究，论文的呈现形式能被尽可能多的读者理解
- 解决一个主题问题，使用新颖的方法（注意：一个主题问题应与当前新闻或事件相关，所以应该是有趣的或者重要的）
- 简明介绍问题的构建过程，采用的研究方法具有可读性且适当，数据流畅，表格独立，阐明（并努力减少）了局限性，讨论部分是经过深思熟虑的
- 有一个明确的假设，这个假设经过仔细的检验且阐述了检验方法，结果和讨论清晰
- 提出了创新的想法，且有精心构思的研究来验证这个想法，根据呈现出的清晰而集中的数据展开简洁的讨论
- 简短、明确、重要的主题，合适的研究设计，清晰的结果呈现，以及恰当的阐释
- 定义明确的方法和统计学分析
- 写得好，方法学良好，有数据支持的结论
- 一篇写得很好的文章能为研究提供坚实的科学依据。其研究方法应适用于测试假设和回答研究问题。结果的呈现应清晰、简洁。讨论应将当前的研究架构在之前的研究范围内，重申该研究发现的重要性，并告诉读者更广泛的启示信息是什么
- 关注的临床问题不能超过分析或结论范围
- 简洁、紧凑、重点突出、清晰的写作，用简单的方法来研究简单的问题，不再需要描述做了什么和发现了什么
- 清晰的写作；针对一个新的或有较大影响力的问题，要有一个精心设计的和经过测试的假设，并根据结果得出结论
- 简明扼要，重点突出，表格简单、清晰，文字流畅；如果可以的话，再配上一些精美的插图
- 用新颖的假设和创造性的处理配上适当的设计、充足的数据、仔细的分析和审慎的表达
- 研究一个重要、有趣和流行的主题；目的明确、方法正确；很好地呈现这项研究，并进行一个简洁、有趣的讨论
- 与读者和临床实践相关
- 结果应该是可重复的
- 用良好的实验设计来回答在文献中尚未被回答的具体问题
- 对设计和结论的不足之处要有充分的讨论

续表

- 紧凑、清晰的组织结构
- 清晰、易于阅读的表达方式，可以让读者有所收获或激发读者的想法
- 省略不相关的内容
- 一篇论文能够运用适当的方法来诚实地回答一个好问题，即使结果不是特别令人振奋
- 一篇论文解决一个有趣而又重要的问题，它清晰地呈现了背景、方法和结果，并在得出结论时考虑到其他解释
- 新颖的、创新的、简洁的、清晰的结果，适当的分析，合理的结论
- 原创性的[b]

注：[a] 这个问题来自附录 B "同行评议调查问卷" 的第 30 个问题。
　　[b] 进行一次彻底的 PubMed 检索来评估你的论文是否是原创的，并把该结果加入论文的讨论中。

组建一个研究团队

原则 23：加入或组建一个正确的研究团队

执行研究的第一步是建立一个研究团队。为了取得高质量的科学研究结果，经验丰富的研究人员已经认识到，一个科研团队必须同时具备良好的专业技能及人际关系。他们会选择值得信赖的人，这些人具有良好的声誉、能及时分享研究进展且能避免使用学术政治来处理合作工作。

当参与组建一个研究团队时，选择那些能够很好合作并能互相尊重（例如，按时到会）的人。检查候选人的相关资料并与其之前的研究团队进行交流。寻找有时间和动力完成项目的团队成员。一位著名的科学家可能不是最适合这项工作的人，最简单的原因是其缺乏时间。

最多产的医学研究团队通常由具有不同的专业背景、学术学位且技能精湛、经验丰富的人组成。

选择合适的人来收集数据可能是一个挑战。数据收集所耗费的时间通常比预期的更多，而且这个任务的理想人选必须有足够的时间来支持这项工作。基于这个原因，聘请全职的研究护士可能比说服一位忙碌的医学生、住院医师或研究员来收集数据更有效率。还要记住，许多研究项目需要不止一个人来收集数据。这些都需要额外的计划来确保获得一致且无偏倚的结果。

临床研究项目中负责数据收集的理想人选具有以下特征：

- 在医学领域有多年的工作经验；

- 注重细节；
- 能精准地遵循指示；
- 当不确定时能主动提出问题；
- 没有过多承担其他工作；
- 保持客观性；
- 有优秀的数据录入和数据库管理能力。

必须至少有一名团队成员擅长创建符合出版要求的专业医学研究图表。理想情况下，这个人应该是一个有多年经验的、能利用 R 语言程序包（如 ggplot2 程序包）来创建符合出版要求的图表的 R 语言程序员。详见 https://www.r-project.org。

主译注：

有关 R 语言的信息可参阅下述专著。

曾宪涛，张超 . R 与 Meta 分析 . 北京：军事医学科学出版社，2015.

其中一名团队成员应该精通数据管理工具，如临床数据采集系统（Research Electronic Data Capture，REDCap）。学习 Coursera 课程"临床研究数据管理"是培养这些技能的绝佳方法。

主译注：

有关 REDCap 的信息可参阅下述论文。

[1] 耿辉，贺海蓉，曾宪涛，等 . 多中心临床数据采集系统 REDCap 系统应用及架设 . 中国循证心血管医学杂志，2017，9（9）：1025-1028.

[2]《中国循证心血管医学杂志》2018 年第 1 期至第 12 期连续刊出的有关 REDCap 的系列文章（该刊的官网：http://ebcvmcj.com/）。

招聘至少一名才华横溢的作者或编辑（译者注：国外"editor"的工作职责与我国的编辑有较大的区别）。尽早、坦率地讨论作者身份。不要假设或承诺任何研究团队的成员是否会成为你研究的共同执笔者。作者的身份取决于其"对研究的内容做出了重大贡献"，所以永远不要将没有完全符合标准的人列为作者。

一个确保每位合著者都能完成工作的方法是将你的名字写在标题页上，如"Smith 等人"，然后在倒数第 2 版的文稿中加入合著者的姓名，前提是他们能按时完成他们的任务部分。这样就可以避免因其无法完成工作而不得不从最终版本的文稿中剔除其名字的尴尬局面。

更多信息

　　附录 A，以及国际医学期刊编辑委员会（International Committee of Medical Journal Editors，ICMJE）制定的最新的作者标准，详见：http://www.icmje.org/recommendations/browse/roles-and-responsibilities/defining-the-role-of-authors-and-contributors.html。

　　考虑邀请数据收集人员共同撰写论文。合著权能激励许多人将他们的工作做到最好。此外，许多研究的成败取决于数据收集的质量，并且一些公共责任只是逻辑上的。因此对该项目做出重大贡献的研究护士应该被邀请共同撰写论文。

　　为了组建一个研究团队，你不必成为一位拥有大笔资金的主席。医学生、住院医师及没有任何预算或权力的初级教员均可邀请合适的人进行合作以组建一个研究团队。如果你彬彬有礼且勤奋，许多有经验的研究人员都会和你一起做有价值的项目。现如今，你可以通过使用现代技术在世界各地建立一个互联网的线上专家团队，但需要确定的是这个团队能发挥正确的作用。

（译者：马乐　审校：杨志芳，谢尚）

第 3 章

方法学

原则 24：阐述你的研究将要解决的具体问题

计划阶段的首要任务：

- 对问题进行充分的概念化；
- 构建一套解决问题的有效途径。

对一个临床研究问题进行概念化需要你将自己的想法有机组合，并能基于不同的特定情况得出一般性的结论。只有对研究问题和目标进行充分的考虑并准确定义后，才能开始收集数据。先请你的同事对你所阐述的问题进行评论并做出针对性的修改后再开始收集数据。

必须遵守传统的科研方法，其步骤如下：

步骤	在论文中对应的位置
（1）阐述问题	引言
（2）提出（无效）假设	方法
（3）设计研究	方法
（4）收集数据	方法
（5）分析结果	结果／讨论
（6）得出结论	讨论

为科研方法的每一步各写出一句话，对其修改、润色，并确保每一步是在上一步的基础上按顺序构建的。

阐述问题

阐述问题是科研方法的第一步，也是最重要的一步。提出一个问题的灵感可能来源于不经意的观察、文献阅读、正在进行的或以前的研究、某个会议或与同事之间的讨论。不管灵感从何而来，高质量的研究都需要一个经过修改润色且完善的问题陈述。你必须能为以下问题提供一个清晰准确的答案："这项研究的主要目标是什么，以及这篇论文为何能在医学文献中占有重要地位？"用一句话完整地表述你计划解决的具体研究问题，还应基于文献回顾修改这句话并得到同事的反馈意见。

一位审稿人提出建议："花大部分时间来提炼临床问题。花在这上面的时间会让剩余的工作变得容易得多。"

例 3-1：

约 30% 的脊髓损伤患者会在初次住院期间发生压疮；然而，基于目前的医学文献，对这一特定的患者人群，目前还没有能准确量化其初次住院期间发生压疮风险的方法。

注意这个问题不能被模糊地表述为"脊髓损伤患者发生压疮的概率较高"，因为研究结束时，该问题仍会存在。所阐述的问题必须能在你的研究结束时得到部分解决，你的解决方案在已发表的医学文献中必须获得一定地位，并能推进科学的发展。

例 3-2：

本研究拟解决的问题是，基于目前的医学文献，尚不清楚为期 1 年的增加身体锻炼和减少脂肪摄入的计划是否能使患有前期糖尿病的患者比同期对照组患者减去更多的体重。

这个例子对问题阐述得比较恰当。不幸的是，很多研究者会这样阐述他们的问题："在美国，糖尿病很普遍。"虽然这是事实，但他们的研究却不能解决这个问题。这个缺少精确性的表述会导致不必要的低效率，参见图 22.1 和 22.2。

提出假设

原则 25：提出（无效）假设

在阐述完问题之后，科研方法的下一步是提出假设，其可被定义为"能说明一组事实的一个试探性的解释，并能被后期的研究所验证。"[1]

很多研究者喜欢以无效假设（H_0）开头。无效假设是一个有关出现概率的、清晰的、可被验证的阐述，其假设研究数据之间无组间差异或两组变量之间无相关性。通常假设涉及风险因素和研究结果之间的相关性或接受两种治疗方式的患者之间治疗结果的差异。例如：

（1）术前白蛋白水平与术后并发症的发生无关。

（2）接受 A 药和接受 B 药的患者之间感染率并无显著差异。

（3）随机接受 A 药和随机接受 B 药的患者之间谵妄的发生率并无差异。

（4）对于初次入院的患者，其中 30 天内再入院者和不再入院者之间红细胞分布宽度并无显著差异。

备择假设（H_A）与无效假设相反。你的研究团队应该共同提出一个主要的无效假设，再开始收集数据。仔细检查这个假设和研究的主要目标，并制定拒绝无效假设的标准。

一些研究者会因为将一个无效假设放在文中而感到不安。但审稿人和编辑却需要你试图评价自己文章的这个特定阐述。如果你不在"方法"中的统计学部分写明一个无效假设，那么你要确保能用通俗的语言非常清晰地让读者明白你的主要假设是什么。

更多信息

关于方法学的更多内容请见赫利（Hulley）等（2013）的著作。

设计研究

原则 26：探讨最合理的研究设计

科研方法的第 3 步是进行研究设计。很明显，针对不同的医学研究问题需要不同类型的研究设计。然而，对于典型的临床治疗研究，首先尝试使用被普遍认为最佳的设计（表 3.1）。

最佳设计并不总是可行的。例如，对一个疾病的诊疗流程进行临床评估不可能做到"三盲"。所以，为了达到你的目标，应使用最合理的设计。

研究设计需要强有力的方法学。你可以在计划阶段通过对问题的充分考虑来强化你的研究，这些在数据收集之后是不允许被更改的。

要点

在研究项目的这个阶段，一个常见的错误是研究设计缺乏原创性。成功的科学家能创造性地设计出更强有力的研究方法，使信噪比最大化而偏倚最小化。

一项好的研究通过纳入概念框架或理论模型，使研究不仅仅限于验证 A 治疗是否优于 B 治疗。审稿人会寻找与作用机制和中期效应相关的内容，这就需要对相关的变量进行评估。

表 3.1　最佳的临床研究设计

√ **无偏倚的样本**
- 样本量足够大以便能回答研究问题
- 与研究主题或问题保持同质性（很多治疗仅对高风险患者有效，因此第一步就需要进行风险分层或建立预测模型）
- 对广泛群体具有代表性
- 来自多个不同的医院（多中心）

√ **治疗措施**
- 随机化
- 安慰剂对照（对照组患者接受无效药物）
- 以剂量 – 效应的方式进行评估
- "双盲"（患者和研究者对哪一组患者接受哪种治疗不知情）

√ **对结果进行无偏倚且严格的测量**
- 良好的定义
- 具体的
- 客观的
- 对成功结果的测量是可以被广泛接受的
- 由独立的观察者直接观察
- 基于长期的、生存质量的变量（最理想的是从患者调查问卷中获取）
- 测量的前瞻性
- 与所有潜在混杂因素一起作为综合性数据库的一部分被记录，并被正确地定量和编码

避免那些较弱的、没有随机对照的事前事后设计。它们通常有向均值回归的致命缺陷，这是在二次测量时极值向均值靠近的统计学现象，详见原则 30。

研究设计术语

原则 27：研究设计的主要术语

图 3.1 显示研究设计的缺陷是能避免的最重要的常见缺陷类型。图 3.2 和图 3.3 则提供了更确切的信息，以帮助预测最常见和最严重的缺陷。为了提高论

文发表的概率，第一步是理解不同的研究设计类型和相关术语。以下术语常被误用：

- 发病率（incidence）；
- 患病率（prevalence）；
- 暴露（exposure）。

其中，发病率是指在特定时期内特定人群新发疾病的数量。

例 3-3：

2016 年，纽约市居民中 HIV 感染的发病率为 X/10 万。

患病率是指在特定时间点，特定人群中患有某病的患者总数。

例 3-4：

2016 年 1 月 1 日，纽约市居民中 HIV 感染的患病率是 Y/10 万。

患病率依赖于疾病的发病率和发病持续时间。对于高致死率疾病，病死率也必须被考虑在内。

更多信息

卡茨（Katz）（2010）及罗思曼（Rothman）等（2012）的著作。

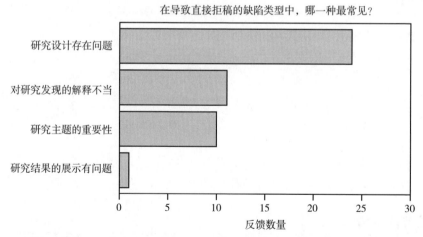

图 3.1 4 种主要的研究缺陷类型。来自对同行评议调查问卷（附录 B）中问题 7 的反馈。基于卡方检验，$P<0.001$

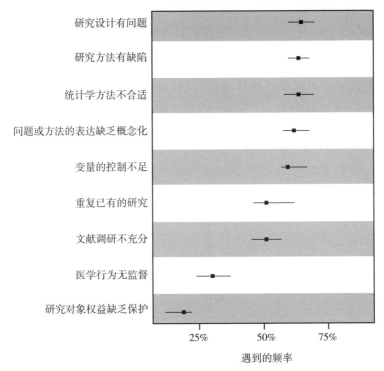

图 3.2　特定研究缺陷的出现频率。回答采用响应率从 0%（从未）到 100%（一直有）的滑动比例表示，并按其中位数及自举法的 95% 可信区间进行排序。来自对同行评议调查问卷（附录 B）中问题 19 的反馈。基于弗里德曼（Friedman）检验，$P<0.001$

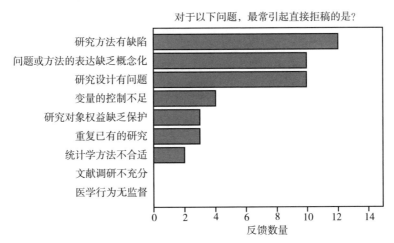

图 3.3　导致拒稿的研究缺陷。来自对同行评议调查问卷（附录 B）中问题 20 的反馈。基于卡方检验，$P<0.01$

暴露是指一个人是否在身体上经受了某可疑原因（某致病因素）。例如，在一艘邮轮的乘客中，暴露可以定义为使用过邮轮热水浴池的人。在临床研究中，暴露常常描述为存在某种特征或已有状态，如糖尿病。

研究设计可简单地分为如下两类：描述性研究、分析性研究。

研究设计也可以更具体地分为以下类型：观察性研究、准实验研究（又称类实验研究）、实验研究。

图 3.4 展示的是有助于对研究进行分类的流程图。

描述性研究报告的是研究状态的频率和研究样本的特征。

分析性研究检验变量之间的关系并常以此来检测风险因素，以及将结论由样本向更大范围的人群做出推论。

观察性研究是研究者观察某一因素的暴露或历程情况，但并不加以操控。

例 3-5：

研究者比较了两组新生儿。一组新生儿的母亲在怀孕期间是存在鸦片依赖的，另一组新生儿的母亲则无鸦片依赖。

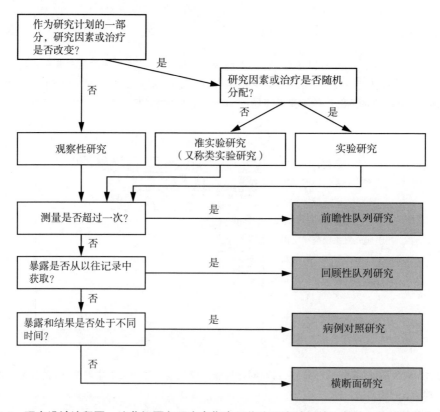

图 3.4　研究设计流程图。这些问题向研究者指出了作为研究计划的一部分，应该做什么

对于准实验研究，研究因素或治疗被改变，但并没有被随机分配。

例 3-6：

研究者比较了两个城市出生的婴儿的结局。一个城市实施了一项新法律，检测怀孕女性使用鸦片的情况，并将检测结果呈阳性者纳入治疗计划；另一个城市则无这一法律和计划。

对于实验研究，研究因素或治疗会被研究者主动改变，并且这一改变是随机分配的。然后研究者检测这一改变对结果的影响。实验研究对原因的证明能力更强。

例 3-7：

研究者比较了两组随机分组的大鼠的出生率。研究者给其中一组怀孕的大鼠使用鸦片，另一组则不给。

报告规范

提高方法学的重要一步是按照正确的报告规范进行研究设计。报告规范在提高医疗卫生研究质量和透明度（Enhancing the QUAlity and Transparency Of health Research，EQUATOR）协作网有所总结。EQUATOR 的网址是 http://www.equator-network.org。

主译注：

该网站几乎囊括了当前已有的生物医学领域的报告规范。若本书中相关报告规范的网站失效，可以通过该网站查找相关的内容。

常用研究设计类型及其报告规范如下。

研究类型	相应规范的缩写	规范的全称及官网
随机临床试验（表 3.2）	CONSORT	临床试验报告的统一标准 http://www.consort-statement.org/
观察性研究	STROBE	加强观察性流行病学研究报告指南 http://www.strobe-statement.org
系统评价	PRISMA	系统评价与 Meta 分析优先报告条目 http://www.prisma-statement.org
诊断准确性研究	STARD	诊断试验准确性研究报告标准 http://www.stard-statement.org
临床试验方案	SPIRIT	临床试验方案规范指南 http://www.spirit-statement.org/

表 3.2 用于报告随机试验所需信息的 CONSORT 2010 清单 *

章节 / 标题	条目号	条目清单	文中页码
题目和摘要			
	1a	在题目中说明随机试验	＿＿＿＿
	1b	对试验设计、方法、结果和结论进行结构性摘要（具体规范见 CONSORT 摘要部分）	＿＿＿＿
引言			
背景和目的	2a	科研背景和依据解释	＿＿＿＿
	2b	明确目的和假设	＿＿＿＿
方法			
试验设计	3a	描述试验设计（如平行设计、析因设计）和分配比	
	3b	试验开始后对方法学的重要改变（如纳入标准）以及原因	＿＿＿＿
受试者	4a	受试者的纳入标准	＿＿＿＿
	4b	收集数据的环境和地点	＿＿＿＿
干预	5	每组的干预措施以及能允许重复实施的足够多的细节，包括何时和如何实施	＿＿＿＿
结果	6a	充分定义预先设定的主要和次要结局指标，包括何时及如何进行评估	＿＿＿＿
	6b	试验开始后对试验结局指标的所有更改及原因	＿＿＿＿
样本量	7a	如何确定样本量	＿＿＿＿
	7b	如有涉及，解释所有的中期分析和中止原则	＿＿＿＿
随机化			
产生序列	8a	产生随机分配序列的方法	＿＿＿＿
	8b	随机化的类型；所有限制细节（如区组化和区组大小）	＿＿＿＿
分配隐藏的实施细节	9	随机分配序列的实施细节（如顺序编号的容器），描述遮蔽序号的所有步骤直至实施完干预措施	
实施	10	谁产生了随机分配序列，谁招募受试者，谁实施干预措施	＿＿＿＿

续表

章节 / 标题	条目号	条目清单	文中页码
盲法	11a	如有涉及，谁是干预的被盲者（如受试者、干预给予者、结果评估者）以及如何设盲	_____
	11b	如有涉及，对组间干预措施的相似性进行描述	_____
统计学方法	12a	用于比较组间主要和次要结局指标的统计学方法	_____
	12b	其他分析方法，如亚组分析和矫正分析	_____
结果			
受试者流程（强烈建议使用流程图）	13a	各组随机分配受试者的数量、接受目标治疗的数量、用于主要结局指标分析的数量	_____
	13b	各组随机分配后的失访和排除数量及其原因	_____
招募	14a	写出招募和随访时间的确切数据	_____
	14b	为什么试验结束或中止	_____
基线数据	15	用一个表格展示每组的人口学基线数据和临床特征	_____
分析的数量	16	对于各组，每次分析所包括受试者的数量（分母）以及分析是否针对原始分组进行	_____
结局和预测	17a	对于每个主要和次要结局指标，写出每组的结果和预测的效应量及其精度（如95% 可信区间）	_____
	17b	对于二分类结局变量，建议将绝对值和相对效应量都展示出来	_____
辅助分析	18	所实施的其他分析结果，包括亚组分析和矫正分析结果，区分出哪些是预先设定的，哪些是探索性的	_____
危害	19	每组出现的所有重要危害和非计划效应（具体规范见 CONSORT 危害部分）	_____
讨论			
局限性	20	试验的局限性，提出潜在偏倚、不准确性、相关多重分析的来源问题	_____

续表

章节 / 标题	条目号	条目清单	文中页码
适用性	21	试验结果的适用性（外部真实性和可应用性）	_____
解读	22	解读应与结果一致，权衡利弊，考虑其他证据	_____
其他信息			
注册	23	注册号和试验的注册名	_____
方案	24	如果有，试验方案可于何处获取	_____
基金	25	基金来源和其他资助（如提供药品）、资助者的作用	_____

注：* 强烈建议结合 CONSORT 2010 的解释与说明阅读本清单以明确所有条目的重要信息。如果有所涉及，建议阅读有关群组随机试验、非劣效 / 等效性试验、非药物治疗试验、中药治疗试验、实效性试验等 CONSORT 规范的扩展版本，其他扩展版本也即将呈现，有关内容及与本清单有关的迄今为止的参考文献见 www.consort-statement.org。引自 Schulz KF, Altman DG, Moher D. CONSORT 2010 Statement: updated guidelines for reporting parallel group randomised trials. PLoS Med. 2010, 7（3）: e1000251.

原则 28：为你的研究选择最佳设计

研究的主要类型如图 3.5 所示。

治疗性研究有随机对照试验和非随机对照试验（准实验研究）。

观察性研究有病例对照研究、队列研究、前瞻性队列研究、回顾性队列研究（历史前瞻性研究）和横断面研究。

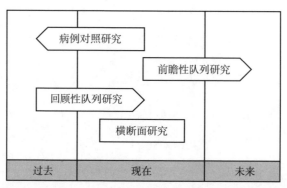

图 3.5　研究设计类型与时间的关系。对于病例对照研究，结局是现在可知的，受试者被要求回忆他们过去是否有暴露史。对于前瞻性队列研究，现在就能评估暴露情况，结局在未来的某个时间点被记录。随机对照试验是一种特殊类型的队列研究。对于回顾性队列（或历史前瞻性）研究，暴露是从过去的资料中确定的，结局则是现在被评估。对于横断面研究，暴露和结局是现在同时被评估

病例对照研究（又称病例参照性研究或回顾性研究）中的受试者分为两组：患有或未患某种疾病的人。研究者对两组的历史资料进行研究，明确两者的差异是否有助于解释为什么其中一组发病。然后研究者再试图评估造成这种疾病发病的原因是以往的暴露史还是某一特定属性。

对于病例对照研究，很显然患病的受试者就是病例，但选择对照组则是一项挑战。根据定义，对照组受试者未患病，但是来自与患病组成员相似的人群。

例 3-8：

食物中毒发生于旅店中 1/3 的顾客。研究者询问所有的顾客他们吃了什么，并对病例组（发生食物中毒者）和对照组（没有发生食物中毒者）进行比较。

病例对照研究可在较短的时间内完成且花费较少，效率通常比需要对患者进行一段时间的随访的研究更高。病例对照研究有助于研究稀有病例，以及暴露与结局之间间隔时间较长的情况。

更多信息

赫利（Hulley）等（2013）、海恩斯（Haynes）等（2011）及斯皮克（Spilker，1991）的著作。

队列研究（又称随访研究、前瞻性研究或发病率研究）在一段时间内对一组人群进行评估，并跟踪某一疾病的新发病例。研究者根据暴露状态对受试者进行分类，并跟踪评估受试者是否发病。队列研究很耗时、花费较大，且无法适用于稀有病例的情况。其对证实病因、检测发病率、评估发病过程、研究导致猝死的原因比较有用。

纵向研究是队列研究的一个类型，研究者对其中的受试者追踪一段时间以观察某一疾病的自然病程。这类研究通常没有对照组。虽然术语"前瞻性"有时用于描述这一研究类型，但这一术语有时会引起混淆。"前瞻性队列研究"的表述很明确，而"前瞻性研究"则太模糊。

随机对照试验（又称干预性研究、实验研究或随机临床试验）是队列研究的另一种形式，通常被认为是最强有力的研究设计。因为对于潜在混杂因素的出现概率，甚至对于那些研究者尚不明确的因素，对照组和治疗组之间都是近似的，所以这一研究类型被认为是最强有力的。由于采用随机化程序，例如，两组病例应有相似数量的吸烟者，故随机化通常能简化统计学分析。

随机对照试验是证明因果关系的最佳设计。多年来，很多符合伦理学的随机对照试验已被实施，并对人类更好地理解医学做出了极大贡献。然而，有时将最佳的随机化研究应用于人类是不合伦理的。研究设计类型的比较见表3.3。

表3.3	研究设计类型的比较	
研究类型	**优势**	**劣势**
实验性		
随机对照试验	有力的、无偏倚的因果证据	花费很多金钱，对某些问题并不可行
随机交叉试验	效率高，可消除患者之间变异的问题，增强了效力	对很多问题不可行，携带效应的问题
实效性临床试验	评估真实环境下常规治疗的优势	在克服非研究者的阻力方面会遇到挑战
区组随机对照试验	解决在患者水平的随机化及真实环境的效力等问题	增加了所需的样本量，增加了分析的复杂性
延迟开始设计 / 阶梯设计	当典型对照组不可行时很有用	在实施和收集所有必需数据方面会遇到挑战，花费很大
非实验性 / 观察性		
前瞻性队列研究	结局发生之前评估暴露情况，有利于评估病因和发病率	花费很多时间和金钱
回顾性队列研究 / 历史前瞻性队列研究 / 历史性队列研究	花费不多，适用于病例稀少的情况	存在潜在偏倚和混杂因素
历史对照试验 / 事前事后试验 / 前后测量设计	花费不多，样本量较小，当长期对照组不可行时比较有用	由于偏倚和向均值回归，新的治疗常常错误地显示为"很优秀"
病例对照研究	花费不多，对稀有病例比较有用	有潜在的回忆或选择偏倚
横断面研究	有利于快速评估患病率，花费不多	有偏倚、反向因果关系，无时间优先属性等潜在因素
病例系列研究	简单，花费不多	因果关系证据较弱

现代医疗实践和医学文献需要更多的随机对照试验。目前的医学文献中，许多研究存在研究设计薄弱、有评估偏倚的问题，这延缓了改善医学结局的进程。

在回顾性队列研究 / 历史前瞻性研究中，研究者找出一组人群，并从以往的资料中评估他们过去是否暴露于某一因素及是否具有某一特殊属性。从基点开始，研究者评估目标结局的发生情况。

例 3-9：

对纳入试验的住院的创伤患者进行注册。每位患者出院或死亡后，一名研究护士回顾住院流程，分析入院时记录的基线因素，评估这些因素是否能预测住院期间发生的并发症。这一研究是回顾性队列研究。

横断面研究能及时提供某个问题在某一特定时间的"快照"。该研究仅在进行"快照"的这一特定时间点上，将研究内患有某一特定疾病或处于特定状态的人群称为患病人群，因此该研究也被称为"患病率研究"。横断面研究仅在一个特定的时刻进行所有评估。调查问卷就是横断面研究的一个例子。

例 3-10：

在指定的一天，研究者检测一个护理单元内 100 位患者的血清白蛋白水平和压疮情况。

很明显，因为横断面研究对风险因素和疾病同时进行评估，因此它不是验证病因的一个有力设计；然而，这一设计执行起来却相对容易、快捷和经济。

在开始进行横断面研究之前，计划一下如何记录研究因素的暴露情况是否发生于结果或疾病之前。固定特征，如身高、种族、性别，必须与变量特征（如体重、婚姻状况、血压等）分开进行单独分析，因此要注意正确表述你的问题。

例 3-11：

一旦患有某种疾病，人们常常停止锻炼。在横断面研究中，这种缺乏锻炼的情况常被错误地解释为该疾病的影响因素。这是反向因果关系。

总的来说，大多数研究可以通过回答以下两个问题来进行分类。

（1）改变研究中的事件（暴露或治疗）是否是研究的一部分？如果是，该研究就是实验性的；如果不是，则是观察性的。

（2）研究的评估是否进行了不止一次？如果不是，研究是横断面的；如果是，则是纵向的。

当你回答了这两个问题并理解了这些基本术语，你就可以继续计划研究设计中更细节的问题了。

（译者：赵晶鑫　审校：尹鹏滨，毛智）

参考文献

[1] The American Heritage Dictionary of the English Language. 5th ed. Boston, MA: Houghton Mifflin Harcourt, 2012.

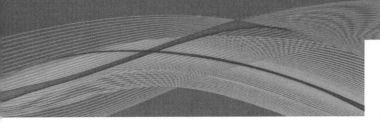

第4章

使偏倚最小化

原则 29：谨慎评估偏倚并将其最小化

偏倚是指"从取样、数据处理到结果分析以及推断等各个环节中产生的系统误差"[1]。任何研究都存在偶然因素导致的随机误差，当误差不单纯是由偶然因素导致的时，结果就会系统地偏离真值，此时偏倚就产生了。实际上偏倚是不可避免的。

偏倚降低了抽样样本的代表性，是临床研究普遍存在的问题，亦是导致文章被拒的常见原因。因此，在研究设计阶段必须尽可能地减少偏倚。

要点

扩大样本量能增加对偏倚评估的精确性，但并不能避免偏倚，尤其是选择偏倚和测量偏倚。

---

3 种常见的偏倚：选择偏倚、应答偏倚、信息 / 测量偏倚。

选择偏倚是因选入的研究对象与未选入的研究对象存在差异而引起的系统误差。选择偏倚是临床研究中普遍存在的、影响文章发表的重要因素，包括患者来源、生存差异或失访等因素导致的观察结果的不完整性而产生的误差。

为了减少队列研究中的选择偏倚，在研究设计时尽可能从稳定的人群中随机抽样，并获得足够长时间的随访。一个稳定的研究人群是指能够获得全部或大多数成员的完整、准确随访信息的群体。为了减少选择偏倚，队列研究应该尽可能选择在同一地区长期居住并能够配合后续随访的人群。

随访多久合适取决于研究主题，但是如果随访时间比具有里程碑意义的论文的随访时间还要长，那么这肯定会提高文章发表的概率。因此，在临床研究中尽可能设计一个能获得全部（至少是大多数）随访资料的方案。

在某种程度上，研究者如果能够通过某种变量去评估系统误差的方向，那么就可以从统计学上控制选择偏倚。例如，可以记录患者的失访原因或死亡的具体病因；另外，也可以尝试说明为什么有的人不愿意参与研究。总的来讲，研究者可以采取措施以将偏倚最小化，而不仅仅是从统计学角度进行调整。

在临床研究中，选择偏倚（尤其是损耗偏倚）是普遍现象，损耗偏倚导致研究群体数量及信息减少。当退出研究的患者与完成研究的患者存在系统误差时，那么损耗偏倚就出现了。审稿人会研究你的流程图，寻找损耗偏倚的证据。

伯克森偏倚（Berkson's bias）亦称入院率偏倚，属于流行病学中病例对照研究的一种选择偏倚。有两种症状的患者更容易住院治疗，如果研究者只分析住院患者的情况，那么研究者就会误认为这两种症状有关联。尤其是在医院里选取对照组时，伯克森偏倚就会更明显。例如，从医院里选取的对照组可能就比普通人群有更高的吸烟率。

患病率－发病率偏倚（奈曼偏倚，Neyman's Bias）是由疾病的风险因素导致的一种系统误差。例如，马拉松运动员更容易出现急性心肌梗死，那么对心肌梗死幸存者的分析就容易得出马拉松运动导致急性心肌梗死的结论，而实际上这是一种偏倚。

应答偏倚是指应答者与无应答者之间存在的系统性差异，是一种特殊类型的选择偏倚。

例 4-1：

患有某种疾病的人群比未患有该病的人群更容易参与与该病相关的问卷调查，应答奖励可以缩小此种偏倚。另外可以向有经验的方法学家请教提高应答率的方法，从而将偏倚最小化。

例 4-2：

在减肥相关的研究中，体重减轻的受试者更容易参与回访，而减肥失败者则比较容易失访。对于这种研究，需要提前做好应对措施，比如采取经济上的回访奖励，从而减小偏倚。

信息/测量偏倚是指在不同组之间测量记录的系统误差。在队列研究中，具有风险因素的患者被检测得更频繁也更仔细，这是信息偏倚的一种特殊类型，被称为"监测偏倚"或"诊断怀疑偏倚"。

回忆偏倚是另一种类型的信息偏倚，主要是在调查研究对象既往的暴露情况时，被调查者记忆失真或不完整造成的偏倚。关注调查内容的研究对象更容易回忆暴露因素，因而更容易产生此类系统误差。

例 4-3：

癌症患儿的父母更容易回忆并提供详细的致癌因素暴露史，而实际上患癌和未患癌儿童处于相同的暴露水平。

回忆偏倚在病例对照研究和横断面研究中最常见，在队列研究中很少见。因为在队列研究中，受试者不知道谁的疾病会进展，所以受试者不可能有倾向性地提供不同的暴露水平。

例 4-4：

因心脏病住院的患者会被问到："你在心脏病发作的早上吃培根了吗？"而对照组却被问到："你上个星期三早晨吃培根了吗？"

其他的偏倚类型如下。

混杂偏倚是指所研究因素与结果的联系被其他外部因素混淆，这个外部因素被称为混杂变量。它是疾病的一个危险因素，又与所研究的因素有联系，其在暴露组与对照组的分布是非均衡的。

例 4-5：

在以救治贫民为主的医院里，新生儿的死亡率明显高于公立医院。尽管结果具有统计学意义，但是如果得出"该医院的产科水平落后"的结果则是错误的，因为贫民这个群体本身就是潜在的混杂变量，因此在得出正确的结论前一定要剔除混杂变量的影响。

表 4.1 列举了审稿人和编辑报道的偏倚。表 4.2 汇总了常见的偏倚。

对偏倚的认识程度不够以及不能提前采取措施来避免是研究者在分析医学数据时经常犯的错误。

偏倚比较复杂，但主要需要牢记以下几点：在设计阶段将偏倚最小化；在分析结果时通过统计学方法剔除偏倚的影响；在实验设计阶段，选择正确的统计学分析方法，注意辨析混杂变量及其影响；仔细阅读参考文献，设计合适的方案。在文章中，记录你对偏倚的理解及如何将其最小化（表 4.3）。

要点

尽可能在实验设计阶段将偏倚最小化，而不是在最后用统计学方法去矫正偏倚。

敏感性分析可以通过显示不同假设的影响来应对偏倚［格林兰德（Greenland），1996］。

| 表 4.1 | 审稿人和编辑报道的偏倚 |

抽样偏倚

确认偏倚（是一种可以通过"盲法"测量来避免的测量偏倚）

数据收集偏倚

阳性结果所致的发表偏倚（阳性结果的文章更容易发表，研究者也不愿意公开或者发表阴性结果）

审稿偏倚（反对来自小机构不知名作者的文章）

自我推销或代理推销的偏倚

不可控变量的偏倚

| 表 4.2 | 医学论文中的偏倚形式 |

偏倚类型	导致系统误差的原因
选择偏倚	选择在暴露或结局方面不具代表性的研究对象
应答偏倚	由于各种原因，部分受试者不能提供数据而导致应答数据与整体人群数据有偏差
发表偏倚	编辑喜欢发表某些特定的文章（如阳性结果的文章）
回忆偏倚	回忆不准确或者不完整
观察者偏倚	研究者对观察结果的影响
无应答偏倚	在调查研究中由无应答者导致的偏倚
认知偏倚	坚持己见导致偏离真实结果
注意力偏倚	反复出现的念想导致数据记录存在偏差
信息 / 测量偏倚	对暴露或结果的报道或分类错误
时间滞后偏倚	发表速度取决于结果（阳性或阴性）
检出偏倚	诊断或结果差异导致的误差
损耗偏倚	失访或数据删失
访谈者偏倚	访谈者的社会属性导致的回应偏倚
领先时间偏倚	确诊时间的领先导致结果偏差

续表

偏倚类型	导致系统误差的原因
病程长度偏倚	在出现症状前诊断疾病
学习偏倚	与经验相关的偏差
时序偏倚	结果发生在暴露之前——反因果关系
监测偏倚	对阳性暴露者过分关注
生存时间偏倚	纳入标准要求一定的生存期
治疗方案偏倚	根据预后采取不同的治疗方案
伯克森偏倚 / 入院率偏倚 / 住院偏倚	住院患者的某些暴露因素不同
筛选偏倚	健康人群倾向于自愿接受筛查，因为筛查似乎更有益
疑诊偏倚	了解暴露风险会提高疾病的搜索率 / 检测率
疑因性偏倚	主观增加与结果相关的暴露（病例对照研究）
获得偏倚	Meta 分析不能统计出研究间的差异
主观偏倚	寻求数据以支持主观想法
确认偏倚	以存在偏见的方式搜索或解释信息，分析倾向于先前的观点
失访偏倚	失访者与未失访者在研究相关的某些特征上存在差异
患病率 – 发病率偏倚	幸存者之间的差异（例如，患病的程度），也称为奈曼（Neyman）偏倚
抽样偏倚	样本与人群间的差异
趋零 / 衰减偏倚	无差异暴露可降低暴露对结果的影响，优势比接近 1.0
确定偏倚	纳入患者的类型
偶然性偏倚	随机化并没有产生均衡的分组，干扰因素影响试验个体

表 4.3	编辑和审稿人总结的有关论文写作与发表的经验[a]

- 简洁！引言、结果以及讨论部分尽可能简练，可详细介绍资料与方法
- （a）不要期望在一篇文章中"解决世界饥饿问题"；（b）用简单的方法去聚焦一个能解决的问题；（c）书写要言简意赅；（d）不要推测更多超出研究结果的结论；（e）从编辑的角度去审视文章；（f）学会分析临床研究，从而学会如何去写文章
- 表达要清晰、准确，避免使用过多的术语。可以引用别人的观点并指出其存在的问题；展望发展方向，同时说明当前研究的重要性
- 注意文章的框架。在写文章前列提纲。过分强调创新也会阻碍该领域的进展
- 简洁地概括方法，但关键步骤要详尽，以便让读者明白是如何解决研究问题的。用合适的图和表格罗列结果，尽可能用图展示结果。讨论部分简短、清晰，要包括引用文献，并阐述该研究的局限性
- 研究者可以详细地叙述文章的方法学，以便读者去理解文章或者重复相关方法
- 随时解决问题。了解所研究的群体，方法学合适，管理智力偏倚
- 研究方法和结果的获得要一致。不同章节也要一致
- 向社会群体或者读者详细地呈现研究结果很重要。思路清晰是写作的要点
- 严谨地撰写文章
- 撰写者需要写出文章的可读性所在，也就是说，作者要让心存疑问者心服口服。另一个重要的技巧就是，要想成为一个好的文章撰写者，必须阅读很多高质量的文章，尤其是要仔细阅读你崇拜的前辈的文章
- 文章要有合理的构思
- 如果你没有经过成熟的方法学和统计学培训，那么一定要向有经验的前辈请教
- 尽可能详尽地叙述方法。方法也许很复杂，但尽可能以一种简单的方式呈现出来。专心致志，就像写家书一样！
- 清晰地书写
- 首先说明你要做什么，然后说明你是如何去做的
- 很重要的一点就是不要试图去掩盖研究的不足之处，而是要去说明不足之处以及你所做的应对措施。要了解该领域当前的主要观点并解释你的研究的不同之处。试着用参考文献去解释你的研究结果，但是注意不要过度，尤其是当你不知道该如何解释你的结果的时候
- 简洁、清晰地阐述目的及假设的验证过程，进行同行评议，反复修改，阅读文献，最好有合作专家
- 清晰和简洁。不要延伸数据或太笼统，一切要基于实际数据
- 一篇好文章必须要有好的设计思路和强有力的执行力，没有好思路是不可能写出好文章的
- 写文章就像讲故事，有开始、中间、结尾。通过逻辑性的叙述，让非专业读者读懂文章。重要的是用数据说话，如果有足够多令人信服的数据，读者自己就能看懂研究的意义而无须研究者过多叙述

- 认真对待审稿人的意见，不要反驳。如果审稿人没有看懂文章甚至产生误解，那说明文章的表述有问题。尽早和同事分享初稿，你得到的反馈越多越好。记住，几乎所有的研究论文都能发表！
- 只要是合理的论文都能找到合适的期刊发表。严谨的数据结果会得到审稿人和编辑的好感。一定要根据你投稿的期刊限定文章所关注的问题。从引用的参考文献里寻找目标期刊是很好的办法。从读者的角度来看，写作的质量是研究质量的一个标志。只要不是直接被拒稿，都是有希望的
- 如何证明主题的重要性
- 不要犯语法错误
- 在研究开始之前成立一个团队来指导实验方法的设计和数据的分析
- 如何设计结果有意义的临床试验
- 详细的方法学和统计学描述很重要，坚持重要的结果，避免从重要的结果中丢失过多的信息
- 强有力的分析。首先要确定统计学分析方法，并在发表前反复验证
- 简单明了地书写，避免过多术语。有生动的图表、引人入胜的研究问题、详尽的解释以及统计学专家的参与
- 提交前反复自检和修改
- （a）充分的研究背景回顾；（b）合适的研究方案（包括合适的样本量、随访时间以及对照）；（c）对重要结果的合理解读
- 多用一些重要的数据，而不是多重不确定的数据。运用准确的专业术语并用主动语态表述。最好有统计学专家的参与
- 写出有说服力的论文
- 主题突出、准确、简洁、有意义。（a）承认并接受偶然性；（b）承认并接受局限性；（c）注重研究设计时不能被证实的因果关系；（d）关注早期研究的主要终点及分析设计，以及所收集的资料是否支持终点结论。总之，注册包括观察性研究在内的每一项研究是很重要的
- 如何写好高度概括性的文章摘要
- 准确恰当、简明扼要、意义深刻

注：[a] 来自对同行评议调查问卷（附录 B）问题 14 的反馈，该问题是"关于医学研究论文的写作与发表，您感觉哪些经验教训是最深刻的，或者非常希望当初在医学院校的时候老师教过这些？"

更多信息

更多关于偏倚的信息请参阅《生物统计学百科全书》（*Encyclopedia of Biostatistics*），以及以下文献：弗莱斯（Fleiss），1980；弗莱彻（Fletcher）等，2012；弗里德曼（Friedman），2003；弗里德曼（Friedman）等，2015；海恩斯（Haynes）等，2011；赫利（Hulley）等，2013；拉斯特（Last），2000；莫斯纳（Mausner）和克莱默（Kramer），1985；莫顿（Morton）等，2001；罗思曼（Rothman）等，2012；萨基特（Sackett），1979。

使删失数据最小化

控制偏倚的一个重要措施是尽可能减少删失数据。严谨的设计、注重细节、原始数据的核查都是重要的控制环节。具体内容详见利特尔（Little）等（2012）、韦尔（Ware）等（2012）的文章及本书第 13 章。

原则 30：避免被均值回归现象误导

均值回归是一种统计现象，是指在进行重复测量时，在前测中获得的极高或极低分数会在后测时倾向于向均值偏移。为了发表医学论文，必须把这种均值回归现象和干预效果区分开。无论何时，只要在一个变量中选择极端值（或错误值），那么该变量的下一个测量值则有很强的回归均值的趋势。例如，在研究高血压时，选取其中收缩压高于 180 mmHg 的亚组人群（占 10%），然后 1 小时之后再去测量这个亚组人群的血压，即便没有任何干预，也会发现这个亚组的收缩压有下降趋势。在一项研究中，77 例患者符合上述条件，在二次测量时，其收缩压从 193.8 mmHg 降至 173.3 mmHg（$P<0.001$）。这 20.5 mmHg 的收缩压变化是具有临床和统计学意义的。类似地，若选取 10% 的处于收缩压低值（收缩压 <110 mmHg）的亚组，用上述同样的方法去测量就会发现，这部分亚组的收缩压均值从 105.5 mmHg 上升至 127.7 mmHg（$P<0.001$）（图 4.1）。研究者经常被均值回归现象和干预效果所困扰。如果没有随机平行对照组，这两者很难区分。科学需要严谨，所以要通过比如设置安慰剂组等方法，消除均值回归现象的干扰。

早在 1877 年高尔顿（Galton）就发现了均值回归现象，但是截至目前，卫生保健系统中仍有些人不了解均值回归现象的存在。医院管理者必须意识到这一点，不要去奖励那些并没有真正治好患者，而只是获益于病情均值回归所带来的病情转归的医务工作者。

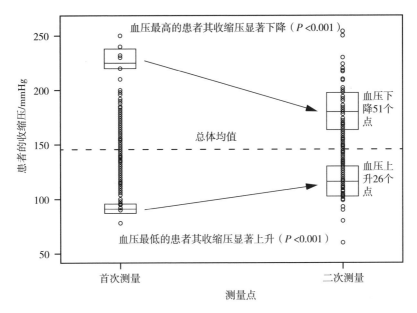

图 4.1　均值回归现象。这张图举例说明了均值回归的统计现象，即极高或极低的值在二次测量时将接近均值。这种效应可在没有任何干预的情况下发生。注意这些变化在统计学上和临床上都是有意义的。P 值是由 Wilcoxon 秩和检验得出的

更多信息

　　巴奈特（Barnett）等，2015；弗里德曼（Friedman）等，2015；詹姆斯（James），1973；卡内曼（Kahneman），2013。

（译者：罗从娟　审校：秦宗实，靳英辉）

参考文献

[1] Merriam-Webster's Collegiate Dictionary. 11th ed. Springfield, MA: Merriam-Webster, 2008.

第 5 章

数据收集表和病例报告表

表格设计

原则 31：设计通俗易懂的数据收集表

许多研究人员经常犯的错误是没有花足够的时间去设计高质量的数据收集表或病例报告表（case report form，CRF）。无论是患者的调查问卷还是为研究护士准备的摘要表，严谨的设计才能够避免出现常见的错误和研究项目花费巨大的问题。以下相关原则可提高问卷调查数据收集表的质量。

调查应从最主要的和最需要解决的研究问题开始，然后决定需要纳入多少变量。虽然简短的问卷的应答率高，但是太简短的问卷可能解决不了所有研究问题。每个问题都要编号。最好采用有明确选项的问卷而不是开放式问卷，除非在极少数情况下采用非结构化问卷。例如，在质量改进项目中，经常需要这样的提问："请从您的角度提出 3 种改进这项服务质量的方法。"此外，当问卷条目回答不佳或被发现存在问题时，需要使用发散逻辑来收集额外的信息。当然，只有调查问卷需要以特定的方式回答时才会采用附加调查内容。

在设计数据收集表的时候，设计编码代号（数据字典）来说明如何使用这个表格，比如小数位数、单位，以及测量值是使用公制单位还是美制单位。

确保问题选项涵盖所有可能，包括能够鉴别纳入与排除标准的问题。将选项垂直排列，并用简单的数据代码来简化每个问题选项（0= 否，1= 是）。当将 CRF 转化成一个数据库时，应使用问题形式的变量名，例如用"死亡"代替"结局"，用"男性_性别"而非简单的"性别"。编码 1= 死亡、0= 生存以及 1= 男、0= 女，这样就可避免混淆。0-1 编码中，"1"代表高风险组（如吸烟、男性），则更容易解释优势比相关的统计结果。在此特别说明：编码"0= 女性"并不是出于性别歧视，而是由于女性在几乎所有的医学研究中其结果均优于男性；为了有更好的逻辑优势比，故将男性编码为"1"。

在调查开始之前，请经验丰富的专家对调查问卷进行评估，以帮助识别并解决你所忽视的问题，比如获取的数据无法分析的问题。

更多信息

斯皮克（Spilker）和肖恩菲尔德（Schoenfelder）在 1991 年出版的《临床试验数据收集表》（*Data Collection Forms in Clinical Trials*）这本书中展示了几百个例子。

原则 32：理解抽样和大样本的不同

考虑如何对受访者与无应答者进行比较，尤其是在做调查和邮寄问卷时。可以从邮件列表中获取有关人口的基本信息，比如年龄和性别。或者可以将调查对象与已发表的报告进行比较。另一种方法是比较早期的受访者和较晚的受访者，无应答者和晚期受访者类似［贝比（Babbie），2015］。为了进行这两者的比较，必须记录每次调查数据的寄出时间及回收时间。比较受访者与无应答者有助于评估应答偏倚的方向及强度。

原则 33：进行预实验来评估调查问卷的准确性和易用性

选取类似抽样人群的小样本组进行预实验来确定调查问卷的措辞或者某些问题是否存在混乱。使用具有逻辑性的选项以使你的样本言之有理。

囊括的问题太多或特定类型的问题太多（如开放式问题太多）是一个很棘手的问题。在大多数情况下，尽可能删除重复的问题。尽管为了评估受访者之间答案的一致性，有些研究者会重复一个或多个问题，但这些问题均需进行巧妙的设计。

删除或重新修订调查问卷中容易被调查对象误解的问题。把抽象的问题直观化以便调查对象更好地去回答。在预实验中，要确定是否有些问题在受访者看来是没有答案的。删除带有反问语气的问题，受访者会因为你浪费了他们的时间而感到很生气。不要设计带有指向性答案的问题。如果在预实验中大多数人的选择都类似于选择"偶尔"，那么在最终版的调查问卷中应把选项改为更具体的指标（如"一天一次""每周一次""每月一次"）。

从统计学角度来讲，通常情况下你需要连续收集数据，因为以连续变量表示的结果通常优于主观描述，而且所需的样本量也小。

当调查对象不知道你测试的主要风险因素或结果时，"虚拟的"问题（不相关的问题）可以减少偏倚。例如，如果你正在进行一项关于酒精摄入情况的调查，问卷中还可以包括关于吸烟、锻炼和饮食习惯的问题。

在开始问卷调查之前，首先解决调查对象选择多个答案或不回答的问题，在进行统计时制定明确的标准来排除无效问卷。必须有一个排除无效问卷的清楚的指南来确保那些无效问卷被排除在统计结果之外。例如，预先设定至少80%的调查问卷是有效的。

只有花费足够的时间去创建、测试和修改调查问卷，你的论文发表的机会才会增大。然而，很多研究者没有足够的时间或资源来设计高质量的调查问卷，所以一定要咨询有调查问卷设计经验的同事，并邀请他加入你的研究团队。

原则 34：提高应答率

如果问卷调查采用邮寄或电子邮件的形式，那么调查的成功与否取决于应答率（图 5.1 和 5.2）。可参照表 5.1 和 5.2 中的思路来提高邮寄调查问卷的应答率。

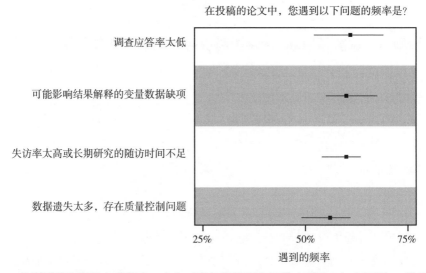

图 5.1　数据质量问题的出现频率。来自对同行评议调查问卷（附录 B）中问题 25 的反馈。P=0.026（基于 Friedman 检验）

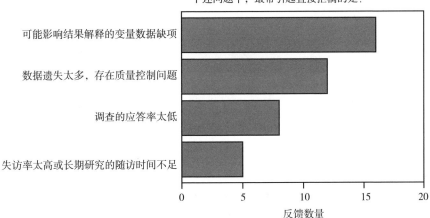

图 5.2　导致拒稿的数据质量问题。来自对同行评议调查问卷（附录 B）中问题 26 的反馈。$P=0.082$（基于卡方检验）

更多信息

请参阅附录 B 和附录 C 中有关数据收集表问题的解决方案的例子。

表 5.1　问卷的邀请函/封面信中包含的内容

预估完成问卷所需的时间；让一些调查对象在规定时间内完成调查，以便更准确地预估完成所需要的时间

在语气方面要体现出对调查对象的尊重。例如，在 REDCap 中使用 "Dear Dr.[last_name]" [a]

主题与调查对象的相关性

在预实验中测试的问题的答案

说明意图

说明这项调查的赞助者（由大学赞助比由公司赞助更好）[福克斯（Fox）、克拉斯科（Crask）和吉姆（Kim），1988]

应答激励（一份有结果的报告可能比一小笔金钱更具有激励作用）

调查的最后期限

语言符合调查对象的阅读水平和认知力

要求合作的附言

注：[a] 参见 https://redcap.vanderbilt.edu/redcap_v6.11.1/DataEntry/piping_explanation.php。

主译注：

有关 "REDCap" 的介绍及使用，请参阅《中国循证心血管医学杂志》（http://www.

ebcvmcj.org/）2017 年第 9 期及 2018 年第 1 期开始的系列介绍文章。

表 5.2　提高调查应答率的建议

- 设计问卷调查时，尽可能使调查对象的回报高于其参与这项调查的成本。找到促使人群参与调查问卷的临界点
- 让调查对象真实地感受到他们的重要性，并解释你需要他们的配合
- 解释一些重要的事情将会与结果一起完成
- 采用预调研来确定那些更容易参与和容易误解的地方
- 对于冗长的调查问卷或对敏感话题的调查，发送一封电子邮件（或信件）来说明稍后会有一份调查问卷［福克斯（Fox）等，1988］。如果他们提前被告知的话，他们对此类调查的应答率会提高，尽管只是邮件上的提前沟通
- 寻求第三方中介的合作，最好是受到调查对象尊敬的人（如工会领导、社团主席）。第三方可以促使调查对象按时完成调查并反馈结果。经理或主管不一定是理想的中介人，因为他们的负面影响可能会产生偏倚，你不希望调查对象在填写问卷时感到压力。一篇来自调查对象所在机构的时事通讯文章也许会有所帮助
- 允许调查对象表达他们的关注点，并在开放文本中提出建议
- 在 1 ～ 2 周内进行后续调查，第二次邀请会提高应答率
- 在首次邮件发送后的 3 ～ 4 周后，向那些回复邮件的人表示感谢，并提醒那些没有回复的人
- 对于那些明确回复不想参与调查的人，将来一定要把他们的名字删除，否则你发送的邮件会被视为骚扰
- 将印刷版问卷打印在绿色纸张上。研究表明，打印在绿色纸张上的问卷的应答率更高 [福克斯（Fox）等，1988]。白色以外的其他任何颜色的纸张都可能会提高应答率。同时也要避免纸张颜色使问卷不清晰或使调查显得不专业
- 尽早咨询经验丰富的调查方法专家
- 掌握创建 REDCap 调查所需的各种技能，并在截止日期之前发送邀请。可以选择 Coursera 课程"临床研究数据管理"[a]

注：[a] 参见 https://www.coursera.org/course/datamanagement。

更多信息

　　参考美国市场协会的著作《客户满意度手册》(*Handbook for Customer Satisfaction*；NTC Business Books）或赫利（Hulley）等（2013）专著的第 5 章，了解更多关于问卷设计的细节。

　　如果你要使用现成的调查问卷，请咨询有经验的调查方法专家和使用该问卷发表过论文的人。

发送信件和电子邮件不是唯一的途径。例如，你可以在强制培训期间实施调查。如果使用这种方法，确保保密，并聘请调查对象信任的人来协助取得他们的合作。社区咨询委员会也可以就提高应答率提供有价值的建议。

原则 35：信度与效度

可信度和有效性在临床研究中非常重要，两者在问卷调查中也同样如此。

信度（reliability）用来评估测量的一致性，是研究者使用的评估工具的可信度。当信度高时，同一个患者在相同条件下重复检测会产生同样的结果。对于可重复的研究，医学研究人员需要对信度进行更多的研究。通常，可以在研究中增加可信度验证，并在文章或者附件中进行描述。这可以提高研究的科学性，也有助于其他研究者借鉴。

例 5-1：

哺乳期女性自己描述的被动吸烟的暴露持续时间就是可信度低的变量；而选择检测母乳中的可替宁（尼古丁的代谢产物）浓度来说明烟草烟雾暴露的持续时间就是可信度高的变量。

测量者间信度（interrater reliability）指的是不同评分者对同一对象进行评定时的一致性。多个研究者可从医院的图表中提取信息进行研究，所以测量者间的信度对结论很重要。

测量者内信度（intrarater reliability）是指同一个评分者第二次记录相同信息的一致性。其通过 kappa（名义变量）、加权 kappa（用于序数变量）和 Bland-Altman 法（简称 B-A 法；用于连续变量）得出。如果你不熟悉这些方法，请咨询有经验的生物统计学家。

当评估其他人的研究时，不要仅仅接受一个关于信度的结论。仔细观察以确定基本变量是否可靠。一项好的研究会提供足够的信息来评估它的可靠性。缺乏经验的研究人员有时很难评估他们自己的研究的可靠性，也无法批判性地评估已发表文章的可靠性。

效度（validity）是指测量工具或手段能够准确测出所需测量的事物的程度。

例 5-2：

营养不良情况可以通过让患者自己用 1 分至 10 分的评分来评估，但若测量每个患者的血清白蛋白水平则会提高效度。

在实验设计阶段，要参考以前的实验和已发表的文章来判断你的问卷及数据收集的可行性。在撰写论文的时候，其中要包含上述问题，或至少是你的措辞的一个样本。论文中要把整个调查问卷或数据收集表作为附录，而且要解释为什么你选择使用新的方法而不是现有的方法。

内部效度（internal validity）反映结论归纳实际研究结果的准确性。很多发表的有关胆固醇水平的研究可能就存在内部效度的问题，因为有些人混淆了高密度脂蛋白胆固醇（high density lipoprotein cholesterol，HDL-C）、低密度脂蛋白胆固醇（low density lipoprotein cholesterol，LDL-C）和总胆固醇（total cholesterol，TC）指标间的差异。

外部效度（external validity）反映研究人群的普遍性及结论的适用性，即研究结果和变量条件、时间和背景的代表性与普遍适用性。

例 5-3：

城市中以创伤为特色的医院内创伤患者总量的权重高于不是以创伤为特色的市中心医院。应用前一类医院的数据分析所得的优先处置创伤患者的方案并不适用于郊区或农村人群。这种研究就存在外部效度问题。

讨论

研究者经常应用 Pearson 回归分析法评估新的方法与金标准间的一致性，这亦是矫正方法。假设研究者将能测血糖的手表与医院常规测血糖的方法进行分析，若前一种方法测得的血糖值正好是实验室血糖值的一半，那么 Pearson 回归分析会显示两者间有相关性（$r=1.0$，$P<0.001$）；然而，实际上两者间显然无相关性。应用 Bland-Altman 图进行矫正后发现这两种方法在 X 轴上散点平均分布，而在 Y 轴上散点则完全分离，详细内容请参阅布兰德（Bland）与阿尔特曼（Altman）的文献（1986）。

译者注：

布兰德与阿尔特曼 1986 年发表于《柳叶刀》（*The Lancet*）的文章信息如下。

Bland JM, Altman DG. Statistical methods for assessing agreement between two methods of clinical measurement. Lancet, 1986, 327（8476）：307-10. https://www.ncbi.nlm.nih.gov/pubmed/2868172.

（译者：罗从娟　审校：秦宗实，靳英辉）

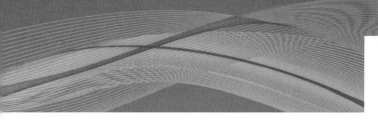

第**6**章

可重复的合格标准

原则 36：精心制定纳入与排除标准

一些研究的目的是了解一个广泛且有代表性人群的某种治疗疗效或病情；而在另外一些研究中，研究者必须尽可能选择一组同质性的患者来回答所研究的问题。在后一类研究中，若研究者所选择的患者仅有一种诊断或仅伴随单侧的、简单的、独立的损伤，那么研究的结论会更令人信服。切勿犯以下几种错误：①纳入其他疾病因素或其他干预措施；②为增加样本量而简单地增加不同类型的研究对象。若样本量的增加会加大变异或噪声，则不可增加样本量。增加噪声会降低研究的统计效能，研究者的目的是提高信噪比，即提高干预组与对照组之间主要结局指标差异的大小与背景变异性（通常为标准偏差）的比值。

选择不恰当的患者会降低研究的有效性。为了避免这个问题，需要在计划阶段早期就确定纳入标准；并在同事的帮助下不断修改纳入标准，直到不可能误解为止。在这个过程中你需要问自己："我的同事可以按照我定义的纳入标准获得类似的样本吗？"当答案是"是"时，你已经完成了可重复研究方法的重要部分。准确定义纳入标准将防止研究期间的许多问题。

许多干预措施只针对高危人群。例如，汉森（Hansen）等 2011 年的研究显示，没有任何措施能够有效降低再次入院率，除非将关注人群限定为再次入院风险高的患者身上。当仅纳入再入院风险高的人群时，所实施的干预措施是有效的。当医院将该干预措施应用到所有患者或者再入院风险低的患者时，这些干预措施的效果是不一致的，并且再入院率也没有降低。通过电子病历建立再入院预测模型，计算基于现有数据的再入院概率，解决了识别高危患者的难题；然后再根据最近的数据每天更新。

大部分医学文献都混淆了哪些干预措施能改善结局。未使用实时预测模型来计算结局指标概率，然后将干预重点放在高风险的人群上是导致这些混淆的原因。使用高风险同质性群体进行研究可丰富样本并降低所需要的样本量。

原则 37：使用"混合"样本时应谨慎

样本的纳入和排除应在仔细考虑统计学和临床意义之后，由整个研究团队来决定。粗心的排除决定可很快破坏一项研究。若研究有许多标准，可以考虑创建关于纳入和排除标准的表格。艾维格曼（Ewigman）等于 1993 年发表的研究是一个较好的例子。如果研究中有可能引起质疑的情况，应在方法和结果部分进行描述。

> **要点**
> 　在同一研究中纳入不同病情和不同疾病状态的人群时，需要仔细考虑可以得出何种结论。

一些研究必须纳入病情处于不同严重程度或接受复杂的干预措施的患者。对于这种类型的研究，需要充分阐述理由，尤其要阐明为什么要在研究中纳入疾病严重程度较轻的患者。描述疾病严重程度的分布并解释为何要研究跨疾病分布的患者。设定一个方法来显示研究者已经从统计学上校正了这些患者的不同。在小样本临床研究中，当某种特定结局指标的研究对象数量太少以致难以保证合理的统计学分析时，该研究会陷入两难境地。可以尝试合并不同类型的稀缺结局指标来解决这一难题，这样做可能会得到以下审稿评语。

"将众多不良反应的结局指标合并为一个终点指标会模糊检验和单个结局指标之间的真实关系。很明显，由于结局指标的发生数相对太少，作者这样做是必须的。"

"将多种类型的不良反应的结局指标合并为一组（统称'不良反应'）是值得考虑的，因为这些结局指标的来源不尽相同。"

谨记，当因变量（结局指标）包含了不同疾病状态的研究对象时应谨慎。如果必须将许多不良反应合并为一组，应预估该研究的诟病。仅纳入根据研究中的自变量潜在可预测的指标，提供每种类型结局指标的数据、理由及参考。解释在因变量中纳入每种不同结局指标的理由。同时提供单个类型结局指标及合并组的结果。在最终的稿件中，描述、讨论并比较文献中关于这一难题的两种处理方法（合并和分开）。更多关于此方面的信息可参阅弗里德曼（Friedman）等 2015 年的文献。

若有多种方法来分析研究结果，研究者可以将这些方法统统应用，并将这些不同方法所得到的结果以敏感性分析的形式展示给审稿人，从而体现研究结论的有效性。例如，研究者可以展示从复合终点指标中排除一些指标的结果。

最后，复合终点需要谨慎进行筛选研究。当研究者评估筛选试验时，若仅限于某一特定结局指标，特别是从生物学角度可以预测时，你的分析结果会更有说服力［海恩斯（Haynes）等，2011］。

原则 38：使用可重复的方法定义研究对象

定义研究样本后，下一步应核查研究标准是否主观。当研究者为最终的分析定义纳入和排除标准时，使用的方法应该是确切、客观的。在整个稿件中应确保这个定义是一致的。

对于疾病的定义，国际疾病分类（International Classification of Diseases，ICD）编码是一个较好的工具。核查编码能否明确纳入和排除研究者所要的内容。关于干预措施的定义，现行程序术语集（Current Procedural Terminology，CPT）编码提供了详细的信息。

所有诊断和程序都必须进行编码以获得最佳分析。在附录 C "样本数据收集表格"的第 45 项显示了如何用 ICD 编码记录多个诊断。在分析阶段，通过定义代码范围可以创建无限数量的变量。

例 6-1：

通过 ICD 编码记录诊断，研究者可以通过计算机指令在诊断字段中搜索从 820.00 到 820.99 的 ICD-9 编码（diagnosis_1_code，diagnosis_2_code 等），为髋部骨折创建一个名为 "hip_fx" 的新变量。所有骨折更宽泛的变量可以用 ICD-9 编码的 800.00 到 829.99 来编码。在 ICD-10 系统中，髋部骨折的编码为 S72.0 到 S72.2。在方法部分，研究者可以这样写："纳入标准为以髋部骨折（依据 ICD-10 编码为 S72.0、S72.1 和 S72.2）为初始诊断的患者。"研究者也可以为诊断的主要群组创建一个清单。当 ICD 编码系统不能为研究计划提供足够详细的信息时，清单就会发挥作用。

ICD-9 到 ICD-10 编码间的在线转换网址：http://www.icd10data.com/Convert。

（译者：翁鸿　审校：刘超）

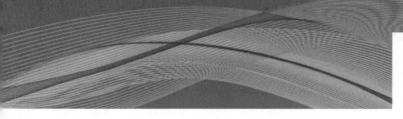

第7章

随机化、盲法及保密

> "随机化第一例患者。"
>
> ——汤姆·查莫斯（Tom Chalmers）

随机化与盲法

原则 39：使用随机化和盲法来优化研究设计并使偏倚最小化

当符合伦理及实际可行时，应考虑使用随机化设计。在随机分配时，研究对象的分组由机会决定。大多数研究者采用随机数字表来随机分配研究对象，可以采用诸如 R（https://www.r-project.org）等软件为研究进行定制设计。如果研究者采用随机设计，应遵循所有严格的随机化原则并记录相关工作［参阅表 3.2 CONSORT 2010 清单的第 8 ～ 第 10 条目；也可查看弗里德曼（Friedman）等 2015 年的文章］。

随机分配患者接受或不接受干预的研究设计称为随机对照试验（randomized controlled trial，RCT）。随机对照试验在允许研究者评估干预措施是否与目标结局指标有关的同时，可降低其他因素的影响，因此这种类型的研究设计更加有力。

在比较试验中各臂（主译注：比较研究中的"臂"指的是组，例如有 2 个组就是 2 臂、3 个组就是 3 臂，但并非臂越多越好）的治疗优势与劣势方面，就研究者而言，均势是一种不确定的状态。临床均势是随机对照试验至关重要的第一步。一个有效的现代自主学习型卫生保健系统需要更多地采用随机化，且在评估新的干预措施时应尽早使用这种方法。如果时间过长，则会因为太迟而无法进行随机化。大多数新的干预措施都是针对一些患者或医院的某些部门的，但如果这是偶然的，那么就没有必要了解了。通过在早期阶段随机化确定哪些患者接受新的干预措施，研究者就可以了解干预措施是否可以改善结局指标。

　　一些临床医生对随机化感到不适，但认识到患者在临床中接受的治疗常常存在差异这一点是非常有益的。如果这些差异是偶然的，就不能确定是否是治疗措施改善了结局指标。然而，如果采用随机化的方法控制这些差异，我们就能了解到是什么因素改善了结局指标。是否存在差异不是主要问题，研究者是否能控制这些差异并从中有所得才是至关重要的。

　　"如果你从肯定开始，必将以问题告终；如果你从问题开始，必将以肯定结束。"

——弗朗西斯·培根爵士（Sir Francis Bacon）

　　随机对照试验是避免均值回归相关问题的理想方式。谨记，当选择的患者中出现极端值，他们下一次的测量指标就会有接近均值的趋势。在第 4 章中已经介绍过，如果选择的患者的收缩压较高，在未来任何时间点再次测量时，这一组患者的收缩压会接近均值（图 4.1）。若无对照组，研究者很容易将这种变化归功于干预措施。这种情况在医院内经常发生，并且这种错误结论经常会被发表出来。例如，选择院内某些并发症发生率较高的科室作为研究对象，之后均回归趋势将会使这些科室的并发症发生率降低。如果没有随机化的对照组，研究者很容易相信某种新的干预措施解决了这一难题。实际上，在院内并发症发生率低的科室使用相同的干预措施会"证实"这种干预措施使问题变得更糟。解决这个问题的办法并不是选择 3 个并发症发生率最高的科室，而是应该选择 6 个并发症发生率最高的科室，并随机分配一半作为干预组，另一半作为对照组。然后 6 个月后将这些科室相互调换到另外一组，做交叉设计。医院管理者常常试图在没有制订严格的评估计划的情况下急于解决问题。

　　在研究的设计阶段应决定如何使用随机化（表 7.1）。一些研究者认为随机化的方法是标准的，但事实上并非如此［弗里德曼（Friedman）等，2015］。许多临床研究如果采用新的、有创意的随机化策略就可有较大的改善，这些策略包括随机排列区组、最小化随机、偏性掷硬币法及其他自适应性设计等。

主译注：

有关随机化可参阅"曾宪涛，黄伟，沈可 . Meta 分析系列之十一：随机化的评价 . 中国循证心血管医学杂志，2013，5（2）：101-103"。

表7.1 随机化的类型

固定分配随机

- 简易法：单一序列随机分配，如掷硬币

  - 并不一定会产生各一半的概率（50%/50%），特别是在小样本研究中或者较早停止分配时

- 区组法：将研究对象随机分配入组（ABAB、ABBA 等）

  - 样本量较大（$n>200$）时有用

- 分层法：基于基线特征（如医院、性别和吸烟史）进行组内随机

  - 多中心研究且 $n<100$

自适应随机

在研究期间，协变量和之前分配的受试者用于改变分配概率从而分配治疗

在预后因素较多且结局指标能快速知晓的研究中有用

- 基线协变量自适应：基于基线变量修正不平衡

  - 偏性掷币法——开始时采用简易法随机，如果随机化超过预先设定的 50%，则将概率进行修改（例如修改为 60%），以提高复杂性

  - 瓮设计法——基于不平衡的程度，通过将不同颜色的球添加到黑匣中来改变分配概率，在选择白色球后，替换白色球并将黑色球添加到黑匣中

  - 最小化法——使治疗组间协变量的差异最小化

- 响应自适应：基于干预响应校正分配概率

  - 胜者游戏——如果之前的受试者成功响应，分配到同一臂；相反，则分配到另一臂

  - 双臂博弈——基于之前受试者的成功比例进行分配

区组是指治疗组（如 A vs. B）平衡的单位。例如，对于两种治疗措施，区组大小是 4，那么就有 6 种可能的序列：ABAB、ABBA、BABA、AABB、BAAB 和 BBAA。如果试验在早期就停止，在一个区组完成后，这个试验就会平衡。在这个例子中，由于区组包含 4 个对象，如果研究者能够破解出编码，他们就能够知道第 4 个研究对象会被随机到哪一组。为了避免这个问题，可以改变区组的大小，例如，随机化 4 到 6 之间这些区组的顺序，例如，ABAB、AABABB 和 BAABBA。这就是随机排列区组。

拉丁方格设计是一种干预或治疗的分配方法，这样它们就会出现一次，且

在每行每列中仅出现一次。"拉丁"指的是拉丁字母 A、B、C。这是一种均衡区组设计，用来清除行（如不同患者）和列（如给药顺序）中的变异。

患者	阶段 _1	阶段 _2	阶段 _3
1	A	B	C
2	C	A	B
3	B	C	A

分层随机是指随机化发生在重要的亚组（如癌症分期或医院）内的研究设计。对重要的预后变量创建层级，然后使用排列区组来达到平衡。分层随机对小样本研究至关重要，因为已知分层因素可能会较大程度地影响结局指标。应避免 ABABAB 设计，因为这并不是随机的且会导致问题出现。

采用 R 软件，研究者可以为对照组和干预试验组创建一张简易的 100 例患者的随机数字表，命令如下：

```
> random_table <- data.frame(seq(1,100),sample(c(0,1),100,replace=TRUE))
> colnames(random_table) <- c("Case","Random.Number")
> random_table
```

在 Excel 中，研究者可以采用如下函数来创建一个 0 到 1 的随机数字表：

```
=rand()
```

分层分析时不推荐使用 Excel，但对简单的任务来说 Excel 是有用的。

在 IBM 的 SPSS 软件中，可以使用如下菜单命令：

```
Transform
Compute Variable . . .
random_number (in Target Variable box),
select Random Numbers in the Function group
select Rv.Uniform from the Function and Special Variables list
Rv.UNIFORM(1,100)
OK
```

当然，亦可使用在线随机计算器，网址为 http://www.randomization.com。

论文表述示例：

"使用网页 Randomization.com（http://www.randomization.com）产生随机方案。"

"依据研究医院进行分层随机并使用可变化大小的区组。"

然后添加更多详细信息，如随机化类型及如何实施，以确保其可重复性。

对于临床试验，详细记录治疗的细节并描述研究者比较这些因素的动机。研究者应该拥有一个理论模型来支持其研究计划，因此应在研究记录本中记录每种治疗方法的基本原理。对于所有随机对照试验，准备好表 3.2 中的所有条目。谨记，随机化可以加强许多其他的研究设计，如调查问卷、实验室样本的处理，甚至是图表回顾或病历查阅。

例 7-1：

在某研究设计中，5 位研究护士将查阅 15 家医院住院患者的病历。该项研究的设计者考虑到了评估者间的信度问题。从预实验中他们获悉，有 2 位研究护士在搜集并发症病例时更加积极。为了使这一潜在偏倚最小化，他们每个月使用随机数字表来分配这 15 家医院的病例区组，以供 5 位研究护士查阅。尽管该项研究并不是随机临床试验，但是随机化的使用加强了研究设计并减小了偏倚。

例 7-2：

一项研究比较了癌症患者和对照组间的生物标志物水平。处理实验样本的顺序是随机化的，以使偏倚最小化。如果没有随机化，且在一天中处理癌症患者的样本，然后第二天处理对照组样本，仪器测量漂移会导致很严重的测量偏倚。

盲法是指受试者不知道所接受的是何种干预措施，这也是需要仔细计划的。采用双盲设计时，研究者不知道哪些患者接受了积极的治疗措施，也不知道哪些患者接受了安慰剂治疗。三盲设计用于中期分析，数据和安全监测委员会不知道哪一组接受了积极的治疗措施。眼科医生倾向使用"面罩（masked）"而非"盲法（blinded）"。

为了评估盲法的效度，可以在研究结束时询问每位患者，让他们猜自己被分配到哪一组。应强制受试者猜他们被分配到哪一组，不允许回答"我不知道"。然后研究者可报告 kappa 统计量及其 95% 可信区间来评估受试者猜测的分组与实际分组之间的一致性。除此之外，研究者还应要求受试者为他们的猜测打分并给出他们猜测的理由。详细报告所有这些内容。还可参见弗里德曼（Friedman）等 2015 年的文章。

主译注：

有关盲法可参阅"曾宪涛，熊期，沈可. Meta 分析系列之十三：盲法的评价. 中国循证心血管医学杂志，2013, 5（4）：331-333"。

示例：

"干预措施没有有效地采用盲法。研究对象正确地判断出干预措施 vs. 安慰剂比机会所致的预期更大（一致性检验：κ =0.85，95%*CI* 0.80 ～ 0.90，*P*<0.001），提示盲法不充分。"

注意：有效的盲法会使得 κ 值接近 0 且 *P* 值大于 0.05。

方法中"统计学分析"部分对使用三盲的阐述示例如下：

"数据分析者不清楚治疗措施的分配。"

保密性

原则 40：保护所有受试者的隐私

机构伦理审查委员会（institutional review board，IRB）的批准和知情同意是现代研究设计的重要组成部分。虽然 IRB 批准不是必需的，但在研究计划审查的早期应预留出充足的时间。IRB 批准的主要部分是保密性。保护患者、医院及医生的隐私，不仅是出于伦理，也是为了保护每个人避免法律问题的困扰。

在研究数据库中，对患者、医院和医生使用连续的"病例号"（即 1、2、3 等）。使用病例号代替姓名可以保护患者的隐私，这在包含敏感研究对象的研究中尤其重要。研究项目负责人应保护姓名和病例号的匹配文件，并将其与其他研究文件及背景文件一起使用密码保护。

一定要阅读 18 条关于保护健康信息的内容，并在与生物统计学家分享数据前移除这些信息（https://en.wikipedia.org/wiki/Protected_health_information）。

要在稿件的方法部分解释当获得 IRB 批准后，研究者采用了什么措施来保护隐私。IRB 批准的证明文件也是文献发表的必需部分。

措辞举例：

"符合整个纳入标准的患者在签署知情同意书后被纳入。"

"该项研究由每个参与中心的机构伦理审查委员会批准，且所有受试者均签署了知情同意书。"

"该项研究由每个参与中心的研究伦理委员会批准，所有受试者均签署了知情同意书。"

"该研究由每个参与中心的独立伦理委员会批准，并遵照国际协调会议临床实践指南来进行。"

注意：避免使用"患者同意（patients were consented）"这一表述。相反，应该强调患者被告知了关于研究的风险和获益，然后选择同意参与。

更多信息

参考赫利（Hulley）等（2013）和弗里德曼（Friedman）等（2015）的文章，或美国食品药品监督管理局（Food and Drug Administration, FDA）的网站。FDA 提供了多种信息表格，如"知情同意指南"。也可参考《赫尔辛基宣言》（世界医学会，2013）和国际（药品注册）协调会议（International Conference on Harmonization, ICH）的相关文件。关于儿科学研究的知情同意，请参考莱布索恩（Leibson）和科伦（Koren）2015 年的文章。

（译者：翁鸿　审校：刘超）

第8章

终点和结局

分析单位

原则 41：收集数据前，选择最优的分析单位

分析单位通常是一位患者，但也有例外。对有些研究来说，分析单位是某个医院、某个国家的常住人口，或者一个被置换的膝关节。注意：某个患者的两个膝关节可能都被置换了，所以这时分析单位不是患者，而是膝关节。

例 8-1：

调查小组计划研究一些孕妇来评估胎儿疾病筛查的精确度。调查小组必须先想好这些问题的答案：双胞胎应该如何计入？在调查的时间跨度内生了两胎的女性应该如何计入？流产和死产应该被纳入吗？分析单位应该是：一个孕妇？一个婴儿？一次妊娠？或者一次孕期大于 28 周的妊娠？

调查人员必须想明白所研究的问题和准备进行的数据分析，以便选择合适的分析单位。你可以和生物统计学家合作，特别是愿意花时间深入了解你的研究对象的合作者，以便节省时间和经费。

> **要点**
>
> 必须在收集数据前决定好分析单位。想象你的数据收集表的横行代表一个分析单位，纵列代表变量。

混杂因素

原则 42：预防混杂因素

混杂因素是研究目标因素之外的其他所有能解释结果的因素的总称。这些是预测变量，在分析数据前必须控制好。混杂因素与预测量（自变量）和结果（因变量）都相关。

混杂因素是改变表型与疾病之间明显关联或者被研究的因素所产生效果的无关变量。当研究人员不调整重要的混杂因素时，必须谨慎阐释结果。

粗率是未调整混杂因素的统计学指标。粗率统计的是事件个数随时间变化的情况。在列表中不将它们按类别拆分。

"调整（校正）率是指为了使影响患病风险的特征不同的群体间进行公平地比较，进行统计转化的统计汇总。"[莫斯纳与克雷默（Mausner & Kramer），1985]

病例混杂和患者混杂是指一群患者的基线情况（疾病或伤势的严重程度、预先存在的疾病或者患者特征）不同。

例 8-2：

如果调查人员计划比较医院中接受某种治疗方法的患者的生存率，原始幸存率（粗生存率）几乎毫无意义。研究人员必须调整混杂因素，例如患者间的不同（如年龄差异）、预先存在的疾病（如糖尿病）以及这种治疗是紧急情况下采取的还是经过慎重选择的。总的来说，这些因素被称作"病例混杂"或"患者混杂"。

要点

在收集数据前，想办法控制尽可能多的混杂因素，尤其是对结果影响大的混杂因素。

检索文献来确定其他与结果有关的变量。记录这些变量以便证实或驳斥前人的分析报告。你可以用你的数据再现论文中的表格和图片。

在数据采集过程中记录潜在的混杂因素（如吸烟史）可以节省时间和金钱。如果忽略了重要的混杂因素，可能需要之后再搜索相关信息。这种回顾性的搜索不仅浪费时间，而且可能产生质量不佳的数据。

确定多个策略来控制混淆因素，并预测与每个策略相关的问题。选择适合预算和时间表的最稳妥的方法。记下你的策略，并引用参考文献来支持它。忽略这一步可能会导致审稿人给出如下评价。

"这项研究在概念上很有趣，但在执行上存在不足。"

变量分类

原则 43：区分因变量和自变量

自变量或输入变量通常独立于因变量或输出变量（图 8.1）。绘图时通常用 X 轴（横轴）表示自变量。因为自变量先于因变量，所以它们通常被称为"预测变量"。在流行病学里，自变量被称为"风险因素"或"暴露变量"。记住，自变量是前因（如吸烟），因变量是后果（相应的是患肺癌）。

因变量或输出变量随自变量响应，通常用 Y 轴（纵轴）表示，通常也被称为"结果变量"。

例 8-3：

在一项确定肺炎高危患者的研究中，肺炎是结果（因变量）。为了预测这个结果，研究者可以分析年龄、性别和吸烟史，这些是自变量。在分析过程中，调查人员可能会控制年龄变量，以确定性别是否是肺炎的一个与年龄无关的重要预测因素。在这种情况下，年龄被视为统计调整的协变量。

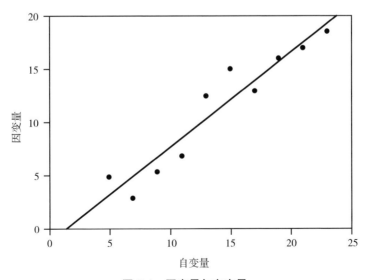

图 8.1　因变量与自变量

协变量是一个患者因素（例如年龄、性别、吸烟史），不一定与结果（肺炎）相关。如果协变量与风险因素和结果相关，那么它是一个混杂因素。例如，为评估危险因素（饮酒史）对结果（肺炎）的影响，吸烟史将是一个混杂因素，因为它与饮酒和肺炎均有关。

更多信息

关于混杂因素、中介因素、调节因素和协变量，请参阅：https://significantlystatistical.wordpress.com/2014/12/12/confounders-mediators-moderators-and-covariates/。

原则 44：记录结局与几个次要终点变量，但勿试图玩弄系统

一定要预先指定一个主要终点，并在分析计划中记录这一点。另外，确定可以用来衡量短期和长期结果的几个次要终点变量。如果存在关于某个因变量的技术问题，可以使用另一个因变量来回答研究问题。当成功取决于某个因变量时，请选择最有可能的变量（表 8.1）。理想的因变量是可重复的、客观的、标准化的、以患者为中心的；在理想情况下，它是连续变量。

连续变量是测量值（如血细胞比容）。分类变量是分组的标签（如贫血）。二分变量是仅有两组的分类变量，如存活与死亡。对于二分因变量，统计学上理想的情况是两组各有 50% 的患者。

应思考审稿人会因为什么而认为因变量不充分或者有问题。加入附加的因变量作为次要终点来控制这些问题。也要从患者角度考虑。例如，你的因变量衡量的"成功指标"和患者定义的"成功"相同吗？

将终点定义为变量的变化时要小心，改变变量有诸多统计学缺点。使用具有临床意义的终点，然后比较干预后的测量结果，使用诸如协方差分析（ANCOVA）的方法对基线进行调整。

表 8.1 　弱变量与强变量的例子	
弱变量	**强变量**
并发症 [文本字段]	并发症 1 [文本] 并发症 1 的 ICD-10 编码 并发症 2 [文本] 并发症 2 的 ICD-10 编码 ……
贫血	血细胞比容和血红蛋白水平
肥胖	体重指数、身高和体重
高血压	收缩压和舒张压
你运动吗？（是 / 否）	你每周至少几天进行 30 分钟以上的中等强度到剧烈的体力活动（如快走、骑自行车、有氧运动、强体力劳动）？ □ 0 □ 1 □ 2 □ 3 □ 4 □ 5 □ 6 □ 7
患者是否再次住院？（是 / 否）	患者是否再次住院？是 / 否 再次入院日期 从出院到再次入院过了几天？ 这是计划中的再次入院吗？ 再次入院的原因 [文本] 再次入院的原因的 ICD-10 编码
体重从基线变化的百分比	基线体重 基线身高 随访体重 如果数据缺失，其原因是

注：ICD-10—国际疾病分类第 10 次修订本。

更多信息

在开始收集数据之前，研究现有的生存质量结局测量方法。参见法耶尔与梅钦（Fayers and Machin）2016 年的文章、泰斯塔与西蒙索恩（Testa and Simonson）1996 年的文章，以及 6 篇在《新英格兰医学杂志》上发表的有关照护质量的文章（详见下文"主译注"）。关于随机临床试验，请参见布勒皮特（Bulpitt）2013 年出版的著作的第 15 章。

主译注：

本处提及的发表在《新英格兰医学杂志》的文章如下（原书作者把 [2] 和 [3] 视为了 1 篇）。

[1] Berwick DM. Quality of health care. Part 5: Payment by capitation and the quality of care. N Engl J Med, 1996, 335（16）:1227-1231.

[2] Blumenthal D. Part 1: Quality of care-what is it? N Engl J Med, 1996, 335（12）:891-894.

[3] Blumenthal D. Quality of health care. Part 4: The origins of the quality-of-care debate. N Engl J Med, 1996, 335（15）:1146-1149.

[4] Blumenthal D, Epstein AM. Quality of health care. Part 6: The role of physicians in the future of quality management. N Engl J Med, 1996, 335（17）:1328-1331.

[5] Brook RH, McGlynn EA, Cleary PD. Quality of health care. Part 2: measuring quality of care. N Engl J Med, 1996, 335（13）:966-970.

[6] Chassin MR. Quality of health care. Part 3: improving the quality of care. N Engl J Med, 1996, 335（14）:1060-1063.

[7] Angell M, Kassirer JP. Quality and the medical marketplace--following elephants. N Engl J Med, 1996, 335（12）:883-885.

准备数据录入

原则 45：量化、量化、再量化！

在规划阶段，可以通过解决以下这些重要问题来简化数据分析。首先，选择可量化的变量，以期可以有最好的统计学分析。然后争取能更精确地测量这些变量。

例 8-4：

如果吸烟是研究的一个中心因素，请不要将患者简单分为吸烟者或非吸烟者。通过以下问题来量化他们的吸烟量。

（1）你是否已经吸了至少 100 支香烟了？ *	0□ 否　1□ 是
（2）你现在吸烟吗？	0□ 一点也不
	1□ 有时候
	2□ 每天
（3）你每天吸多少支香烟？	□　□
（4）你的烟龄是多少年？	□　□
（5）如果你以前是吸烟者，你是多少年前戒烟的？	□　□
（7）你从多少岁开始每天吸烟的？	□　□

注：* 问题 1 看起来可能有点特殊，但它是能区分那些真正的吸烟者和"尝试吸烟者"的一种可重复的方法。

例 8-5：

很多人都不愿意透露他们确切的年收入，但在问卷上，受访者会勾选收入范围，如 <\$20 000、\$20 000 ～ \$39 999、\$40 000 ～ \$64 999、\$65 000 ～ \$99 999 及 >\$100 000。如果使用这种方法，需要做一些功课以使分类有意义。例如，收入中位数是多少？什么样的范围对受访者来说能产生平均（如五分之一）的收入群体？这些前期计划上的投入对数据分析过程有好处。

始终使用预实验来确定如何将文本答案转换为数字类别。记住，对为了从数据中得出真相的统计学分析来说，你必须量化暴露的关键变量。

使用逻辑编码系统，避免糟糕的转换（如下所示）：

1= none, 2 =one, 3 =two（1= 没有，2=1 个，3=2 个）

0=first degree, 1=second degree, 2=third degree（0= 第一级，1= 第二级，2= 第三级）

对于统计学分析，最有效的编码如下：

0=no, 1=yes（0= 否，1= 是）

大多数变量应该被编码为 0 和 1。

变量名称应该以问题的形式来表述：

糖尿病（这个人患有糖尿病吗？）0= 没有糖尿病，1= 患有糖尿病。

避免文本和代码混合出现。为"其他"提供一个代码，并为其创建一个单独的区域以进行文字描述。为诸如县、城镇和种族等变量创建数字编码。不要用不易使用统计学软件进行统计学分析的方式记录数据。

若一定要使用文字，请保持简短和统一，例如像美国邮政服务那样使用两个大写字母缩写以代表州名。避免在文本中使用嵌入的空白。当缺失一个年龄数据时，请使用一个代码（如"–1"）或者留下空白；不要输入文字，如"NA"或"Not Doc"。例 8-6 显示的是有问题的以及更好的计算机统计学分析的编码格式。

例 8–6：

有问题的格式	更好的格式
固定装置的使用	使用人是否系了安全带？
	0= 否　1= 是　9= 不知道
可能的文本回答	**可能的数字回答**
SEAT BELT	0
SEATBELT	1
Seatbelt	9
Unknown	
None	
NONE	
NA	
Not Doc	
（Blank）	

避免二分类（即将所有连续变量转换为二进制变量的习惯）。尽量使用区间 / 连续标度。然而对于某些变量，序数的选择清单（参见表 10.1）可以提供更精确、更完整的数据。

（译者：尹鹏滨　审校：翁鸿）

第 9 章

样本量与效能

"我们需要更少的研究、更好的研究以及为了正确的理由而进行的研究。"

——道格拉斯·G. 阿尔特曼（Douglas G. Altman），1994

"只有大约三分之一被高度引用的动物研究最终转化为在人体水平上进行的随机试验……对于临床前研究，提高研究设计和方法学质量蕴藏着大量的机会。"

——丹尼尔·G. 哈克姆（Daniel G. Hackam），2006

样本量估算

原则 46：计算确定解决研究问题所需的样本量

过去有太多发表的论文存在样本量不足的问题。科学需要更多样本量更大的研究和具有足够统计效能的研究。好消息是访问大数据变得更容易且成本更低。例如，诺托（Noto）等于 2015 年指出，通过使用基于整个数据集的电子健康记录的实效性集群随机交叉研究设计可获得大样本量；这是一个现代自主学习型卫生保健系统的案例，可以以较低的成本获得较大的样本量，从而回答重要的问题。

在收集任何数据之前，确定样本量是否足够。可以使用免费软件（如 PS）或商业软件包（如 nQuery Advisor）来计算样本量大小。

PS 软件的网址：http://biostat.mc.vanderbilt.edu/wiki/Main/PowerSampleSize。（主译注：该软件分为在线版本和下载安装版本，用户可根据实际情况选择。当前最新版本为 2018 年 10 月 24 日更新的 3.1.6. 版。该软件的最大特点是可提供样本量计算公式及 R 语言代码。）

nQuery Advisor 的网址：https://www.statsols.com。（主译注：该软件是由爱尔兰 Statistical Solutions 公司开发的商业收费软件，被美国 FDA、欧洲药品管理局以及日本、韩国的等的官方机构认可，世界制药企业和生物制药公司 50 强中 49 家使用该软件，其内容几乎涵盖样本量计算的所有方面。）

除了正式的效能计算外，一位经验丰富的研究员（如导师）也可以帮助你衡量所需的信息（如成本、所需时间）以估算样本量。这种非统计学的观点常常同样有价值。在某些情况下，少量高质量的信息比大量有问题的数据更可取。

计算样本量通常需要基于经验的统计学判断。务必牢记要经常就这一方面咨询经验丰富的生物统计学家。生物统计学家可以帮助估算样本量的大小、设计数据收集表、设计研究报告、撰写详细的分析计划。一位经验丰富的生物统计学家将根据具体数据量身定制这一统计学分析计划。应回避那些只使用模板方法而不考虑某一研究的特定需求的生物统计学家。在向生物统计学家咨询研究所需要的样本量前，准备好有关研究的特定信息，如主要终点、预期事件发生率（或均值和标准差）、预期失访率，以及你有多确定能发现差异。

避免使用 Cohen's 标准化效应大小来处理样本量，因为这是一种过时的方法，对现代医学研究来说不够严谨 [伦恩斯（Lenth），详见 http://homepage.stat.uiowa.edu/~rlenth/Power/]。替代指标则应使用具有临床意义的变化指标作为有临床意义的终点。如果终点是一个连续的变量，则使用初步研究或已发表文献的标准差来估算样本量。不要使用既往文献中研究组之间的差异来估算样本量。对于"有差异"的定义必须是能确定的临床上的重要差别。预实验研究可以提供可行性和可变性的信息，而非这种差异或效应的大小。对于分类变量，预实验研究或文献可以提供百分比以及对照组的结果（事件发生率）。

请咨询研究团队并查看已发表的类似研究的样本量，以确定样本是否太小，以至于无法得出有价值的结论。如果样本太小，请通过收集更多患者的数据来扩大样本，或重新调整研究范围。

如果无法收集到相关的数据，请考虑使用现有的数据库，如疾病登记信息、医院的电子健康记录、卫生部门的数据库及医疗保险与医疗补助服务中心（Centers for Medicare & Medicaid Services，CMS；https://www.cms.gov/）的相关信息。学术性的医疗中心正在通过建立从收集的医疗数据中学习的能力来引领这一领域的发展。例如，范德堡大学医学中心创建了生物储备库（BioVU）与合成衍生物（Synthetic Derivative）数据库并将其作为研究者可获取的资源（网址为 https://victr.vanderbilt.edu/pub/biovu/）。BioVU 是通过从常规的临床检测标本中收集检测后剩余的废弃血液，然后从中提取 DNA 而构建的生物储备库，其与特定病历相关联。

然而,二次数据分析有一定的局限性,你可能无法从中获得所需要的准确变量或高质量的数据。

原则 47:在规划阶段尽早考虑研究对样本量大小的要求

规划研究的一个重要部分是不仅要考虑整体样本的大小,还应该考虑重要的亚组。许多调查人员在分析时遇到问题,是因为他们最终获得的亚组样本量过小。总体样本可能很大,但是当分解成不同类型的患者和不同类型的治疗亚组时,亚组可能因为样本量太小而不能提供有意义的信息。在进行诸如少数民族、低社会经济地位的个人等亚组分析时,使这些亚组具备足够的统计效能对一些资助机构来说变得越来越重要。如果一种治疗是有效的,你是否纳入了足够的年龄小于 60 岁以及大于 60 岁的患者能够评估这一点?预先规定评估治疗效果异质性的分析计划,例如:

"我们根据肯特(Kent)等 2010 年提出的方法预先确定了 2 个变量(基线年龄和疾病阶段)来检验治疗效果的异质性。"

主译注:

本处提及的肯特(Kent)等 2010 年的文章如下。

Kent P, Hancock M, Petersen DH, et al. Clinimetrics corner: choosing appropriate study designs for particular questions about treatment subgroups. J Man Manip Ther, 2010, 18(3):147-152.

要点

计划研究一个大样本,对照组和重要亚组均要有足够数量的样本。

应预先指定亚组分析并遵照王(Wang)等的建议(2007)。对亚组的鲁莽分析会发现几乎任何因素都与不良预后有关[见 ISIS-2(Second International Study of Infarct Survival)Collaborative Group(1988)的文章]。

主译注:

本处提及的 ISIS-2 Collaborative Group 的文章如下。

ISIS-2(Second International Study of Infarct Survival)Collaborative Group. Randomised trial of intravenous streptokinase, oral aspirin, both, or neither among 17,187 cases of suspected acute myocardial infarction: ISIS-2. Lancet, 1988, 2(8607):349-360.

统计效能

为了有效地规划研究，必须理解统计效能的概念。其官方定义是"原假设为错误时拒绝原假设的概率"。换句话说，统计效能就是如果治疗有效，研究能够检测出统计学差异的可能性。效能等于 $1-\beta$。β 是 II 类错误的概率（见原则 128）。更大型的研究通常有更大的效能。请记住，当原假设正确时，P 值的定义为偶然发生的差异（或关联）大到（或大于）足以与观察到的差异相当的概率。

表 9.1 显示了样本大小的要求。

例 9-1：

假设药物 A 的治疗成功率为 25%，研究者对药物 B 的治疗成功率是否能提高到 50%（或更高）感兴趣。如果一项研究将 66 例患者随机分配到 A 组并将 66 例患者分配到 B 组，研究者将有 80% 的可能性检测到这种差异并显示出统计学显著性（$P < 0.05$）；研究者还有 20% 的可能性没有发现这种差异，因而可能会错误地推断这两种药物的治疗成功率是相似的。那么这项研究的效能是 80%。注意：在表 9.1 中，所需的样本量是 65 例，而非在 PS 软件程序中计算出的 66 例，这表明不同的方法将提供相似但略有不同的估计值。

使用以下步骤重现图 9.1、9.2 和例 9-1。

（1）在下列网站中下载 PS 软件：biostat.mc.vanderbilt.edu/PowerSampleSize。

（2）点击"Continue"。

（3）为终点选择"Dichotomous"选项。

（4）在"What do you want to know？"中选择"Sample size"。

（5）在"Matched or Independent？"中选择"Independent"。

（6）在"Case control"中选择"Prospective"。

（7）在"How is the alternative hypothesis expressed？"中选择"Two proportions"。

（8）选择"Fisher's exact test"作为检测类型。

（9）在"α"后输入"0.05"，在"power"后输入"0.80"，在 p_0 后输入"0.25"，在"p_1"后输入"0.50"，在"m"后输入"1"（两臂的患者比）。可点击蓝色链接寻求帮助（图 9.1）。

（10）点击"Calculate"，读取显示的样本大小。

（11）在"What do you want to know？"中将"Sample size"更改为"Detectable"。

（12）点击"Calculate"。

（13）点击"Graph"。

（14）在"What should be on the Y axis？"中选择"Power"。

表 9.1　两组比较时每组的样本量要求 [a,b]

1	5%	10%	15%	20%	25%	30%	35%	40%	45%	50%	55%	60%	65%	70%	75%	80%	85%	90%
10%	474																	
15%	160	725																
20%	88	219	945															
25%	58	113	270	1314														
30%	43	71	134	313	1291													
35%	33	50	82	151	348	1416												
40%	27	38	57	91	165	376	1511											
45%	22	30	42	62	98	175	395	1573										
50%	18	24	32	45	65	103	182	407	1605									
55%	16	20	26	34	47	68	106	186	411	1605								
60%	14	17	21	27	36	48	69	107	186	407	1573							
65%	12	14	18	22	28	36	49	69	106	182	395	1511						
70%	10	12	15	18	22	28	36	48	68	103	175	376	1416					
75%	9	11	13	15	18	22	28	36	47	65	98	165	348	1291				
80%	8	9	11	13	15	18	22	27	34	45	62	91	151	313	1134			
85%	7	8	9	11	13	15	18	21	26	32	42	57	82	134	270	945		
90%	6	7	8	9	11	12	14	17	20	24	30	38	50	71	113	219	725	
95%	5	6	7	8	9	10	12	14	16	18	22	27	33	43	58	88	160	474

组1（列）；组2（两组中较小的组）（行）

注：进行这些估计时，$\alpha=0.05$，检验效能为 0.80。

a 如何使用此表格：要查找比较两组同等大小比例的样本大小，请执行以下操作。

(1) 找到左栏中组 1 中的百分比。

(2) 沿着第一行找出组 2 中的百分比。

(3) 若组 2 中的百分比大于组 1 中的百分比，则在步骤 1 和 2 中互换行和列。

(4) 交叉点处的数字是两组中每组中数值表中所需的样本大小。

b 有关计算和用于计算此表中数值的公式的详细信息，请参阅原始来源。数据来自约瑟夫·L·弗莱斯（Joseph L. Fleiss）等的专著及文章，分别为：

[1] Fleiss JL, Levin B, Paik MC. Statistical methods for rates and proportions. 2nd ed. New York: Wiley-Interscience, 2003: 260-280.

[2] Fleiss JL, Tytun A, Ury HK. A simple approximation for calculating sample sizes for comparing independent proportions. Biometrics, 1980, 36（2）: 343-346.

（15）在 "X axis range" 后输入 "0" 和 "0.6"（图 9.2）。

（16）点击 "Plot"。

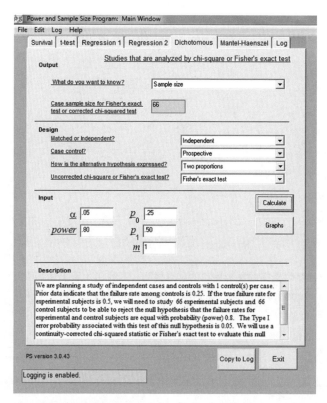

图 9.1　PS 样本量计算软件的屏幕截图。见例 9-1 及上述步骤（1）~（10）[由比尔·杜邦（Bill Dupont）和戴尔·普卢默（Dale Plummer）提供]

例 9-2 展示了如何使用表 9.1。

例 9-2：

假设你希望估计为了确定新治疗是否能够将治愈率从 75% 提高到 85%[假设检验效能为 0.80，α（P 值的阈值）为 0.05]所需的样本量。先在表 9.1 的最上面一行找到 75%，然后沿最左列找到 85%，则相交的数字是 270，这意味着你必须在这两个组中分别纳入 270 例患者。如果实际差异的确有这么大，那么你将有 80% 的机会检测到这个差异，并显示 P 值小于 0.05。

样本量也可以基于精确性检验，如 95% 可信区间的宽度，nQuery Advisor 软件对于这些计算是有价值的。以米蒂亚（Mitjà）等 2015 年的研究为例，该例说明了如何基于精确性检验提升研究效能。

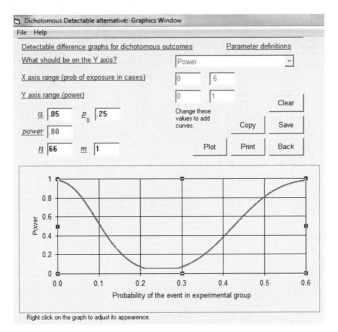

图 9.2 PS 的可检测供选择的图形窗口的屏幕截图。见例 9-1 及上述步骤（11）～（16）[由比尔·杜邦（Bill Dupont）和戴尔·普卢默（Dale Plummer）提供]

最后，回归模型的样本量可以基于模型中预测因子与研究受试者的数量比为 15∶1 的规则进行估计。对于线性回归，每个预测因子需要 15 例患者；对于 Cox 比例风险模型，每个预测因子需要 15 例死亡（或事件）；对于 logistic 回归分析，根据结果组中患者数量较少的组确定预测因子的数量，每个预测因子需要 15 例患者。

有经验的方法学家可以通过改进研究设计来帮助提高效能。将一个分类变量变为一个有序变量或一个连续变量有助于提高效能；此外，将不成对的研究改为配对研究（例如交叉试验）可以提高效能。方法学家还可以帮助你考虑如何增大信号（效果）并降低噪声（变异性）。

成功的科学家通常会创建一个表格，其中给定的样本量可能会有各种可检测的差异。他们经常在协议和附录中列出这个表格。

更多信息

参见赫利（Hulley）等 2013 年出版的专著。

（译者：尹鹏滨　审校：翁鸿）

第10章

统计学分析方法的准备

准备统计学方法

原则 48：为计划统计的每个变量设计不同类型的参数

在为统计的数据选择合适的统计学方法之前，需要明白测量的 3 种变量类型（表 10.1）。

（1）名义 / 分类（nominal/categorical）变量。

（2）有序（顺序）（ordinal）变量。

（3）区间 / 连续 / 刻度（interval/continuous/scale）变量。

一个简单的例子可以对此做出区分。在赛马中，分类变量是"马匹处于第一的位置吗？是或否"；顺序变量是"马匹现在在第几位？第一、第二或第三？"；区间变量是"马匹到达终点花费了多少时间"。在此赛马比赛中，区分不同变量类型的意义是：处于领先位置的马匹和第二位置的马匹相差的距离可能非常小，而处于第二和第三位置的马匹相差的距离则可能非常大，顺序变量对马匹之间的差距无法做出更为精确的表述，而连续变量则可以通过数值来直观体现马匹间的距离。

表 10.1	变量的类型

类型	说明
名义（分类）变量	数字仅表示分类
示例	0= 否，1= 是；0= 非吸烟者，1= 吸烟者；1= 白种人，2= 种黑人，3= 西班牙裔人，4= 亚洲人，9= 其他人种；0= 女性，1= 男性（男性在很多研究中通常意味着风险增高）
说明	分类变量可以按照任意顺序进行赋值，赋值对最终结果无影响。比如上述例子中，人种赋值更改为以下赋值也不影响研究结果：1= 黑种人，2= 西班牙裔人，3= 亚洲人，4= 其他人种，9= 白种人
顺序变量	顺序分类应用于需要对数据进行排序的情形中（比如赛马比赛）；顺序变量有较高的主观性
示例	1= 第一名，2= 第二名，3= 第三名；1 ~ 10 分的 Apgar 评分；0= 非吸烟者，1= 轻度吸烟者，2= 中度吸烟者，3= 重度吸烟者
连续变量	在某个连续区间内，数值的递增间隔相等。此种变量通常更客观
示例	年龄，血细胞比容，血白蛋白水平，每天的吸烟量

原则 49：将统计学变量归类为不同的临床分类

研究预设的统计学方法在纳入标准变量、危险因素、结局变量、混杂因素等方面应该有清楚的区分。若要在上述不同数据类别中采集同一个变量指标，需要非常谨慎。统计学分析是否成功的关键因素是研究中对危险因素的数据收集及分类。除上述分类方法外，也可以通过以下方式对变量进行有效归类。

- 在入院 24 小时内可以常规获得的变量数据。
- 在入院 24 小时后可以获得的变量数据。
- 相对便宜、已经存在、容易获取的变量数据。
- 昂贵的、不常用的变量数据。

危险因素可以通过以下方法进行更细致的分类。

- 在日常生活中短期内可以进行调整的（如锻炼水平）。
- 需要较长时间调整的（如体重指数）。
- 不能进行调整的（如年龄）。

原则 50：在研究设计中应该清晰表明不同组间具有可比性

对所有治疗组及对照组采取相同的纳入标准。治疗组的措施是否统一是同行评议主要关心的问题之一，审稿人会通过以下问题对此方面表示关注，如：

"在同一组别的患者人群中是否做过同一个方向的权衡？这类患者是不是存在更多的严重或慢性疾病？不同组别间患者的平均年龄是否存在差别？"

原则 51：建立有效且稳健的对照组

对照组的定义是除将要测量的干预措施外，其他治疗措施与治疗组相同的一个研究组别。对照组是评估试验变量的一个标准组。

目前临床研究设计的一个主要问题是对照组缺乏或设计不合理。研究者在研究开始时需要设计一个真正的对照组，并对对照组的设计进行反复论证和持续改进。如果对照组设计不合理、存在很明显的缺陷，即便文章写得很好也可能被审稿人拒稿。可以通过文献检索获得研究课题中关于对照组设计的各种可能方案。对照组设计应该避免采取较随意的病例入组法，而最好能采用随机化方法。若无法使用随机化方法设计对照组，可以选择既往大样本的研究作为对照组，伯恩（Byrne）等在 2011 年发表的关于行为风险因素监测系统的文章就是一个非常好的例子。在研究设计时可以通过设计历史对照组的方法来减少研究设计的不足。对于没有设计随机对照组的研究，很难证明干预措施和观察变量改变之间的对应关系。

主译注：

本处伯恩（Byrne）等的研究使用了美国佛罗里达州 2007 年的行为风险因素监测系统（即佛罗里达州烟草回收调查数据），共有 4 篇文章。

[1] Davila EP, Zhao W, Byrne M, et al. Correlates of smoking quit attempts: Florida Tobacco Callback Survey, 2007. Tob Induc Dis, 2009, 5:10.

[2] Byrne MM, Davila EP, Zhao W, et al. Cancer screening behaviors among smokers and non-smokers. Cancer Epidemiol, 2010, 34（5）:611-617.

[3] Hooper MW, Zhao W, Byrne MM, et al. Menthol cigarette smoking and health, Florida 2007 BRFSS. Am J Health Behav, 2011, 35（1）:3-14.

[4] Davila EP, Zhao W, Byrne M, et al. Health-related quality of life and nicotine dependence, Florida 2007. Am J Health Behav, 2011, 35（3）:280-289.

更多信息

相关文献的主要著作者和发表年份：贝克（Baker），1986；布勒皮特（Bulpitt），2013；弗里德曼（Friedman），2003；赫利（Hulley）等，2013；拉斯特（Last）等，2000；莫斯纳与克雷默（Mausner and Kramer），1985；莫顿（Morton）等，2001。

设计随访计划

原则 52：进行包括有关患者生活质量评分的长期随访

当进行一项研究设计时，应该设计最合理的随访计划以尽可能地延长随访时间，并确保随访时间超过要求的最短随访时间。比如很多骨科期刊要求最短随访时间为 2 年。制定随访时间的长度时需和其他多学科的专家团队讨论以确定各个研究指标所需要的最佳随访时间窗。

对于长期结局指标的研究，需记录患者的姓名、出生日期、性别、身份证号、出生国、死亡年龄、种族、婚姻状况、居住地等信息。对失访的患者可通过全国死亡登记索引系统（https://www.cdc.gov/nchs/ndi/index.htm）来确定患者是否死亡。从 1979 年开始，美国国家健康统计中心数据库已经涵盖了所有在美国死亡的人口信息。在记录患者信息的同时，也应该记录患者的主治医师及其一位朋友或亲属的姓名、地址、邮箱、电话号码等，以便后期失访时进一步核实。在进行死亡信息上传时需要注意规范的上传格式，相关资料可参考美国疾病控制与预防中心（CDC）的文件［*Preparing Your Records: Record Layout and Coding Specifications*（https://www.cdc.gov/nchs/data/ndi/ndi_users_guide_chapter2.pdf）］。

原则 53：依据不同要求制定随访时间

对很多研究来说，对照组和治疗组的随访时间要求可能是不同的，研究者在对不同变量选择分析方法时需要充分考虑到这一点。很多研究中需要分别记录研究组和对照组从研究开始到终点事件或失访时患者处于危险状态的时长。因为患者处于危险状态的时间在很多时候是一个非常重要的混杂因素，所以在进行数据分析时需要对患者处于危险状态的时间进行权衡。Cox 风险比例回归模型可以对从观察点起至死亡或相关事件第一次发生的时间范围内的相关因素进行分析。而 Poisson 回归则可以对观察事件数量的相关因素进行分析。但每一种统计学分析方法都建立在特定的假设上，需要满足一定的条件。因为这些统计学分析方法较为复杂，研究者应该和生物统计学家一起合作来确定研究的最佳统计方案。

例 10-1：

比如一项关于职业压力的研究，研究者在进行相关统计因素分析前，需要充分考虑到各个受试者相关工作时间的长短及可能造成研究失访的各种混杂因素。

在正式发表的研究论文中，需要将患者失访的数量和比例清楚地标明，并在讨论部分解释上述失访的患者会在何种程度上影响文章的结果。若研究拟采用生存分析法来调整不同随访组之间的差异，则需要确保所有研究假设都能符合。该方法的一个假设条件是：数据删失患者人群的基本状况和未删失人群的状况是相似的。在研究的开始阶段就必须对这些统计学分析方法做出很好的规划。

"删失"是一个统计学术语，通常指的是研究者最后一次随访时仍然存活的患者。在生存表分析中，该术语指的是患者的随访数据能满足特定的时间间隔要求，但最近一次的随访结果不能满足最后一次的时间间隔要求。对最后一次随访间隔内失访（死亡）的患者可以考虑采用生存分析来进行统计。

意向性治疗分析（intention-to-treat analysis，ITT 分析）指的是将所有随机分入研究组或对照组的患者数据均纳入分析，而无论患者的依从性或者他们接受何种干预措施。在进行数据分析时选择只纳入完成研究的患者数据的分析方法，比如实际治疗分析法（actual on therapy analysis）、随机治疗分析法（on-randomized treatment，ORT）、符合方案集分析（per protocol analysis，PP 分析）等可能造成研究的偏倚，从而降低研究在高质量期刊上发表的概率。通常对研究进行数据分析时应该同时采用上述两种方法，ORT 的相关知识可以查看附录。

更多信息

布勒皮特（Bulpitt）2013 年的文章。

（译者：童勇骏   审校：尹鹏）

第11章

避免常见的修/退稿意见

审稿人的意见

原则 54：预估及避免常见的修 / 退稿意见

表 11.1 展示了大部分审稿人会提出的常见修 / 退稿意见。

卡希尔与坎皮恩（Kassirer and Campion）在 1994 年发表的一篇论文中将审稿人常见的修 / 退稿意见分成 4 个类别，其中研究设计缺陷是论文最常见的问题（图 3.1）。在开始研究设计时，研究者需要对这些意见进行充分考虑。

主译注：

本处提到的卡希尔与坎皮恩于 1994 年发表的文章如下。

Kassirer JP, Campion EW. Peer review. Crude and understudied, but indispensable. JAMA, 1994, 272（2）:96-97.

编辑的意见

表 11.2 展示了大部分编辑会提出的常见修 / 退稿意见。和审稿人一样，编辑也非常关心研究的设计问题；不同的是编辑还会关心文章的研究主题是否是热点，而审稿人则比较关心研究者对研究结果的具体解读。

表 11.1a	审稿人对论文提出的最常见的修 / 退稿意见 [a]

- 对照组设计不充分；论文选择的图片仅展示了整个课题中的一个小单元；论文结论对现有的科学实践的价值甚微

- 研究收集的数据质量较差或者被过度解读；研究数据不支持研究结论；研究结果不能充分支持或完全不支持研究结论

- 研究者的工作创新程度不够，没有和过去的工作有所区分；没有纳入历史前瞻对照组；研究者为了证明研究观点，在选择数据以进行解读时有明显的偏倚

- 研究设计不正确；研究证据的强度不够；讨论或结论明显超出了数据本身能推导出的结论

- 论文的研究对象不够清晰；论文的语法存在明显的错误，这些语法错误在作者提交初稿之前没有得到仔细的修改；研究讨论部分并没有对研究结果部分进行针对性的分析

- 论文报道研究方法学和研究结果时不够准确；方法学的选择不合适；依据当前的数据，得出过于乐观的结论

- 对研究结果的数据解读不够全面；研究结论和（或）研究结果的重要性与期刊的水平不相符；研究者对临床上存在重要争议的问题没有做出清晰的表述

- 撰写论文时缺乏严密的逻辑性；过度夸大研究结果的意义；过度强调统计学差异而忽视了其临床差异的意义

- 论文写作过程中存在较多的拼写、格式、语法错误，成文质量较差；文章的方法学（如统计学分析方法等）阐释得不够充分；论文讨论部分应该对该研究对于目前临床治疗的意义做出说明，比如解释研究结果中差异性数据的临床意义等；研究结果应该对公众健康、医疗实践等有指导意义

- 对研究结果存在过度解读；在背景介绍时涵盖了太多的内容，背景介绍应该直击研究主题；研究方法介绍得不清楚

- 研究缺乏创新性；分析方法不恰当；方法学的选择不恰当

- 文章对研究方法介绍得不充分，相关结果无法重复；研究结果数据烦琐而无价值，统计学方法的选择也存在较多问题；研究过度重视 P 值和相对效应量，而对有临床意义的效应量没有给出清晰的解读；背景介绍和讨论部分论点分散，重点不够突出

- 研究的假设和方法学部分不一致；文章结论缺乏说服力；在论证临床假设方面花费太多笔墨

- 文章的撰写不够认真；对研究设计和统计学分析模型的选择与理解不够透彻；对建立一个合理、科学的假设的条件理解得不充分

- 研究设计质量低下；研究存在严重的不合理的偏倚；研究数据不支持研究结论

续表

- 文章格式不符合期刊的格式要求，比如文章篇幅超过期刊的字数限制；文章内容质量较差，不适合在该期刊上发表；文章内容比较激进，或者和期刊发表的文章类别有冲突；在对文章进行第二次审稿时发现作者对审稿人提出的建议没有做出回应

- 统计学分析方法存在问题；研究结论的外部校验有问题；在次要变量测量分析方面存在问题

- 没有对研究相关的混杂因素进行充分分析和（或）调整；对既往文献的回顾不够全面；未按照预期得出的结论来合理地规划研究样本量

- 统计学方法不合理；文章排版质量较差；文章的语言表述不到位

- 研究方法学相对简单；讨论和结论部分不统一；研究方法学问题——没有对对照组进行合理的设计

- 研究方法学未提及；统计学方法有问题；研究结果不支持研究结论部分

- 文章未对研究使用的方法学进行充分的描述；实际方法学部分不够严谨；在引言或讨论部分提出的观点不清晰

- 缺乏清晰的方法学方案；过度解读研究结果的重要性；文章研究的问题对现有的科学实践价值甚微

- 研究数据不充分，比如没有合理地设计对照组、患者数量不够、随访时间较短、选择的统计学方法不合适；对研究结论过度解读，从现有的数据结果过度外推而得出了不恰当的结论；撰写的英文文章质量较差，可读性较差

- 撰写质量较差；缺乏有效信息；研究方法较差

- 研究设计较差；研究的假设不清晰；研究样本量较少

- 论文的撰写质量较差；对研究方法学及研究的实际操作过程描述得不够详细，以至于别人无法通过该文章复制这一结果；研究结论部分过度外推，基于现有数据无法得出文章的结论

- 研究报告格式和目前现有的论文撰写指南（如 PRISMA、CONSORT）等不相符；研究的假设部分不合理；研究结论部分没有得到论文数据的支持

注：^a 数据来源于对本书第 2 版的同行评议调查问卷（附录 B）中第 1 个问题的反馈。

表 11.1b	审稿人对论文提出的最常见的修 / 退稿意见 [a]

研究设计

- 实验设计或研究设计的质量不高
- 研究方法的描述不充分或者不清晰
- 数据收集有偏倚或者样本量不充足
- 无对照组或对照组设计得不合适
- 研究方法错误或方法未提及
- 方法部分对真实使用的研究方法描述得不够详细
- 对研究方法和实际操作描述得不具体，从而导致研究结果无法得到有效的重复
- 对研究假设部分介绍得不够清晰
- 研究样本量太少
- 纳入研究样本时未进行随机化
- 研究的统计学分析方法不够充分合理
- 当需要采用多因素统计学分析方法时，错误地使用单因素统计学分析方法

研究结果的解读

- 得出错误的研究结论
- 研究结果无法支持研究结论
- 研究结论过度外延，通常是在论文结论中加入研究结果并未证实的内容
- 基于现有的研究结果得出了太过丰富的研究结论
- 研究结论来源于未经对照的数据
- 研究设计不支持研究推论
- 对数据过度解读
- 研究结论部分和目前的临床实践或政策的联系不够充分
- 研究结果的解读没有考虑其他可能性
- 讨论不够充分

研究主题的重要性

- 对研究结果的重要性过度解读
- 研究的问题对现有的科学实践价值甚微
- 对既定观点的重复研究
- 研究问题不够重要
- 研究课题不重要或不相关，有用信息不够充分
- 研究主题不易引起读者的兴趣
- 和临床的相关性较弱

续表

研究结果的呈现

- 研究结果的报告格式不符合现有的文献报道指南（如 PRISMA、CONSORT）
- 研究的焦点不够明确
- 研究数据的收集没有进行很好的组织
- 撰写质量较差
- 在研究介绍或讨论部分中的观点不清晰
- 英文文章的语言、逻辑等存在较多错误，文章可读性较差
- 文章的结论部分没有得到数据或者设计方案的支持

注：[a] 数据来源于本书第 1 版的同行评议调查问卷结果（问题同本书附录 B 中的第 1 个问题）。

表 11.2a　编辑对论文提出的最常见的修 / 退稿意见 [a]

- 文章的语言表述不清晰；信息不完全；文章结论没有得到结果数据的支持

- 文章的语言组织较差；对该领域的文献回顾不充分；统计学方法不恰当

- 语言和语法存在问题；文章对假设方面的阐述不全面，研究主题的历史很久远，但作者仅关注了近期的历史；对文章结论部分过度解读

- 对研究结论过度解读；文章结论不清晰；未对方法学的局限性进行充分阐释

- 文章报道不全面；在随访过程中丢失较多数据；没有对研究的局限性进行充分说明

- 未对研究设计、分析方法或文章的合理性进行充分阐释；在文献回顾时存在选择性偏倚，比如部分美国作者习惯仅采纳美国人发表的研究论文而忽视其他非美国作者发表的相关研究论文；在解释如何获得数据结果方面阐述得不够清楚

- 多变量模型的应用不合理；过度解读研究结论；研究数据差异较大

- 文章的撰写结构不符合期刊对文章格式的要求；文章对研究实际采用的方法学或数据分析方法描述得不够全面；对数据过度解读

- 过度解读结论的重要性；没有对文章的优势和局限性进行合理的解释；没有对文章的研究人群或者数据收集方法进行清晰的描述

- 研究方法学不正确；文献回顾不充分；对研究需要解决的问题描述得不够清晰

- 对统计学方法描述得不清楚；对干预措施的效应量过分估计；方法学上未对相关性和偶然性的差异进行严格区分

续表

- 文章所阐述的问题和作者想阐述的问题不相符；研究主题受关注度较低；文章收集的数据没有创新性

- 文章创新性不够；研究证据和结论强度不够；使用了不恰当的数据库

- 文献引用方面的错误，比如引用文献的格式有误、引用的文献不是原始文献、引用原始文献的结论不支持文章中的结论；文章的语言结构有问题；文章缺乏方法学方面的细节

- 对文章的创新性过分高估；文章撰写质量较差；文章存在对数据或图片的修改问题

- 文章应用了不恰当的统计学预测模型；替代性的统计学分析模型中比较的项目不相关或者缺失；对缺失数据没有进行合理的处理

- 试验样本的选择有问题；试验设计存在错误；在研究后期对数据进行了修改，以确保数据支持假设结论

- 数据量太小；"香肠论文"（译者注：指把属于同一研究成果或者可一次发表的内容分割为多篇并进行发表）；缺乏对偏倚和混杂因素的阐述

- 研究结论或研究的重要性不足；研究结论缺乏足够的证据支持；研究设计或解读存在不足

注：[a] 数据来源于对本书第 2 版的同行评议调查问卷（附录 B）中第 1 个问题的反馈。

表 11.2b | 编辑对论文提出的最常见的修 / 退稿意见[a]

研究设计

- 缺乏对文章统计学方法的具体说明，样本量较小
- 研究设计不完整或有误
- 研究方法的质量不高，得出了可能错误的结论
- 缺乏对混杂因素的分析
- 研究方法缺乏足够的严密性
- 研究策略存在较多偏倚
- 有效性及可靠性不足
- 统计学方法应用得不恰当
- 对照组设计得不合理
- 未应用统计学方法或者统计学方法使用得不恰当
- 患者数量太少而不能得出有效结论，研究证据的强度不够
- 研究使用了不恰当的数据库

续表

研究结果的解读

- 文章所阐述的问题和作者想阐述的问题不相符
- 高估了干预措施的效应值
- 方法学上对相关性和偶然性的差异未进行严格区分
- 无建设性的结论
- 研究结论和统计结果不相符
- 未对统计学数据进行合理分析而全盘接受
- 不合理的推断
- 研究结果存在无法解释的不一致性
- 没有在文章中阐释研究方法的局限性
- 过度夸大研究结果的重要性
- 对研究结果的解读与研究数据不相符
- 文献检索不够充分
- 缺乏对偏倚和混杂因素的阐述

研究主题的重要性

- 研究证据和结论的强度不够
- 研究主题没有创新性
- 研究方向对现有的科学实践的价值甚微
- 研究缺乏广泛的受关注度
- 研究收集的数据没有创新性，高估了文章的创新性
- 文章缺乏原创性
- 文章无新意，得出的结论无更多的创新
- 文章研究的方向冷门，受众很少
- 数据重复（存在于已发表的文章中或者仅添加了少量数据）
- 研究所要解决的问题不明确

研究结果的呈现

- 统计学方法不恰当
- 文章结论太过冗长
- 结论被过度夸大
- 语法或拼写错误较多
- 部分观点无明确的来源
- 结果组织得混乱
- 统计学预测模型应用得不恰当
- 替代性的统计学分析模型中比较的项目不相关或者缺失
- 对缺失数据没有进行合理的处理
- 文章及摘要的写作水平较差
- 作者和编辑之间的交流有问题

续表

- 文章选择的图片仅展示了整个课题中的一个小单元
- 对数据、图片等进行过修改
- 在研究后期对数据进行修改以确保数据支持假设结论
- 文献引用方面的错误，比如引用文献的格式有误、引用的文献不是原始文献、引用原始文献的结论不支持现有文章中的结论
- 文章撰写时使用了过于笼统的语言，缺乏对细节的描述
- "香肠论文"

注：ª 数据来源于本书第 1 版的同行评议调查问卷结果（问题同本书附录 B 中的第 1 个问题）。

（译者：童勇骏　审校：尹鹏）

第12章

为写一篇可发表的论文做准备

组织稿件材料

原则 55：尽可能快地组织各部分的材料

在收集数据之前，制订一份清晰的计划来组织论文。这样的一个计划会使你将信息有效地整合到稿件中。医学手稿通常的架构如表 12.1 所示。

在进行论文写作之前，应拟一个提纲来构建论文框架。好的导师在写作之前会坚持拟一个提纲，并且会帮助你创建这样一个架构；好的导师还会将每周的具体任务分配给你，例如"下周一前，请完成表 1"，而不是"去写论文吧"。

选择一本期刊

原则 56：在开始写论文前，首先选择一本目标期刊

计划将论文提交给最适合你的研究方向且其目标读者对你的研究主题感兴趣的期刊。研究领域内声望最高的期刊可能并不最适合你的论文。虽然一些研究者总是先将他们的论文投给最好的期刊，但这些期刊的接收率通常很低，并且提交显然不合适的论文可能会损害你的声誉。

表 12.1	论文各部分的写作顺序及其在标准期刊中的页数限制
手稿各部分的名称	**页数 [a]**
投稿信	1 ～ 2
标题页	1
摘要和关键词	1 ～ 2
正文	
引言	1
方法	4 ～ 6
结果	3 ～ 4
讨论及结论	3 ～ 5
致谢及资助信息	1
参考文献	3
带有标题和脚注的表格	3
图释页	1
图片	4
总计	**26 ~ 33**

注：[a] 页数指的是双倍行距格式下的页数，但投稿信部分为单倍行距格式。

在选择期刊时，可以考虑以下 5 个因素：读者的兴趣、影响因子、期刊发行量情况、接收率情况、出版是否滞后。表 12.2 ～ 12.5 提供了部分期刊的发行量、影响因子和接收率的信息。

出版滞后时间是论文被接收时间和出版时间之间的时间间隔。15 年前，期刊的平均出版滞后时间为 7 个月。近年来，出版滞后时间已大幅缩短，例如《新英格兰医学杂志》（*The New England Journal of Medicine*）报告称其出版滞后时间为 3 个月。

| 表 12.2 | 常以电子方式被访问的医学期刊 |

1. *The New England Journal of Medicine*

2. *Nature*

3. *Proceedings of the National Academy of Sciences of the United States of America* （*PNAS*）

4. *Journal of Biological Chemistry*

5. *Cell*

6. *The Journal of Neuroscience*

7. *Circulation*

8. *Blood*

9. *Pediatrics*

10. *The Lancet*

11. *Nature Neuroscience*

12. *Nature Genetics*

13. *Neuron*

14. *Cancer Research*

15. *Nature Medicine*

16. *The Journal of Immunology*

17. *Nature Methods*

18. *Clinical Infectious Diseases*

19. *Nature Biotechnology*

20. *NeuroImage*

注：根据 2015 年美国范德堡大学埃斯金德生物医学图书馆（Eskind Biomedical Library）的期刊使用数据统计（网址为 https://www.library.vanderbilt.edu/biomedical/）。

表 12.3	部分医学期刊的影响因子	
期刊名称		**影响因子**
CA: A Cancer Journal for Clinicians		144.80
The New England Journal of Medicine		55.87
Chemical Reviews		46.57
The Lancet		45.22
Nature Reviews Drug Discovery		41.91
Nature Biotechnology		41.51
Nature		41.46
Annual Review of Immunology		39.33
Nature Reviews Molecular Cell Biology		37.81
Nature Reviews Cancer		37.40
JAMA （*Journal of the American Medical Association*）		35.29
Science		33.61
Cell		32.24
Nature Genetics		29.35
Nature Medicine		28.22
Journal of Clinical Oncology		18.44
Annals of Internal Medicine		17.81
BMJ （*British Medical Journal*）		17.45
Circulation		15.07
JAMA Internal Medicine		13.12
Proceedings of the National Academy of Sciences of the United States of America （*PNAS*）		9.67

注：前 10 种期刊是影响因子最高的期刊，其他则是一些著名的期刊。资料来源：ISI 知识网、期刊引用报告（JCR）、2014 年 JCR 科学版、汤森路透社，或者直接由期刊官网报道。

表 12.4	一些医学期刊主动投稿稿件的近似接收率		
期刊名称		接收率 /%	影响因子 [a]
The New England Journal of Medicine		<5[b]	55.87
Nature Genetics		5[c]	29.35
The Lancet		5[d]	45.22
Science		<7[e]	33.61
Annals of Internal Medicine		7[f]	17.81
BMJ（British Medical Journal）		7[g]	17.45
Nature		8[h]	41.46
The Journal of Clinical Investigation		8.7[i]	13.26
JAMA（Journal of the American Medical Association）		9.5[j]	35.29
Circulation		11[k]	15.07
Gastroenterology		10～12[l]	16.72
Journal of Bone and Joint Surgery British Volume		12.5[m]	3.31
Circulation Research		13[n]	11.02
JAMA Internal Medicine		13[o]	13.12
Diabetologia		<15[p]	6.67
Cell		10～20[q]	32.24
Mayo Clinic Proceedings		15～20[r]	6.27
Proceedings of the National Academy of Sciences of the United States of America（PNAS）		18[s]	9.67
JAMA Surgery		19[t]	3.94
Academic Medicine		20[u]	3.06
Emergency Medicine Journal		20[v]	1.84
The Journal of Pediatrics		22.8[w]	3.79
Journal of Ultrasound Medicine		26[x]	1.54
Diabetes		34[y]	8.10

续表

注：接收率是根据期刊网站上的报道或与期刊编辑等工作人员的个人交流得出的。数据来源如下。

[a] ISI 知识网、期刊引用报告、2014 年 JCR 科学版、汤森路透社，或者直接由期刊官网报道。

[b]《新英格兰医学杂志》办公室员工。

[c] http://schpubreviews.blogspot.com/2015/01/nature-genetics-with-abbreviation.html。

[d] http://www.thelancet.com/lancet/information-for-authors。

[e] http://www.sciencemag.org/site/feature/contribinfo/faq/#pct_faq。

[f] http://annals.org/public/press.aspx。

[g] http://www.bmj.com/about-bmj/resources-authors。

[h] http://www.nature.com/nature/authors/get_published/。

[i] https://acr.confex.com/acr/2011/recordingredirect.cgi/id/404。

[j] http://jama.jamanetwork.com/article.aspx?articleid=2110953&resultClick=3。

[k] http://circ.ahajournals.org/site/misc/stats.xhtml。

[l] http://www.gastrojournal.org/content/authorinfo。

[m] http://www.bjj.boneandjoint.org.uk/site/menubar/info_authors.xhtml。

[n] http://circres.ahajournals.org/site/misc/stats.xhtml。

[o] http://archinte.jamanetwork.com/public/About.aspx。

[p] http://www.diabetologia-journal.org/aboutthejournal.html#supplements。

[q] 根据编辑部业务主管 2016 年 1 月的一封电子邮件。

[r] http://www.mayoclinicproceedings.org/content/aims。

[s] http://www.pnas.org/site/authors/authorfaq.xhtml。

[t] http://archsurg.jamanetwork.com/public/About.aspx。

[u] http://journals.lww.com/academicmedicine/Documents/Academic%20Medicine%20Frequently%20 Asked%20Questions%20for%20Authors.pdf。

[v] http://emj.bmj.com/site/about/。

[w] http://journalinsights.elsevier.com/journals/0022-3476/acceptance_rate。

[x] http://www.jultrasoundmed.org/site/misc/about.xhtml。

[y] http://diabetes.diabetesjournals.org/site/misc/stats.pdf。

对于期刊间的比较，影响因子是衡量引用的有效指标，可以让你了解其他研究者引用该刊论文的频率。例如，对于某一期刊，计算方法为 2014 年和 2015 年发表的文章在 2016 年被引用的次数，除以 2014 年和 2015 年该期刊发表的文章总数。再例如，如果某一期刊在 2014—2015 年共发表了 400 篇文章，2016 年涉及这 400 篇文章的引用次数为 20 000 次，那么该期刊的影响因子为 50.00（20 000÷400）。

表 12.5	部分高知名度的医学与生物医学研究期刊主动投稿稿件的接收率	

期刊名称	影响因子[a]	接收率 /%
1. *The New England Journal of Medicine*	55.87	< 5[b]
2. *Science*	33.61	< 7[c]
3. *Nature*	41.46	7.8[d]
4. *JAMA* （*Journal of the American Medical Association*）	35.29	9.5[e]
5. *The Lancet*	45.22	5[f]
6. *Cell*	32.24	10 ～ 20[g]
7. *Annals of Internal Medicine*	17.81	7[h]
8. *Proceedings of the National Academy of Sciences of the United States of the America* （*PNAS*）	9.67	18.0[i]
9. *The Journal of Clinical Investigation*	13.26	8.7[j]
10. *Nature Genetics*	29.35	5[k]

注：[a] 来源于 2014 年的影响因子数据、汤森路透期刊引用报告，或直接由期刊社报道。

[b] 来源于《新英格兰医学杂志》编辑。

[c] 见 http://www.sciencemag.org/site/feature/contribinfo/faq/#pct_faq。

[d] 见 http://www.nature.com/nature/authors/get_published/。

[e] 见 http://jama.jamanetwork.com/article.aspx?articleid=2110953&resultClick=3。

[f] 见 http://www.thelancet.com/lancet-information-for-authors/how-the-lancet-handles-your-paper。

[g] 来自 2016 年 1 月与编辑业务主管的邮件交流。

[h] 见 http://annals.org/public/about.aspx。

[i] 见 http://www.pnas.org/site/authors/authorfaq.xhtml。

[j] 见 https://acr.confex.com/acr/2011/recordingredirect.cgi/id/404。

[k] 见 http://schpubreviews.blogspot.com/2015/01/nature-genetics-with-abbreviation.html。

要查找期刊的影响因子，请参阅科学引文索引（Science Citation Index）或期刊引用报告（Journal Citation Reports），或者询问你所在的医学院校图书馆的图书管理员。科学网（Web of Science）的期刊引用报告根据影响因子对不同医学专业的期刊进行了排名（https://clarivate.com/products/journal-citation-reports/）。

举例说明：

● 查看一组期刊（按主题类别）。

● 提交。

- 选择一个类别（如内分泌与代谢）。
- 以影响因子排序来查看期刊数据。
- 提交。

要确定某一个期刊是否被 PubMed 收录或目前是否已被 MEDLINE 编入索引，可查询以下网址：http://www.ncbi.nlm.nih.gov/nlmcatalog/journals。尽管许多医学研究人员忽略了这些列表，但如果想让研究成果被大量的读者所了解，这些资源可能会有所帮助。

许多稿件被拒是因为编辑认为稿件内容不适合他们的期刊。然而，将同一篇文章同时投给多个期刊是非常不道德的。如果对什么是重复发表有疑问，请参阅卡希尔与安杰尔（Kassirer & Angell）1995 年在《新英格兰医学杂志》上发表的关于重复发表的一系列指南，也可以同时向多个期刊提交投稿前咨询。

主译注：

卡希尔与安杰尔于 1995 年发表的文章如下。

Kassirer JP, Angell M. Redundant publication: a reminder. N Engl J Med, 1995, 333（7）:449-450.

稿约／投稿须知

原则 57：阅读目标期刊的投稿须知并遵循相关要求

遵循生物医学类期刊对投稿一般概念的统一要求（附录 A），但更重要的是，阅读并遵循目标期刊的投稿要求。

编辑和审稿人报告说，大多数作者不遵守期刊的格式和要求。正如一位审稿人所评论的那样："如果想在受人推崇的期刊上发表文章，必须遵循一种死板而缺乏想象力的表现形式和思维方式。"

计划手稿的长度

原则 58：计划投一篇比目标期刊上已发表文章的长度略短的文章

图 12.1 可能是本书中最重要的图。阅读目标期刊中的几篇文章，特别是原始研究的论文。正如在"20 条关键原则概述"（第 1 章）中所提到的，手稿的长度应该接近目标期刊的平均水平，理想情况下，应该略短一些。在最初投稿时，稿件中表格和图片的数量可以比目标期刊已发表论文的平均图表数量略多一些。尽管遵循投稿须知要求是非常重要的，但有一个例外是可以提交几张额外的图片和表格。

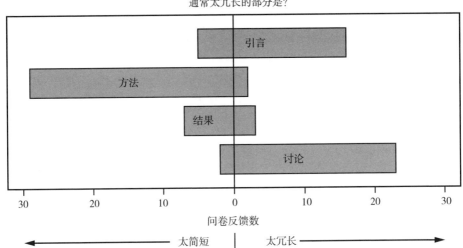

通常太简短的部分是?
通常太冗长的部分是?

图 12.1　一篇手稿中太冗长及太简短的部分。来自对同行评议调查问卷（附录 B）中第 5 个和第 6 个问题的反馈。基于卡方检验，$P < 0.001$

要点

如果感到疑惑，就把文章缩短。

使用简短的句子和段落，最好的论文通常都是简明扼要的。通常，当被问及论文手稿的哪一部分最简短时，编辑总会回答说："没有！"

期刊用字数来衡量文章的长度。《新英格兰医学杂志》要求手稿字数要少于 2700 字；《英国医学杂志》（BMJ）没有对字数的限制，但建议手稿字数在 4000 字左右。

作者们通常以两种方法解决长度限制的问题。一种方法是一些作者将他们的研究发现写出来后，让每一个共同作者编辑后，再把所有的修改意见合并到一个新的版本中，必要时削减材料；另一种方法则是一些作者在开始写论文之前为每个部分设置页数限制（表 12.1）。限制页数的方法通常更有效。

详细计划论文的范围。一份详细的计划和大纲会帮助你避免写一份太长、太复杂、有太多参考文献或者杂乱无章的手稿。

文章读起来应该像已经发表的研究报告（而非毕业论文）一样，所以不要包含太多的变量、假设或参考文献。记住，你的目标是让数据的准确性和结果的实用性尽可能简单地被编辑、审稿人和最终期刊的读者所信服。正如著名的病理学家鲁道夫·路德维希·卡尔·菲尔绍（Rudolf Ludwig Karl Virchow）所观察到的那样："在写作上，简洁是使文章被精读的最好保障"（引自 *Familiar Medical Quotations*，1968）。

一些研究人员通常以他们的学位论文或毕业论文为基础来完成他们第一篇投稿文章。缩短其长度以使其符合出版要求是具有挑战性的，并且通常是不可能实现的。可以请求导师允许你将毕业论文分为两部分来完成：一部分为原始研究，另一部分为文献综述，所有额外附加的材料均以附件的形式呈现。这可以使论文被分为两篇手稿来进行投稿。在对毕业论文的要求上，有权授予医学学位的院校允许做出这种格式改变（两份具有发表长度与质量的手稿）有以下两个优点：第一，学生可以了解怎样去写一篇可发表的论文；第二，学生的研究发现可以获得更多的读者。

如果这不是一种选择，好消息是你的长篇毕业论文应该具备写几篇可发表文章所需要的全部信息。制订一个计划来实现这个目标是很有帮助的。

更多信息

《美国心理学会出版手册》（美国心理学会，2010 年版）为将毕业论文转化为期刊文章提供了建议。

主译注：

美国心理学会 2021 年版的指南如下。

The American Psychological Association. Publication Manual of the American Psychological Association, 6th Edition. Washington, DC: American Psychological Association, 2010. 网址：www.apa.org。

与审稿人及编辑合作

原则 59：让审稿人满意

表 12.6 展示了如何让审稿人满意的建议。图 12.2 列出了直接被拒稿的原因。受访者表示，糟糕的方法和不恰当的统计学分析是最常见的拒稿原因。与此相反，1994 年阿比（Abby）等报道，20 多年前最常见的拒稿原因是缺乏说服力的结论和讨论。

主译注：

1994 年阿比等发表的文章如下。

Abby M, Massey MD, Galandiuk S, et al. Peer review is an effective screening process to evaluate medical manuscripts. JAMA, 1994, 272（2）:105-107.

表 12.6 怎样避免惹恼审稿人

什么情况最让审稿人感到恼火

- 当摘要不够简洁，方法不够清晰时，审稿人会产生困惑，这种感觉很糟糕
- 阅读一份写得很糟糕的手稿是很有挑战性的。对主要作者来说，认真地对待编辑工作是至关重要的。许多人不知道如何写论文。在笔者早期的论文写作过程中，笔者的主要作者们总是在迫使我让自己的手稿变得更好。虽然这很严苛，但由于他们的投入，我的论文总能被接收
- 没有添加数词；草率的思考和呈现形式
- 欠佳的语法与逻辑思维
- 语法和标点符号的使用不规范；方法部分写得较差，导致无法对研究进行公正的评价。这至少意味着被拒稿和重新投稿，即审稿人对该稿件进行另一次审稿。只有这样，该版本的手稿才能被公正地评价，更深层次的问题才有可能被发现
- 较差的写作和（或）构想；冗长；频繁地使用副词
- 过多地引用作者本人之前发表的文章
- 手稿字数远远超出要求字数；没有充分讨论学说的意义
- 语法较差或者需要进行校对；缺乏创新性，经常看到相同类型的研究（但他们并没有意识到）；数据表的设计较差或不恰当；讨论的结尾永远是"需要更多的研究……"
- 主要作者未对较低年资作者含有大量英文使用错误的稿件进行仔细阅读就进行投稿
- 方法学较差
- 设计形式较差；草率地展示数据
- 仅自引的自我推销式的语言

避免惹怒审稿人的方法

方法部分
- 展示一种可靠的方法学和试验设计
- 明确研究问题

结果部分
- 确定文章中的主要部分，并考虑将其放在表格中展示
- 使用简单易懂的表格和图片
- 使烦琐的表格简单化

呈现形式
- 以公正的方式呈现数据，让读者在阅读讨论部分中的数据解释之前自己就能够得出结论
- 将论文组织得具有逻辑性
- 遵守标准英语用法规则
- 言简意赅
- 确保手稿表述流畅
- 用心准备手稿
- 修改所有排版错误

续表

● 简洁化
● 选择并展示好的摘要信息

统计学分析部分
● 使用先进、有力的分析方法
● 避免或控制明显的偏倚
● 清晰地说明统计学方法
● 消除所有统计上的"故弄玄虚"

讨论部分
● 对研究发现的临床意义进行解释

创新性方面
● 只投稿前人未发表过的研究成果

结论部分
● 解释说明如何应用证据

遵守期刊的说明
● 遵守投稿须知
● 避免作者数量过多

注:ª 根据同行评议调查问卷(附录 B)中第 29 个问题的反馈整理而成。

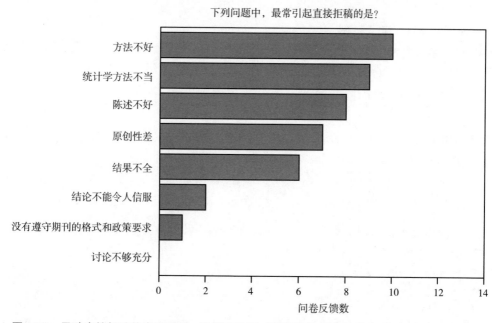

图 12.2 导致直接拒稿的常见问题。数据来源于对同行评议调查问卷(附录 B)中第 16 个问题的反馈。基于 t 检验,$P=0.073$

原则 60：让编辑满意

编辑被审稿人提出的许多问题所困扰，但是编辑比审稿人更关心统计学分析是否恰当。表 12.7 给出了与编辑合作的具体建议。

一位编辑写道："我收到了很多外国作者写的稿件。我已经学着耐心地对待这些作者，但我对那些母语为英语但英文手稿却写得很差的作者完全没有耐心。"

正如图 12.3 所示的那样，最常见的问题是陈述不好、原创性差和讨论不能令人信服。

编辑喜欢看到你已经写了一份预先设定的分析计划，并且已在美国临床试验注册平台（https://www.clinicaltrials.gov/）中注册（或在你所在国家的相应注册平台上进行了注册）。同样会令他们感兴趣的是，你是否在进行一项包含高质量数据、具有临床重要性的研究，这意味着你最终将产出高影响力的论文。

主译注：

有关临床试验注册及注册平台，可参阅论文"邹兰，田国祥，王行环，等 . 临床试验的注册及注册平台比较分析 . 中国循证心血管医学杂志，2017，9（2）：129-134"。

当你充分计划好你的研究时，你已经准备好进入 POWER 原则的第二阶段：观察（observing）。

表 12.7　怎样避免惹恼编辑
什么情况最让编辑感到恼火
● 作者未遵守期刊的要求，格式并不是期刊所要求的格式
● 作者过分强调该研究的重要性或写作时刻意给人留下深刻印象
● 未能准确定义知识沟（knowledge gap）理论
● 摘要组织得较差，难以让人理解
● 所注册研究的主要终点结局缺乏手稿透明度
● 不规范的专业术语与语法
● 未标记页码，不是双倍行距，极差的语法
● 概念不清
● 写作能力较差，语法和排版有误且杂乱、马虎
● 如果向英文期刊投稿，一篇由具备充足的英文写作技巧的人写出的文章就是一篇失败的文章
● 未遵循指导
● 缺乏清晰度；如果编辑不能理解作者的意图，并且手稿中有许多打字错误、拼写错误、语法错误，编辑就不能将其发送给审稿人进行评审
● 在知情决策方面缺乏相关的详述
● 不得不绞尽脑汁地找出稿件的主题

续表

避免使编辑感到恼火的解决办法

方法部分
- 展示一个完美的研究设计
- 明确研究问题并使研究过程具有逻辑性

结果部分
- 限制图和表的数量
- 对图和表的描述要充分
- 对图和表进行校对，使其与正文内容一致

呈现形式方面
- 包含一个正确的结果综述、正确的推断以及对随机误差和系统误差的恰当讨论
- 清晰、简短且有趣
- 确保研究具有逻辑性，无明显的跳跃
- 把文章组织得具有逻辑性
- 检查拼写和语法有无错误
- 呈现出一份整洁而又用心的手稿
- 避免冗长
- 使用清晰且明确的语言
- 在投稿之前对手稿进行校对

统计学分析部分
- 使用恰当的统计学分析方法
- 避免技术上的"炫耀"
- 展示出对所使用的统计学分析方法的理解

讨论部分
- 不要在引言、讨论和结论中重复出现同一内容
- 以适当的方式来解释研究发现的重要性
- 展示出理解要点的能力

创新性方面
- 解释数据的临床相关性
- 展示临床相关性与随访情况

结论部分
- 确定结果和方法完全支持结论
- 在良好的研究设计基础上进行良好的文字叙述并谨慎地得出结论

遵守期刊说明
- 根据期刊的投稿须知撰写稿件
- 参考文献部分遵照期刊的格式要求
- 遵照目标期刊的正确格式

注：[a]根据对同行评议调查问卷（附录 B）中第 29 个问题的反馈整理而成。

在投稿的论文中，您遇到以下缺陷的频率是？

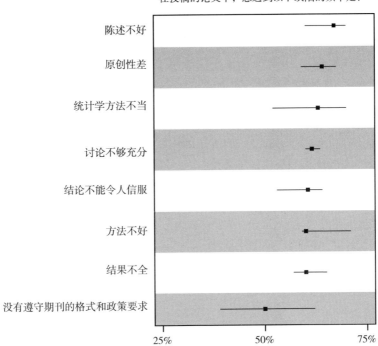

图 12.3　投稿论文中常见缺陷的频率分布图。回答根据中位数和 95% 可信区间由高至低排列，以计算尺反映 0%（从未）到 100%（总是）。来源于对同行评议调查问卷（附录 B）中第 15 个问题的反馈。基于 F 检验，$P < 0.037$

（译者：张磊　审校：赵晶鑫）

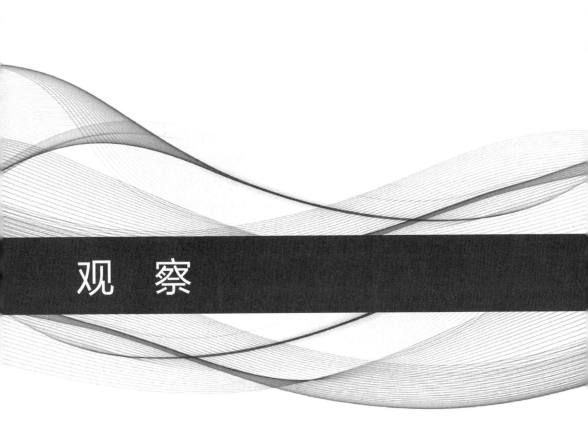

观 察

在观察阶段需要回答以下关键问题：

● 如果研究没有按照计划进行，该怎么办？

● 该怎样分析这些数据？

● 这项试验已经注册了吗？

● 预定的分析计划与期中监控计划已被记录了吗？

第 13 章

数据收集与缺失数据的处理

进行观察

原则 61：以科学、严谨且可重复的方式收集数据

在明确了研究问题、系统阐述了假设并设计了研究方案之后，科学方法的下一步是收集数据，也就是进行观察。在项目的观察阶段，你会获得并记录你的发现。对实验研究和随机试验而言，除了观察，还要控制暴露因素或治疗方式。无论选择何种研究设计，识别观察阶段的常见陷阱均有助于后续撰写一篇可发表的论文。

一项成功的研究需要被定期监控进度。为了确保研究处在正确的轨道上，研究团队的成员应当在观察阶段定期会面，无论是每月还是每周会面，以确保研究方案被遵从、数据完整和准确，以及团队成员在所有主要问题上达成共识。

对于需要募集受试者的研究，可考虑使用 ResearchMatch.org（http://www.researchmatch.org），图 13.1 展示了该网站的首页界面。这是一个将希望参与临床研究且符合要求的个体与寻找志愿者的研究者进行匹配的互联网募集登记处［哈里斯（Harris）等，2012］。

主译注：

哈里斯等于 2012 年发表的文章如下。

Harris PA, Scott KW, Lebo L, et al. ResearchMatch: a national registry to recruit volunteers for clinical research. Acad Med, 2012, 87（1）:66-73.

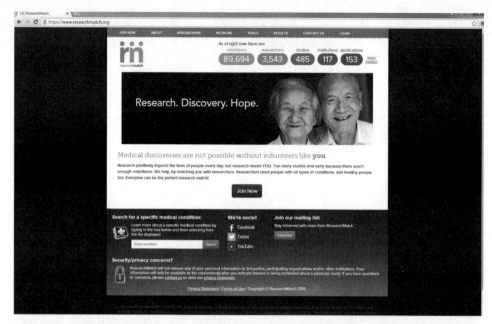

图 13.1　ResearchMatch.org 网站的首页界面。这是一个帮助临床研究者找到受试者以及帮助想要参与研究的人找到合适项目的在线工具［参见哈里斯（Harris）等 2012 年的文章；图片由保罗·哈里斯（Paul Harris）授权使用］

保存详细的记录

原则 62：在进行研究的同时记录下你的研究决策

在一个非常有条理的框架下撰写论文，将有助于读者理解并认同你所做决策的逻辑。为了构建这个框架，需要在进行研究与数据分析时保存记录，以建立一个按时序排列的项目记录。这可作为研究方案的附件之一。

建立一个包含以下 6 个方面信息的电子文件夹：①研究决策细节的记录；②研究方案及数据转换和赋值的规范指南；③空白的数据收集表或病例报告表；④计划作为论文参考文献的重要文章；⑤目标期刊的作者指南；⑥目标期刊最近刊登的研究论文。

把这些信息收集在一起并确保容易被获取，这将节约研究时间。生物统计学家在进行分析时也需要这些信息。与研究团队的其他成员定期进行实验室讨论，以确保你们在试图回答相同的研究问题。记录下研究团队何时及为何做出主要的研究决定，以便在写论文时能够清楚地描述这些决定。

准备好按顺序描述这些决定，否则审稿人可能会质疑你的研究逻辑。例如，详细解释从研究中排除某些特定患者的原因。必须以特定的逻辑顺序解决研究问题，不要期待读者能够理解任何不合逻辑顺序的研究。

如果研究涉及不常用的化学物质，记录下它们的来源、纯度、效力和批号。对于研究使用的动物，记录下包括品系和供应商的详细信息。

在一个论文草稿式结构（即包含引言、方法、结果、讨论和参考文献）的文档中记录下研究笔记和参考文献。将其他附加的细节信息放在附件中。这种做法可以避免重复工作，文章在分析完成时也将部分写作完成了。请记住，审稿人将会在研究中寻找清晰的框架，而这种准备工作将帮助他们找到框架。还要记录数据资料、文章草稿、图表与研究计划，以便实验室的其他同事能够继续深入你的研究项目并撰写另一篇论文。

原则 63：严格遵从合格标准以备科学审查

在研究进行过程中，研究团队必须确保研究严格遵从研究计划中的纳入与排除标准。任何变动均应民主地做出，并且应在研究计划中记录其理由。必须仔细考虑这些变动对统计与临床适用性所产生的影响。记录下缺失的满足合格标准患者的数目及其缺失的原因。用这些信息开始勾画你的 CONSORT 流程图。

原则 64：详细描述使用的随机化方法

为避免含糊不清，应仔细解释随机化是如何进行的。例如，随机化与治疗决定的时序关系如何？描述所使用的任何"区组"（子集的随机化；例如，医院或性别组内的随机化）。

示例：

"通过使用基于医院中心分层的序列改变区组进行随机化。（Randomization was performed with the use of permuted blocks with stratification according to hospital center.）"

"采取排列区组随机化方案，基于医院单元进行分层，以区组大小排序。（A permuted, block-randomization plan was created with varying block sizes, with stratification according to hospital unit.）"

阐述受试者在哪个阶段及对何种信息是"盲的"。在一些使用盲法的研究中，受试者会发现他们被分配到的组别并因而成为"非盲的"。这种情况必须被如实描述。

只要符合伦理且有益处便应设盲，尤其是结局变量为主观变量的研究。尽可能使用双盲法，评估盲法的效果，并谨慎地报告结果。记得通过在研究结束时请受试者猜测自己被随机分到了哪个组以评估设盲效果，并报道他们猜测的分组与实际分组间一致性的 kappa 统计量。想要捕捉到所有患者这个等级的细节需要研究者对于细节的关注。

发现潜在的问题

原则 65：实时记录干预及依从的细节

依从性是受试者对研究计划的服从程度。受试者依从性差可导致严重的偏倚问题。记录并报道依从性水平以便读者能够得到正确的结论。对于随机临床试验，阐述你是如何监控两组研究对象的依从性的。

对于外科术式的研究，应描述该手术的适应证及术前与术后的情况。检查你是否准确阐述了此过程。

在协调、管理和记录研究计划与数据收集表的变动方面，需要一位有经验且工作投入的研究护士。

原则 66：使用复杂的现代方法处理缺失数据

应区分缺失数据与回复为"否"的这类数据。有时数据分析人员会感到疑惑，到底研究者是在记录一个影响因素的不存在，还是在记录此因素为数据缺失（例如，是不吸烟还是不知道吸烟史）。数据分析人员可能不知道一个空白处是意味着"否"，还是代表此项数据缺失。为避免这个问题，不仅要记录一个结局或一个风险因素存在的情况，也要记录其不存在的情况。对于问卷，要提供"我不知道"或者"不确定"的选项，以避免使回复为"否"的数据与缺失数据相混淆。

尽管有一些统计学方法能够处理缺失数据，但将缺失数据量降至最低仍然是更为重要与有效的。在计划与监督方面多花一点力气就能在很大程度上减少试验中的缺失数据。可以设定可接受的最大缺失数据比例并对此进行监控。培训你的研究团队成员关于控制缺失数据的重要性。让他们将减少缺失数据作为一个持续性质量改善的项目，并在实验室讨论会上将缺失数据的百分比图作为讨论的一部分。持续地进行联系方式信息的更新以使失访数最小化。记录下重要信息缺失的原因。在预先设定的分析方案中，应说明你将如何使缺失数据最小化并处理这些缺失数据，应该清晰易懂地说明如何进行缺失数据的处理。若要使用完整案例分析或简单的插补方法，如末次观测值结转法（last observation carried forward,

LOCF）或基线观测值结转法（baseline observation carried forward，BOCF），应证明假设的有效性。可考虑使用一种更现代的方法，如多重插补或基于似然的方法，即用你已有的数据去估算缺失数据。其他处理缺失数据的方法包括贝叶斯方法与逆概率加权方法（inverse probability weight methods）。在应用这些方法时，应与一位生物统计学家进行协作。应避免整例删除有缺失数据的个体。在多因素回归模型中，若基于该方法排除了模型中任意变量有缺失数据的患者，可产生严重的偏倚。对于关键变量，应分析缺失数据的模式。应在附件中包含敏感性分析与临界点分析，以显示出缺失数据不会改变你的结论且结果是稳健的。

更多信息

　唐德斯（Donders）等，2006；利特尔（Little）等，2012；韦尔（Ware）等，2012。

原则 67：使用适应性设计并监控样本量

在一项研究中，研究团队可能需要重新评估样本量。在部分信息被收集后，研究者通常对患病率与效应量有了更为现实的估计。根据新的估算值重新计算样本量可有助于研究团队制定一个更为现实的期限。此外，研究者通常会过高估计招募患者的数目，因此应在预算中尚有经费能够纠正错误时监控样本量。预先制定了这些规则的适应性设计可以节约时间，因此其应当被更为经常地使用 [洛奇（Lorch）等，2012]。也应考虑适应性的分组方法，即使用积累的结局数据去确定治疗分配。

示例：

"我们使用了一种成组序贯的适应性治疗分配设计以使暴露组受试者的数目最小化。（We used a group-sequential adaptive treatment-assignment design to minimize the number of participants exposed.）"参见何（He）等 2014 年出版的专著《适应性试验设计与贯彻中的实际问题》（*Practical Considerations for Adaptive Trial Design and Implementation*）。

主译注：

何等 2014 年出版的专著如下。

He W, Pinheiro J, Kuznetsova OM. Practical Considerations for Adaptive Trial Design and Implementation. New York: Springer, 2014.

（译者：孔晓牧　审校：何纯青）

第14章

分析数据——可重复性研究的统计学分析

为统计学分析打好基础

一位编辑提出了以下 3 条建议。

（1）约翰·塔基（John Tukey）曾说过："对一个正确问题的大概的回答虽然常常是含糊的，却远远好过对一个错误问题的确切的回答，尽管这个回答精准无比。"

（2）在研究刚开始时、研究进行过程中、分析研究数据时与撰写文章时均应寻求统计学的帮助。

（3）应当意识到研究固有的偏倚，且不要让这些因素混淆对数据的客观性解释。

原则 68：应当牢记建立一个可行重复统计学分析的数据库

医学研究者普遍面临的一个问题是如何找到一种合适且有效率的技术以用于数据录入。在一个电子表格中录入数据对多数临床研究项目而言是没有效率的。使用数据库管理软件或基于网页的数据录入工具，如多中心临床数据采集系统（REDCap）[（https://projectredcap.org/，图 14.1）；哈里斯（Harris）等，2009]，通常是更为合适的。这些工具使数据的录入更为容易，并且可以避免多种类型的数据录入错误。对于患者少于 25 例且变量少于 10 个的超小型项目，可以使用电子表录入数据，甚至也可以直接录入至统计学软件包中。

主译注：

哈里斯等于 2009 年发表的文章如下。

Harris PA, Taylor R, Thielke R, et al. Research electronic data capture (REDCap)——a metadata-driven methodology and workflow process for providing translational research informatics support. J Biomed Inform, 2009, 42 (2):377-381.

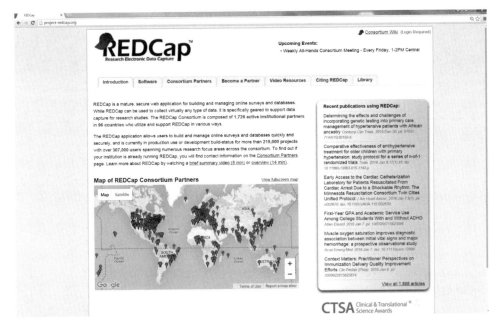

图 14.1 多中心临床数据采集系统（REDCap）的首页界面。这是一种现代的、稳健的在医学研究项目中收集数据的方法［见哈里斯（Harris）等 2009 年的文章］。图片由保罗·哈里斯（Paul Harris）授权使用

无论使用哪个软件包，在录入数据时均应使用确切的测量值。要避免使用主观的、不能被重复的判断；如果不能够避免主观的评估，至少要用数字给这些变量编码（如"0= 否，1= 是"）。主观的评估例如"该患者在住院期间跌倒的风险高吗？"应录入相互独立的数据，比如将"患者疾病最严重时所处的阶段"作为一个变量（对应阶段 1 ~ 4），而不要作为分离开的变量（如阶段 1，是或否；阶段 2，是或否……）录入。一个较好的数据录入原则是 MECE（mutually exclusive collectively exhaustive；相互独立、完全穷尽），即一个变量有不同的选项，它们既不相互重合，又包含了所有的可能性。

有时，尽管经过了精心的计划，你仍然得到了文本数据（或字符串变量）。在建立数据库时，要找一些方法将这些文本数据转换为量化数据。

在开始录入数据前，应做出所有必需的临床研究决定。例如，患者所患的压疮是处于阶段 2 还是阶段 3？不允许先输入"2 ~ 3"，等到分析数据时再去区分患者的压疮到底是处于阶段 2 还是阶段 3。

以文本形式录入数据且未经适当计划将降低数据库的价值（图 14.2）。谨记建立一个数据库是昂贵的。计算机的存储空间与处理速度已经不再是限速因素，因此没有必要以尽可能小的空间记录数据。将数据以一种能够被统计学软件包用

于多因素分析的格式进行记录比节省存储空间更为重要。

常见错误之一是让一个没有数据分析经验的程序员或学生去开发一个传统的数据库。这些人通常会纳入那些"华而不实"(那些让项目看上去深奥复杂却不得要点)的信息，但最终仅会开发出一个难以被分析的数据库(图 14.3)。

数据录入的 10 个法则

(1) 以数字形式录入所有或大多数的数据。避免输入字母、单词、字符串变量(如 NA、22%、<3.6)，或其他包含特殊类型字符(*&#%!@?!,)的变量。在 Excel 表中，所有的列，除了姓名与文本注释外，都应当整理为数字或日期的格式(而非一般性或文本的格式)

(2) 给每一列设定一个唯一的、简单的、单一单词的名称，使用 8 个以内的字符且不包含空格，以一个字母开头，并把该名称置于首行

(3) 在每一列中仅放置一个变量。不要把多个变量合并到同一列中

(4) 从第 2 行开始，将每例患者(或分析单元)的相关数据输入到单独一行中

(5) 在第 1 列中给每例研究受试者或患者一个唯一的病例号(如"1""2""3"等)。在将其发给生物统计学家前，删除患者的姓名、社会保险号码、病案号及任何标识信息。总是使用密码保存电子表格

(6) 在同一个电子表格中录入病例和对照。使用一个变量来识别对照组(如"治疗：0= 否，1= 是")

(7) 量化。尽可能输入连续的测量值

(8) 使用文字处理软件编写一个简单的指南(或要点清单)以解释每个变量缩略语、值的编码以及如何录入缺失值。这些原则要保持一致

(9) 在收集任何数据前，考虑清楚其后续分析方法

(10) 在数据录入前与录入前 10 例患者的数据后，请一位生物统计学家或其他的方法学家审核编码

图 14.2　数据录入的 10 个法则

最好能由一个具有多年数据分析经验的人决定如何储存这些变量并从最开始就监督数据库的设计(图 14.4)。对于大多数临床研究项目，通过数据管理软件或基于网络的工具(比如 REDCap)创建一个数据库比雇佣一名程序员用一种低级编程语言定制一个数据库更有效率。

	A	B	C	D	E	F	G	H	I	J	K
1	A药与B药的比较										
2	A药										
3	患者	年龄	性别	身高（英寸）	体重（磅）	24小时血细胞比容	血压	肿瘤分期	种族	入组日期	并发症
4											
5	1	25	男性	61"	>350	38%	120/80	2～3	拉美裔	1/15/99	否
6	2	65+	女性	5'8"	161	32	140/90	II	白种人	2/05/1999	是
7	3	?	男性	120cm		12	>160/110	IV	种黑人	98年1月	是，肺炎
8	4	31	男	5'6"	肥胖	40	140 sys 105 dias	?	非洲裔美国人	?	
9	5	42	女	>6ft	正常	39	缺失	=>2	白	99年2月	否
10	6	45	女	5.7	160	29	80/120	NA	黑	去年秋天	否
11	7	未知	?	6	145	35	正常	1	白	2/30/99	是
12	8	55	男	72	161.45	15/39	120/95	4	非洲裔美国人	6-15-00	否
13	9	6月龄	女	66	174	38	160/110	3	亚裔	14/12/00	否
14	10	21	女	5'							
15											
16	B药										
17	1	55	男	61	145	正常	120/80 120/90	IV	美洲原住民	6/20/	3
18	2	45	女	4"11	166	?	135/95	2b	none	7/14/99	否
19	3	32	男性	5'13"	171	38	140/80	未分期	NA	8/30/99	否
20	4	44	na	65	?	40	120/80	2	?	09/01/00	否
21	5	66	女	71	0	41	140/90	4	白	Sep 14th	是，脓毒症
22	6	71	未知	172	199	38	>160/110	3	黑	未知	是，死亡
23	7	45	男	172	204	32	140 sys 105 dias	1	黑	12/25/00	否
24	8	34	男	NA	145	36	130	3	白	97年7月	否
25	9	13	男	66	161	39	166/115	2a	白	06/06/99	否
26	10	66	男	68	176	41	1120/80	3	白	01/21/58	否
27											
28	均值	45		65	155	38					

图 14.3　糟糕透顶的电子表格。一个医学研究项目中不恰当的数据录入的案例

	A	B	C	D	E	F	G	H	I	J	K	L	M
1	CASE	GROUP	AGE	SEX	HT	WT	HCT	BPSYS	BPDIAS	STAGE	RACE	DATE1	COMPLIC
2	1	1	25	1	61	350	38	120	80	3	3	1/15/1999	0
3	2	1	65	2	68	161	32	140	90	2	1	2/5/1999	1
4	3	1	25	1	47	150	38	160	110	4	2	1/15/1998	1
5	4	1	31	1	66	161	40	140	105	2	2	4/1/1999	0
6	5	1	42	2	72	177	39	130	70	2	1	2/15/1999	0
7	6	1	45	2	67	160	29	120	80	1	2	3/6/1999	0
8	7	1	44	1	72	145	35	120	80	1	1	2/28/1999	0
9	8	1	55	1	72	161	39	120	95	4	2	6/15/2000	0
10	9	1	0.5	2	66	174	38	160	110	3	4	12/14/2000	1
11	10	1	21	2	60	155	40	190	120	2	2	11/14/2000	1
12	11	2	55	1	61	145	41	120	80	4	5	6/20/1999	0
13	12	2	45	2	59	166	39	135	95	2	1	7/14/1999	1
14	13	2	32	1	73	171	38	140	80	1	1	8/30/1999	0
15	14	2	44	2	65	155	40	120	80	2	2	9/1/2000	0
16	15	2	66	2	71	145	41	140	90	4	1	9/14/1999	0
17	16	2	71	1	68	199	38	160	110	3	2	1/14/1999	1
18	17	2	45	1	69	204	32	140	105	1	2	12/25/2000	1
19	18	2	34	1	66	145	36	130	75	3	1	7/15/1997	0
20	19	2	13	1	66	161	39	166	115	2	1	6/6/1999	0
21	20	2	66	1	68	176	41	120	80	3	1	1/21/1998	0

图 14.4　非常好的电子表格。一个医学研究项目中恰当的数据录入的案例

对每一个变量标注一个有逻辑性的、容易记忆的且适用于多数统计学软件的字段名（变量名）（即 8 个字符以内、不包含空格、以字母开头，如"age""male_gender""bmi1""diabetes"等）。使用这些字段名可简化数据在数据库与统计学软件之间的转换。尽管目前很多程序允许超过 8 个字符长的变量名，但尽可能使用短名称仍然是明智之举（表 14.1）。在将数据完全录入数据库程序后，可将这些信息导入统计学软件包进行数据分析。在数据库程序中运行一个报告，或使用"文件，另存为"去另建一个可输入统计学软件包的文件［如一个 CSV（逗号分隔值，comma-separated values）文件或 Excel 文件，表 14.2］。

表 14.1　固定字段或固定宽度的文本格式文件示例

Case	Group	BPs	Sex	Race	Age	LOS	ICU
1	3	120	1	1	24.6	22	9
2	2	80	2	3	0.5	15	1
3	3	130	1	5	−99.9	10	0

注：BPs—收缩压；LOS—停留时间；ICU—重症监护室。

表 14.2　自由字段格式文件或逗号分隔值文件示例

1,3,120,1,1,24.6,22,9

2,2,80,2,3,0.5,15,1

3,3,130,1,5,−99.9,10,0

如果在统计学软件包的数据转换方面遇到困难，可以使用 Stat/Transfer 软件（Circle Systems; https://stattransfer.com/privacy）。这个软件包可以让你将自己的文件转换成其他的文件格式或将其他文件转换成你想要使用的软件包格式。多数最新版本的统计学软件包能够通过"文件、打开、数据、文件类型"或"文件、另存为、以某种格式存储"的简单命令输入与输出适用于多种软件包的文件。

主译注：

Stat/Transfer 是一个多功能统计数据转换工具。由于每款统计学软件的数据格式不一样，所以使用多款统计学软件的用户经常需要转换数据文件格式。Stat/Transfer 就是为此而开发的，它支持几十种统计学软件数据之间的互相转换，例如 Excel 文件转为 SPSS 文件、

Excel 文件转为 Stata 文件等，涵盖了目前几乎所有的统计数据文件格式。

无论何时转换数据，以下建议均将简化该过程。

● 无论何时，均应尽可能将一项研究的所有数据存储于一个平面文件 / 电子表格中。

● 把每一行作为一个病例（即将每例患者或每个分析单元的数据录在单独的一行内）。

● 将每个变量放到不同的列中（如避免将收缩压与舒张压放在同一列中）。

● 避免使用科学计数法（如应将 3.2×10^{-4} 转换为 0.000 32）。

● 将过小或者过大的测量数据的单位进行换算，使数字的绝对值为 1 ～ 1000（例如，应将 0.000 002 3 g 转换为 2.3 μg）。

● 在录入数据前将患者分配至正确的组别。此外，由于不明确的数据（如 25% ～ 50%）是无法被分析的，应使用确切的数值而非范围或不等式。例如，确切的年龄比 "< 65" 和 "≥ 65" 要好。可在之后将其分解为分类变量，但不能 "去分解" 分类变量。避免这种二分类变量。

● 分别录入身高和体重，不要直接录入一个计算好的体重指数或者分类 [比如肥胖（是 / 否）]。

● 分配编码（如 –1、999）给缺失值，或者在缺失值处留白。

● 编码应一致。如果将对一个问题的答案为 "否" 编码为 0，应确认其他问题中对回复为 "没有" 的答案也编码为 0。例如：

围生期死亡率：　　　0[ ] 否　　　　　1[ ] 是

糖尿病：　　　　　　0[ ] 没有　　　　1[ ] 有

● 总是使用唯一的序列病例号来识别每例患者。

● 用问题的形式编码变量，比如 "糖尿病"（这例患者患有 2 型糖尿病吗？）

● 将多数回答编码为 0= 否，1= 是。

数据准备

原则 69：在最后期限之前 "清理" 数据并在此后 "冻结" 数据

在进行任何分析之前，使用统计学软件包首先进行描述性统计并计算频率，然后进行交叉校验以从头至尾筛查数据并发现潜在的问题（如怀孕的男性）。创建一个新的变量以校验录入的数据。例如，用收缩压减去舒张压以确保这些数值没有被倒置。多数数据库包含多种人为的和技术上的错误。不要跳过这个重要的步骤。虽然你可能有最后期限以及有限的空余时间，但如果你很匆忙地分析数据，你将会因为这些错误而反复浪费时间进行分析。鉴于这个原因，应该花费足够的时间和精力全面地清理问题数据。

从最后期限倒推来预算时间。确定需要多少时间来进行写作、绘图、分析、清理数据、收集数据与计划。在将前 10 个患者的数据录入完成后，校验数据的准确性与完整性。与研究团队其他成员会面，讨论所有问题并设定最低标准（如对所有患者必须记录下年龄和性别）。在长时程的项目中，通过检查所有矛盾之处并纠正错误，定期地进行数据清理。记录下所有更改以备任何形式的科学审计。

在研究计划阶段，应当确定避免多种错误的策略，比如在数据录入窗口设定年龄的上限与下限。然而，无论多么小心地计划，有些错误总是会发生的，所以就当它会发生吧。有些错误不能通过简单地检查极端值发现。在两个变量具有高度相关性时，例如血红蛋白浓度与血细胞比容，可以绘制一个散点图以确定哪些是不太可能出现的数值（即远离斜的趋势线的点）。另一种筛查数据错误的方法是对病例序列号（ID）与其他所有变量进行相关性分析。一旦发现某个变量与其存在显著的相关性，便可寻找原因并修正这个错误。例如，研究过程中更换了实验室，而第二个实验室使用了不同的单位来报告数值。

当数据以不同的单位储存（如年龄以年、月和周进行记录）时，就需要进行清理。以年和一位小数记录年龄通常是恰当的。例如，一个 6 月龄的婴儿的年龄可以记录为 0.5（岁），一个 7 月龄的婴儿的年龄可记录为 0.6（7/12）（岁）。应运行数据库，根据出生日期和入组日期计算确切的年龄。

可通过记录每个数据收集表与所有相关实验室报告小条或监控条的病例编号简化数据清理过程。用病例号填写这些表格将使可疑数据的核查容易得多。

填写所有缺失值，或将其编码为"不知道"。修正数据的最初来源（数据库或电子表格的原版），并将修正后的数据转回统计学软件包。与研究团队一起核查以确定是否有病例因缺少重要数据而应当将其从分析中排除。记录下对数据的任何更改，并将这些信息保留到研究记录中以创建审计跟踪。建立审计跟踪可使研究具有可重复性。研究计划或文章的附件可用于记录任何审计可能需要了解的更改。

在完成数据库清理之后，研究团队应当同意冻结数据。冻结数据意味着在分析的下一个阶段将没有数据被加入或改变。冻结数据可节约时间和金钱，但冻结没有被清理过的数据则显然是一种时间上的浪费。

更多信息

赫利（Hulley）等 2013 年的专著（其中的第 15 章）。

避免常见问题

原则 70：学会如何避免常见的统计问题

自然界只说一种语言，这种语言就是数学。不幸的是，很多医学研究者对数学，尤其是统计学很生疏。很多医护专业人员并没有在他们的正规教育中学会如何使用统计学，因此他们通常需要自学来掌握统计学。幸运的是，现代统计学软件已使统计学分析变得容易多了，并且使统计学学起来更加有趣。

更多信息

以下书籍很好地介绍了统计学。

《研究设计与统计学分析：临床公共卫生研究者的实践指南》（*Study Design and Statistical Analysis: A Practical Guide for Clinicians Public Health Researchers*），卡茨（Katz），2011。

《医学研究实用统计学》（*Practical Statistics for Medical Research*），阿尔特曼（Altman），1991。

《基础与临床生物统计学》（*Basic & Clinical Biostatistics*），古斯玛与博内布鲁斯特（Kuzma & Bohnenblust），2004。

《医学统计要领》（*Essential Medical Statistics*），科克伍德与斯特恩（Kirkwood & Sterne），2003。

《基础统计学分析》（*Basic Statistical Analysis*），斯伯恩霍尔（Sprinthall），2011。

其他介绍统计学软件的优质资源还包括美国加利福尼亚州大学（后文简称加州大学）洛杉矶分校统计咨询小组（UCLA Statistical Consulting Group）的数字研究与教育研究所（Institute for Digital Research and Education，IDRE）的网站资源（http://www.ats.ucla.edu/stat/）。其中的"数据分析案例（Data Analysis Examples）"部分提供了使用 SAS、IBM SPSS、Stata 和 R 进行常用统计学检验的方法，详见 http://www.ats.ucla.edu/stat/dae/。

　　如果有兴趣学习 R 软件，迈克·马林（Mike Marin）制作了一系列优秀的 YouTube 视频，详见 http://www.youtube.com/user/marinstatlectures/playlists。

（译者：孔晓牧　审校：何纯青）

第15章

数据解读

原则71：为数据分析做准备

在收集和录入数据后，下一步需要做的是更正数据及冻结数据库，然后才可以对数据进行分析。第5步是应用科学的方法对数据结果进行阐释。因为这种分析方式仍然处于数据观察的阶段，所以注意务必还原数据的原始性。不要尝试通过应用数据来刻意论证研究者的个人观点。临床研究的结果分析常常十分复杂；因此，与一位有着丰富经验及资源的生物统计学家合作永远都是最稳妥的途径。即使是爱因斯坦这样的科学家也需要咨询数学家。

关键在于找到一位具有丰富经验、丰富的统计学知识、充足的时间且愿意帮助研究者的生物统计学家。为了找到这样一位统计学家，可以咨询并参考有发表经验的同行。理想状态是，研究者能够与一位生物统计学家展开长期友好的合作。避免多数医学研究者都会犯的错误：缺乏足够的时间、资金支持或者数据分析的资源。尽管很多流行的统计学软件包现在已经非常简单易用，但是这些统计学软件仍然需要消耗大量的时间和精力来进行数据分析。论文中的主要作者应该重复所有生物统计学家的分析过程——理想的情况是运用不同的统计学软件进行重复。主要作者还应该有能力用通俗易懂的语言向其同事解释研究中使用的所有统计学方法的具体过程及这些过程所产生的结果。

以下部分描述了常见的统计学错误（表15.1）。

表 15.1	医学研究中常见的数据分析错误

统计学检验方法不合适或者研究者没有提供必要的统计学方法来支持他们的结论

仅使用 P 值而没有考虑临床意义

无法分辨结果的外推性

过分解读"偏倚"或者将重点着眼于亚组分析

仅寻找和强调统计学上有显著意义的结果

结论无法通过结果得出

只强调 P 值而没有考虑到结果的实际意义

过分轻信阳性结果

草率地解释结果

过分强调结果的统计学差异而不考虑其临床意义

基于低统计功效研究的 P 值推断联系（临床意义 vs. 统计学意义）；在一个研究中赋予过多的真实性

不清楚 Meta 分析的局限性

对统计学指标的推断错误（如混淆 OR 和 RR 的意义）

选择不合适的统计学检验方法

错误地阐释统计学意义

当出现相关的数据时，没有使用时间事件分析

当出现横断面相关数据时，推断预测甚至推断因果关系

使用无效的统计学指标

没有评估方法学的局限性

没有准确评价临床意义

完全否定或盲目接受作者的结论

没有遵从意向性分析的原则

在随访期间丢失数据

缺少对研究局限性的阐明

研究者喜欢研究结果支持他们的假设，而不是结果与假设相矛盾

没有预先对分析方法进行解释或计划，即对有意义的结果进行"非法调查"

没有对混杂因素进行控制

研究者经常通过变量来控制样本量变化，而不是用它们来观察主要指标是否真实，比如把没有意义的结果看作不重要的——通常这些结果是有用的，但却被忽略了

不了解在医学研究项目中选择偏倚会怎样影响受试者

不了解如何处理缺失数据

不能识别可能的混杂因素

没有考虑测量错误

没有合适地处理缺失数据

错误地做出因果关联

结果不具有普适性

忽视统计学方法

在更进一步的统计学分析之前没有充分地进行统计学描述

提供了令人困惑的图表，对结果进行了过分解读

使用了不恰当的统计模型

过分拟合线性模型

缺乏对于数据测量的局限性的理解

基本统计学知识的错误

过分解读数据

为了以后发表论文而不公布重要数据

根据 P 值得出结论

缺乏充足的依据和考虑而使用多因素模型

缺乏对缺失数据的关注

缺乏对试验设计导致错误结论的理解

认为 P 值小于 0.05 是重要的结果而 P 值大于 0.05 的结果无意义

做分析性决定的时候基于 P 值而不是被提问的方式

过分关注 P 值而非全局

得出错误的结论

没有考虑混杂因素

仅使用基本的统计学方法（如卡方检验或者 t 检验）并得出过于宽泛的结论

研究者没有考虑上下文

研究者没有理解研究的局限性

研究者没有理解样本量

因为 P 值小于 0.05 而得出观察效果为阳性的结论

应用超越了研究人群局限性的数据

混淆因果关系

没有考虑混杂因素

过于强调 P 值

无法理解适用的统计学检验和局限性

越过方法学部分并且得出不可靠的关于结果的结论，这些结论既不符合研究计划，也不能
　　被研究中已经完成的实际工作所支持

缺乏对统计学方法和表述的理解

趋向于过分解读阳性结果，尤其是这些结果表现出相对益处而不是绝对益处

样本量太小

以不严谨的方法学得出结果

对照组与试验人群不相似

不合适的研究设计；不合适的统计学分析方法；过分解读结果

没有考虑试验设计

没有考虑偏倚来源

将一篇研究论文的小分支推广到特定的临床主题上

缺乏对照组；缺乏随访；缺乏观察变量

续表

缺乏对低统计功效研究的识别；缺乏对数据库局限性的理解

过度外推结果

没有将结果放入论文中

数据报告质量差（要注意检查数值）

数据不完整

样本量不足

控制变量差

对回顾性数据给予过多的权重

缺少统计学和（或）试验设计的相关知识

缺少对关联的数学评价

统计预测模型的确证不合适

设计了备择统计模型的无关对照或缺失对照

缺失数据 / 缺失值的处理方法不明确

混淆相对风险与绝对风险或相对收益与绝对收益，对于 NNT 和 NNH 的概念不明确

不清楚如何对研究人群设计对照，或缺少对照人群

混淆统计学意义和临床意义

错误地选择统计学方法

没有考虑对多重变量进行校正（假设检验）

对结论的延伸解读超越了数据的局限性

强加因果联系

没有对样本量进行效力计算

没有对关键的混杂因素和偏倚进行控制

没有考虑或没有报告缺失数据

没有考虑因使用特定分析方法而产生的偏倚

没有提前指定亚组分析

队列人群太小以至于无法得出有意义的结果

存在选择偏倚或缺乏对照

错误地使用统计学分析方法

错误地使用统计相关指标

缺乏对潜在混杂因素和（或）中介效应的评价

对暴露变量和结局指标变量的描述不充分

注：OR—odds ratio，比值比 / 优势比；RR—relative risk，相对危险度；NNT—number needed to treat，需治疗人数；NNH—number needed to harm，产生较差结局的病例数。来源于对同行评议调查问卷（附录 B）中第 2 个问题的反馈。

原则 72：在数据分析中应当避免的常见错误

诺贝尔奖获得者格特鲁德·埃利恩（Gertrude Elion）曾经说过，大多数数据分析错误发生在以下情况中。

- 研究者对数据缺乏常识。
- 研究者没有尝试重复试验。
- 对照组的匹配不理想。

原则 73：避免二分类变量

将一个连续变量（如体重指数）转化为登记资料，如"不超重/超重"，通常会引起一系列问题，因为在真实情况下并不存在这样的变量。研究者经常对数据进行二分类化是因为他们学习了一些针对等级变量的统计学和数学方法，但是却没有掌握太多应用连续变量和非线性变量的高级技巧。此外，"理想的"界值非常罕见，所以最好还是应用连续变量，并且报告优势比或者斜率。学习如何使用回归模型和描绘分段（非线性）图形可以避免这些二分类数据所造成的问题。

尽管 R 语言很难学，但使用 R 语言来绘制非线性图形确实是一个非常好的方法。步骤如下。

（1）下载 R 语言软件，网址：http://www.r-project.org/。

（2）下载 RStudio，它可以提供交互界面，从而使 R 语言更容易使用。网址：http://www.rstudio.com.products/rstudio/。

（3）安装和加载 Hmisc 程序包。

（4）创建非线性图形，具体命令为：

plsmo(hgb,readmission, group=group, datadensity=TRUE)

注释：plsmo= 平滑度估计图。

（5）使用"?plsmo"命令来查看更多高级选项（图 15.1）。

原则 74：使用流行病学方法对复杂数据进行展示和分析

流行病学是对在人群中传播和引起疾病和（或）损伤的因素进行研究的一门学科。起初，流行病学家只研究流行病学，但是现在很多流行病学家会着眼于临床研究、卫生防治和人群健康。很多流行病学的技术可以被用来提高临床研究论文质量。详见以下 3 个案例：①人 – 年（person-years）；②生存分析（survival analysis）；③剂量 – 反应关系（dose-response relationship）。

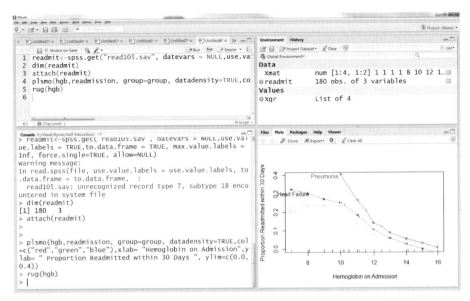

图 15.1 使用 R 语言和 RStudio 交互界面创建图形的示例（由 RStudio 公司的 Bill Carney 提供）

人 – 年是人群中每一个个体在特定情况下的总年数（如使用特定药物的年数）。

生存分析可以被用来对随访时间不同的组进行组间比较。这种方法也可以用于生存问题外的许多其他临床问题。生存分析允许研究者调整不同的随访时间和对信息量进行最大化，甚至可以从失访的患者处获取信息。在研究者搜集用于生存分析的数据前，应咨询有经验和具备深厚专业知识的生物统计学家。

对于生存分析，需记录：

- 结局是否发生（死亡，0= 否，1= 是）；
- 初次诊断数据；
- 随机化数据；
- 死亡数据；
- 末次随访数据；
- 患者是否失访。

示例：

case	died	date_diagnosis	date_randomized	date_death	date_last_follow–up	time_days	lost_fu
1	0	06/21/1995	07/15/1995	—	01/29/2006	3851	1
2	1	12/14/1996	01/15/1997	05/13/2007	—	3770	0
3	1	03/04/1997	05/14/1997	06/03/1998	—	415	0

要在其中包含疾病的严重程度以及任何潜在的混杂因素等多个变量。文献研究对于识别所有能够回答研究问题的变量十分重要。详细记录为什么有些患者脱落失访，并分析这些失访人群与依从人群的差异。当研究者向审稿人展示自己的数据没有偏倚或至少证明其对偏倚的理解时，以上细节的重要性就会显示出来。

剂量–反应关系是指特定结局的变化风险与用量、频率、暴露时间的变化之间的相关性。剂量–反应关系的斜率效应可以提升结果部分的解释（显示单个暴露变量变化时结局的变化，从而说明因果的阈值效应）。

例 15-1：
2 型糖尿病的发病率随着每周有氧训练天数的增加而降低。

（译者：秦宗实　审校：吴佳霓，王群）

第16章

单变量分析

医学研究中常用的单变量检验

原则 75：掌握卡方检验和 *t* 检验

单变量的定义是"特性仅由一个随机变量决定"[1]。单变量分析是一组用于评价一个自变量（预测变量）和一个因变量（结局）之间的关系的数学工具。很多医学研究问题可以被两个单变量检验（即卡方检验和 *t* 检验）解决。因此，在生物统计学领域，掌握这两种检验方法是一个很好的自学开端。图 16.1 可以帮助你决定使用哪种统计学检验，表 16.1 展示了现代医学研究中最常用的统计推断方法。

因为单变量分析一次只能评价一个预测变量，所以它不能同时校正如年龄等其他因素。另外，因为单变量分析是一维的，所以它比较简单，不能回答太多的医学研究问题。尽管如此，从简单的统计学方法开始学习仍是必要的第一步。

> **要点**
>
> 不要省略单变量分析的过程而直接使用多变量分析或者回归模型。应当确定在创建复杂多变量回归模型之前，你已经完全理解单变量分析的结果。

双变量的定义是"包含或关于两个变量"[1]。由于这个词经常被误用，建议用"单变量"和"多变量"而避免使用"双变量"。

检验类型（问题1）	差异/关联（问题2）	配对（问题3）	观测水平（问题4）	分布（问题5）	组数（问题6）	样本量（问题7）	适用的统计学方法
单变量	差异	不匹配/非独立	区间	正态	2		t 检验
			区间	正态	≥2		单因素方差分析
			有序	非正态	2		Mann-Whitney U 检验/Wilcoxon 秩和检验
			有序	非正态	>2		Kruskal-Wallis H 检验
			名义		2	<20	Fisher 精确概率检验/似然比检验（LRT）
			名义		≥2	≥20	卡方检验
			名义	发生时间	≥2		Kaplan-Meier, log-rank 检验
		匹配/配对	区间	正态	2		配对 t 检验
			区间	正态	≥2		混合效应, 重复测量方差分析
			有序	非正态	2		Wilcoxon 符号秩检验
			有序	非正态	>2		Friedman 检验
			名义		2		McNemar's 检验/二项式/符号检验
	关联/相关性		区间	正态			Pearson's r
			有序	非正态			Spearman's r_s
			有序/名义				卡方趋势检验
			名义/名义				Kappa 检验
多变量	相关性	不匹配/独立	区间		≥2		线性回归
			区间		≥2		单因素方差分析/一般线性模型
			区间				协方差分析
			有序				有序回归
			名义		≥2		Logistic 回归
			名义		≥2		Mantel-Haenszel 检验
	差异			发生时间	≥2		Cox 比例风险
		配对			2		条件 Logistic 回归

图 16.1　常见统计推断方法的流程图

在使用流程图之前，从左至右回答以下 7 个问题。①使用哪种检验？单变量还是多变量？（首先使用单变量检验，然后再使用多变量检验，从而校正混杂因素及使用回归模型）。②想检验组间差异还是变量间的相关性？举例：住院时长是否和年龄有关？③组与组之间是否配对？（非配对、独立。）④独立结局的测量水平是什么？是名义（分类）变量、有序变量，还是区间（连续）变量？⑤独立结局变量是否呈正态分布？柱状图是否呈钟形曲线？如果是钟形曲线，则符合正态分布；反之则为非正态分布。⑥非独立预测变量有多少组？⑦总样本量是多少？

表 16.1	现代医学研究中最常用的统计推断方法
排名	**检验方法**
1	Kaplan-Meier 法
2	Logistic 回归
3	Cox 比例风险
4	Log-rank 检验
5	卡方（Pearson 卡方）检验
6	Fisher 精确概率检验
7	Wilcoxon 秩和检验 /Mann-Whitney U 检验
8	t 检验或非配对 t 检验
9	Mantel-Haenszel 法
10	线性回归
11	Poisson 回归
12	混合效应模型
13	协方差分析（ANCOVA）
14	广义估计方程（GEEs）
15	检验趋势的卡方检验
16	基于秩的 Kruskal-Wallis 单因素分析（ANOVA）
17	配对 t 检验
18	单因素方差分析
19	Wilcoxon 符号秩检验
20	两因素方差分析
21	kappa 检验 / 加权 kappa
22	McNemar 卡方检验
23	似然比卡方检验
24	有序 Logistic 回归
25	条件 Logistic 回归
26	Pearson 积差相关分析
27	一般线性模型 / 广义线性模型
28	重复测量方差分析
29	合并 Logistic 回归
30	二项式检验

注：以上数据基于汇总原始研究及其在线发表的研究方案附件的综述，详见 2015 年《新英格兰医学杂志》第 372 卷第 1 ~ 26 期。

为了掌握卡方检验和 t 检验，必须了解统计学检验值、自由度和 P 值之间的关系。应该清楚以下原则：大部分统计学检验是基于用信噪比来计算检验统计量的观念；检验统计量与被称为自由度的转化因子结合使用，自由度的取值取决于样本量和分类变量的个数；然后检验统计量可以转化成 P 值，或者说当假设差异不存在时，研究者观察到该事件偶然发生的概率。

> **要点**
>
> 　　除了罕见情况下在试验设计（如非劣效设计）中会要求使用单侧检验，通常情况下使用双侧检验和 P 值。

　　信噪比 = 检验统计量；检验统计量 + 自由度→ P 值

卡方检验的应用

原则 76：对于绝大多数分类变量使用卡方检验

分类变量是最容易分析的，因为它们能够分类（例如，吸烟者和不吸烟者），而不像连续变量那样被测量（例如，每天的吸烟量）。图 16.2 ～ 16.4 展示了常用 2×2 表的概念和术语。用卡方检验来确定两组或多组之间的实际比例是否与单纯机遇预期的比例之间存在统计学差异。

筛查试验结果

		阳性	阴性
疾病	是	a	b
	否	c	d

图 16.2　筛查试验结果的 2×2 表

当满足以下 3 种假设时，卡方检验对于绝大多数 2×2 表中的等级资料都适用：

- 样本量大于 20；
- 每一个单元格的期望频数大于 1；
- 至少 3/4 的单元格的期望频数大于 5。

灵敏度	$\dfrac{a}{a+b}\times100\%$	试验结果为阳性的人群占患病人群的百分比
特异度	$\dfrac{d}{c+d}\times100\%$	试验结果为阴性的人群占未患病人群的百分比
阳性预测值	$\dfrac{a}{a+c}\times100\%$	试验结果为阳性的人群中确实患病的可能性
阴性预测值	$\dfrac{d}{b+d}\times100\%$	试验结果为阴性的人群中确实不患病的可能性
阳性似然比	$\dfrac{a/(a+b)}{c/(c+d)}$	患病人群中试验结果为阳性的概率与健康人群中试验结果为阳性的概率之间的比值
阴性似然比	$\dfrac{b/(a+b)}{d/(c+d)}$	患病人群中试验结果为阴性的概率与健康人群中试验结果为阴性的概率之间的比值

图 16.3　预测值观察指标

HIV 检查结果

HIV 感染状态		阳性	阴性
	阳性	真阳性	假阴性
	阴性	假阳性	真阴性

图 16.4　一个筛查试验的例子

当违背这些条件（假设）时，有些统计包能够自动检测。尽管如此，仍需要注意这些假设的前提。当违背假设时，需采用 Fisher 精确概率检验或似然比检验，而不是卡方检验。

Yates 连续校正是卡方检验公式的另一种形式，通常被用于小型研究。这种校正能够增加 P 值，使得结果解释偏向保守［斯伯恩霍尔（Sprinthall），2011］。Yates 连续校正存在争议并且不适用于大多数的临床研究［康诺夫（Conover），1974］。因此，在多数情况下应使用未调整的（Pearson）卡方检验（图 16.5）。注意：在 R 软件的"chisq.test"函数中，默认采用 Yates 连续校正，为得到未校正的卡方值，需要添加参数"correct=FALSE"。

标准卡方检验也不适用于多于 2 个有序变量的情况（如以年龄的四分位数进行分组的情况）。对于这些变量，使用检验趋势的卡方检验或 Mann-Whitney U 检验更为合适。

死亡×性别交叉表

			性别		合计
			女	男	
死亡	存活	计数	678	192	870
		期望计数	665.8	204.2	870.0
		在全部存活病例中的占比	77.9%	22.1%	100.0%
		在同性别人群中的占比	95.0%	87.7%	93.2%
		残差	12.2	−12.2	
	死亡	计数	36	27	63
		期望计数	48.2	14.8	63.0
		在全部死亡病例中的占比	57.1%	42.9%	100.0%
		在同性别人群中的占比	5.0%	12.3%	6.8%
		残差	−12.2	12.2	
合计		计数	714	219	933
		期望计数	714.0	219.0	933.0
		在全部病例中的占比	76.5%	23.5%	100.0%
		在同性别人群中的占比	100.0%	100.0%	100.0%

卡方检验

	数值	自由度	对称检验（双侧）	精确概率（双侧）	精确概率（双侧）
Pearson 卡方	14.133[a]	1	.000		
连续校正 [b]	12.999	1	.000		
似然比	12.447	1	.000		
Fisher 精确概率检验				.001	.000
线性相关卡方	14.118	1	.000		
有效值	933				

[a] 0 单元格（0.0%）的期望计数小于 5。期望的最小计数是 14.79。

[b] 仅为 2×2 表格计算。

图 16.5 卡方检验结果。这个统计结果表明男性死亡率比女性死亡率高 2.5 倍（12.3% vs. 5.0%）。传统卡方检验的 P 值可以在"显著渐近"（双侧）线下的"Pearson 卡方"中找到。P 值是 0.000170，但显示为"0.000"，在论文中报告为"$P<0.001$"。整体死亡率是 6.8%，期望值以该死亡率为基础。残差是观测值和期望值之间的差值。避免使用 Yates 连续校正的 P 值。需要检查以下假设是否满足：总体样本量大于 20（在本例中为 933），至少 75% 的单元格的期望频数大于 5（本例中为 100%），所有单元格的期望频数大于 1（在本例中是 100%）。如果这些假设被违反了，则需要使用 Fisher 精确概率检验（$P=0.001$）或似然比检验（$P<0.001$）的 P 值。注意线性相关分析采用检验趋势的卡方检验，可用于名义／有序变量的比较。例如，不同年龄的四分位分段中的死亡率的趋势（经由 IBM 公司许可转载，版权归属 IBM 公司）

统计学软件

原则 77：学会如何使用功能完善的现代统计学软件

在当今的医学研究中，最常用的统计学软件包括 SAS、R、Stata 和 IBM SPSS（SPSS 公司于 2009 年 10 月被 IBM 收购）（表 16.2）。专业的生物统计学家经常使用 R 或 SAS；R 在学术研究中流行，而 SAS 在制药行业流行。对那些不常使用这些软件的人来说，记住命令语句是非常困难的。为此，SPSS 和 Stata 等软件为非专业医学统计人员提供了交互界面（菜单），使其不仅功能强大，而且操作灵活、简单易用。

为了产出高质量的可重复性研究，一个好的办法是由至少 2 名独立的生物统计人员使用不同的统计学软件来完成和检查论文中的所有分析。

在论文的方法部分，可以将以上工作描述为"该论文中的所有分析已由一名独立的统计人员验证"。

表 16.2　医学研究中最常用的统计学软件

排名	软件	所属公司
1	SAS	SAS Institute, Inc.
2	R	The R Foundation for Statistical Computing （http://www.r-project.org）
3	Stata	StataCorp LP
4	IBM SPSS Statistics	IBM Corp.
5	StatXact	Cytel

注：以上数据基于汇总原始研究及其在线发表的研究方案附件的综述，详见 2015 年《新英格兰医学杂志》第 372 卷第 1 ~ 26 期。只有在至少 3 篇论文中使用过的软件包才被列入本表中。为了鼓励提升研究的可重复性，期刊编辑应该要求作者在方法部分明确阐述研究项目中使用的所有统计学软件。注意：当使用其他软件进行分析时，R 通常用来绘图。

在统计学软件中导入数据

以逗号分隔的数据文件可以通过以下方法导入，3 种软件的导入方法分别如下。

R：“my.data<-read.csv(file.choose(),header=T, sep=",")”
IBM SPSS：File, Open, Data, Files of type, text (*.csv), Select the file, Open
Stata：File, Import, ASCII data created by a spreadsheet, Browse to find the file, OK

直方图

原则 78：检查连续变量的直方图

直方图是一个简单的条形图，它显示每个等级的特定变量的个数。它能为你提供一张频率分布的图片。可以使用统计学软件包来创建这些直方图。

为每个连续变量创建直方图是分析连续（区间）变量的第一步，因为它可以让你了解数据是呈正态分布、偏态分布还是呈双峰。当你知道分布的形态时，你就可以选择正确的统计学检验方法。一条呈对称、钟形曲线的直方图是参数检验的前提。一个不对称直方图显示数据可能是偏态的，此时需要使用非参数检验。一个直方图有两个峰值被称为“双峰”（参见图 24.4）。需要记住的是，不管分布如何，当今均使用非参数检验方法。另外，也要和与你合作的统计学家共同评价和理解残差的分布。

在 R 软件中，创建直方图的命令语句为“hist(variable_name)”。

在 IBM SPSS 中，在菜单步骤中依次选择“分析”“描述统计量”“频率”“选择变量”“图表”“直方图”“显示正态曲线”“继续”“确认”。命令语句如下：

FREQUENCIES VARIABLES=variable_name /HISTOGRAM NORMAL/
ORDER=ANALYSIS

在 Stata 中依次选择“图表”“直方图”“选择变量”“确认”。命令语句如下：

histogram variable_name

t 检验的应用

原则 79：学习如何使用 *t* 检验

尽管非参数检验方法在现今更为流行和稳健，但理解经典的参数统计方法依然重要。当直方图显示呈钟形曲线时，研究者应该使用 *t* 检验来比较两组均值（图 16.6 和 16.7）。*t* 检验（也被称作独立 *t* 检验或非配对 *t* 检验）可以帮助检测两组没有配对的均值是否有显著差异。（如果组与组之间相互匹配或者变量是同一个患者治疗前和治疗后的测量结果，则需要使用配对 t 检验。）

可以通过如下两种方法计算 t 检验。

第一种方法假设两组的方差齐，然后可合并两组的方差用于检验（合并方差）。（方差是标准差的平方）。

第二种方法是在两组的方差并不齐（即一组比另一组有更大的标准差）时比较两组的均值。

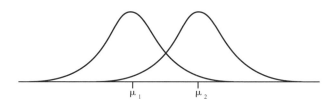

图 16.6 两个正态分布曲线

分组统计

	死亡	样本量	均值	标准差	标准误
年龄	生存	870	75.0342	13.16537	0.44635
	死亡	63	82.1124	7.16893	0.90320

独立 t 检验

		方差齐的 Levene 检验		均值相等 t 检验					95% 可信区间	
		F	Sig.	t	df	Sig.（双尾）	均值差	标准误	上限	下限
年龄	方差齐	13.502	0.000	-4.221	931	0.000	-7.07820	1.67697	-10.36928	-3.78713
	方差不齐			-7.026	95.574	0.000	-7.07820	1.00747	-9.07813	-5.07828

图 16.7 两个未配对组的 t 检验结果。该检验回答了以下问题：死亡患者和存活患者的年龄是否不同？ 63 例死亡患者的平均年龄为 82.1 岁。对存活下来的 870 人来说，平均年龄是 75.0 岁。有两种方法实现 t 检验——假设方差齐和假设方差不齐。因为两组的标准差别很大（13.2 vs. 7.2），应认为方差不齐。如果 Levene 检验的 P 值（"Sig." 列下）小于 0.05，使用方差不齐的方法（见最下行）。t 检验的 P 值应从"方差不齐"对应的行读取，结果为 $P<0.001$。这是传统的统计学方法。更现代和稳健的方法是使用非参数方法对所有连续变量进行检验而无论其分布如何。Mann–Whitney U 检验属于非参数检验的一种，作用等价于 t 检验

如果 F 检验的 $P < 0.05$，说明两组方差的差异足够大，应采用方差不齐的 t 检验公式（第二种方法），见图 16.7 中的例子。在一些统计学软件中，方差齐性检验的 P 值会呈现在"方差齐的 Levene 检验"的结果中，如果检验结果显示 $P < 0.05$，有统计学意义，则采用"方差不齐"那一行的结果。

幸运的是，你不需要了解这些复杂的统计过程。大多数运行 t 检验的统计学软件程序很简单。当两个均值确实存在差异时，两种方法均能检验出差异的存在。

> **更多信息**
>
> 　关于如何使用 R 软件进行 t 检验，可观看以下网址中的视频：https://www.youtube.com/watch?v=RlhnNbPZC0A。

原则 80：何时规避 t 检验

当比较超过 2 组（如比较白种人患者、黑种人患者和拉美裔患者的住院时间）时使用 t 检验是不合适的；取而代之的是使用单因素方差分析。方差分析（analysis of variance，ANOVA）可以用来比较 3 组或 3 组以上的连续数据。当一组数据的均值显著大于或小于另外的组别时，$P < 0.05$。然而，为了识别哪些组不同，需要使用多重比较法。在不同的情况下需选择不同的多重比较法，其中 Scheffe's 法是一个稳健且不错的方法。

"死鲑鱼研究（The dead salmon study）"通过一个有趣的计算显示如果没有对多重比较进行校正会产生什么样的错误，详见：http://blogs.scientificamerican.com/scicurious-brain/ignobel-prize-in-neuroscience-thedead-salmon-study/。

当频率直方图呈偏态分布（不同于钟形曲线）时，不要使用 t 检验而要使用非参数检验（参见第 17 章）。典型的非参数检验会先对数据进行排序，得到对应的秩，然后使用秩进行比较，而非使用实际的测量值，因此可以避免对偏态数据采用参数检验所产生的问题。为比较两组偏态数据，使用 Mann-Whitney U 检验（也被称为 Wilcoxon 秩和检验）。为评价 3 组或多组偏态数据，使用 Kruskal-Wallis 检验。

> **要点**
>
> 　现在对医学研究数据的分析方法是无论分布如何，均使用非参数检验。因其没有关于分布的假设检验，非参数检验的结果更加稳健。

（译者：秦宗实　审校：吴佳霓，王群，黄桥）

参考文献

[1] Merriam-Webster's Collegiate Dictionary. 11th ed. Springfield, MA: Merriam-Webster Inc, 2008.

第17章

非参数检验

原则 81：将非参数检验作为首选统计学方法而非备选方案

非参数的定义是"不涉及统计函数中的参数估计"[1]；换言之，无须假设直方图呈一对称的钟形。不论数据是否服从正态分布，或当数据为有序变量时，均可采用非参数检验的方法；而且，对于正态分布的资料，这些方法可做出完美的趋势线。要记住，有序分类资料指的就是等级资料，例如"心理应激水平"可以表示为 0= 无，1= 轻度，2= 中度，3= 重度，4= 极重度。

医学研究中一种常见的错误是用错统计学检验的类型，例如本应采用非参数检验的统计资料却用了参数检验。传统上，对于正态分布（钟形分布）的资料通常采用参数检验，不符合正态分布的资料则采用非参数检验。然而近年来多主张常规使用非参数检验。表 17.1 列出了几种常见的参数检验及与之对应的非参数检验。

Mann-Whitney U 检验作为一种非参数检验，对应于参数检验中的非配对Student's t 检验，可进行两组间的比较，如比较不同性别患者的住院时长。两个独立样本的秩和检验通常被称为 Mann-Whitney U 检验［曼与惠特尼（Mann & Whitney），1947］。由于威尔科克森（Wilcoxon）在 1945 年创建了几乎完全相同的检验方法，故 Mann-Whitney U 检验有时亦被称为"Wilcoxon 秩和检验"或"Wilcoxon-Mann-Whitney 检验"。

Kruskal-Wallis 检验对应于非参数检验中的单因素方差分析（one-way analysis of variance，ANOVA），可比较两个以上独立组的有序或偏态数据，如A、B、C、D 四种不同类型保险的住院时长。

表 17.1	参数检验及其与之对应的非参数检验
参数检验	**非参数检验**
Student's *t* 检验	Mann-Whitney U 检验 / Wilcoxon 秩和检验
单因素方差分析	Kruskal-Wallis H 检验
配对 *t* 检验	Wilcoxon 符号秩检验
重复测量数据的方差分析	Friedman 秩检验
Pearson 相关分析	Spearman 相关分析
线性回归	非参数回归

注：经典方法是如果数据服从正态分布，则采用参数检验；近来则主张均采用非参数检验，而不论数据的分布形态如何。

Wilcoxon 符号秩检验对应于配对 *t* 检验，仅用于以某种方式（如年龄、性别）配对的两组间比较或同一患者重复测量数据的前后比较，如糖尿病预防计划中比较从基线到项目结束时患者体重减轻的情况。不要把 Wilcoxon 符号秩检验与 Wilcoxon 秩和检验相混淆。

Friedman 秩检验对应于重复测量数据的方差分析，特别适合评估对同一患者多次测量的有序或偏斜变量之间的差异，例如重复测量 3 次的血压值。

要点

应该将非参数检验作为常规使用的统计学方法，不要局限于数据呈偏态分布的情况。

有很多研究人员担心非参数检验在效能上不如参数检验强，大约会损失 4%。然而，由于非参数检验结果的稳定性，其优势超过这些损失。实际上，当数据不是呈钟形分布（非高斯正态）时，Mann-Whitney U 检验一般比 Student's *t* 检验的检验效能更强。因为大多数医学论文所研究的对象是非正常的患者，所以有理由假设这些研究中的很多变量不是呈正态分布的。此外，除非有很大的样本量，否则想证明研究数据服从正态分布也几乎是不太可能的。因此，论文审稿人总是能提出诸如"数据统计前是否已经满足参数检验的假设条件"之类的问题。

非参数检验的结果通常以中位数和自举法（bootstrap 法）的 95% 可信区间

来表示。如果变量中存在很多结（秩相同）或零，那么用均值和自举法 95%*CI* 表示较为合适。对于配对资料差值的中位数估计，Hodges-Lehmann 估计在技术上是可行的，但对一些医学论文来说可能显得过于复杂。如果中位数和均值都不能十分贴切地表达统计结果，这时可以咨询 Hodges-Lehmann 估计方面的生物统计学家。

示例：

"我们用 Hodges-Lehmann 方法来显示绝对差值的点估计值，也就是两组测量数据之间所有配对差值的中位数［莱曼（Lehmann），1963］。"

"We used the Hodges-Lehmann method to display the point estimates of absolute difference. These are the medians of all paired differences between observations in the two groups（Lehmann, 1963）."

> **要点**
>
> 几乎在所有情况下都用双侧检验对应的双侧 *P* 值。

（译者：李瞳瞳　审校：李怀东，黄桥）

参考文献

[1] Merriam-Webster's Collegiate Dictionary. 11th ed. Springfield, MA: Merriam-Webster Inc, 2008.

第18章

匹配法与倾向性评分分析

原则 82：使用匹配法前应仔细做好计划

匹配法是一种重要的研究方法，可以基于一个或多个混杂因素为每位患者匹配相应的对照从而构成对照组。当其他控制混杂变量的方法都不理想时，常采用匹配法。

一旦基于某个变量匹配患者，则无法再分析该变量对结果的影响。为此，当考虑哪些变量作为匹配变量时，应该先确定研究中不需要评价该变量的作用。有时，研究人员会基于患者的年龄和性别进行匹配，却没有充分考虑是否需要评估两者对结果的影响。

在收集数据前做好计划有助于提高匹配的成功率和效率。当然，收集数据之后再匹配也是可以的，但要知道这样做有很多不利之处。其中一个主要缺点是在针对未配对的个体收集数据时会浪费很多时间与金钱。

在报告两组比较的结果时，需要说明是否进行了匹配以及如何匹配的。匹配法完全改变了我们对统计学分析方法的选择。如图 16.1 所示，数据资料在经过匹配之后需要的统计学方法与之前有所不同。例如，匹配后可能用到的统计学方法如配对 t 检验而不是 Student's t 检验，同时可能采用条件 logistic 回归分析而非 logistic 回归分析。

原则 83：考虑用匹配法和 logistic 回归分析的混合法

例 18-1：

可预防性死亡是创伤救治领域的一个主要研究问题。为了分析这些可预防性死亡发生的原因，研究者必须控制创伤的严重性和发生机制带来的影响。经典方法是对这两个变量的效应做算术加权的回归，但这样做并不合适，因为没有在各个创伤机制组的内部对创伤严重性进行校正。另一种常见的方法是根据创伤机制的不同（如穿刺伤、机动车交通事故、坠落伤）分组，然后在组内再对患者进行分析。然而，将患者分层入组可能使每个亚组的样本量过小，以致无法进行有效的统计学分析。

针对这个问题，一个解决办法是混合法。它是一种把匹配法和 logistic 回归分析结合起来以提供令人信服的证据的统计学方法［罗思曼（Rothman）等，2012］。混合法可以在每个具体的创伤机制组中对创伤严重性做统计控制和调整。研究人员使用混合法时可以在分析中同时考虑多种不同类型的创伤患者。

使用匹配法时，要对未配对样本的特征进行描述。当存在偏倚时，应该予以说明并解释其对结果可能造成的影响。一些患者可能无法配对，需解释清楚为什么这种情况不会造成影响。最终匹配完的样本可能与初始的研究组显著不同，也需要解释为什么这种情况不会引入偏倚。举个例子，假定例 18-1 因机动车交通事故遭遇致命伤的受害者中有 1 人身首异处，显然无法找到一个能与之配对（身首异处但存活）的幸存者。但是这种情况也不会削弱研究，因为此人受到的伤害极其严重，与"幸存者"对比的研究并无意义，我们无法从中得到有关创伤救治的知识。

请记住，匹配法可以从一组数字中提取真实关系，是一种有效但比较耗时的统计学方法；另外，匹配法相比回归分析模型在控制混杂变量上具有许多优势。在应用回归分析和倾向性评分分析时，结合应用匹配法可以加强文章分析论证结果的稳定性。尽管以上 3 种方法都有各自的缺点，但如果一篇文章用这 3 种方法都能得到相同的结论，那么文章通常会让审稿人和编辑更加信服，文章也更容易发表。由于匹配法需要人工进行，近年来其应用已经不是很多，但是它有独特的优势，研究人员应该经常使用（译者注：近年来统计学分析软件的发展已经使得这些方法很方便实现）。

原则 84：使用倾向性评分的方法对测量数据的差异予以校正

观察性研究无法对干预方式进行随机分配，因而倾向性评分法被应用得越来越多。倾向性评分是研究对象观测到的协变量被分配到处理组（或暴露组）的概率，用于校正因非随机性分配处理组而引入的偏倚。举个例子，一名研究者可能对每天服用低剂量阿司匹林是否有助于降低某些不良事件的风险感兴趣。他或许不能使患者随机化分到服用阿司匹林组和未服用组，却可以使用一组样本量大的观测数据。假定患者的受教育程度越高越有可能选择服药，因而结局也更好。这就产生了混杂的问题［译者注：可参阅论文"Salas M, Hofman A, Stricker BH. Confounding by indication: an example of variation in the use of epidemiologic terminology. Am J Epidemiol, 1999, 149（11）: 981-983."］。研究者可以建立一个关于患者特征（如教育水平）的 logistic 回归分析模型，并计算出患者可能会坚持每天服用低剂量阿司匹林的概率（0～1）。随后就能在排除这个概率（倾向性评分）的基础上评估服用阿司匹林是否与最终结局的发生相关。在实际应用中，倾向性评分模型包含的变量不仅有受教育水平，还可能有许多其他变量（如年龄、性别、保险类型、合并症等）。倾向性评分常用于以下 4 种情况：倾向性评分匹配、倾向性评分分层、倾向性评分协方差调整、倾向性评分逆处理概率加权。

更多信息

阿米蒂奇与科尔顿（Armitage and Colton），2005；奥斯丁（Austin），2011；罗森鲍勃（Rosenbaum），2010。

（译者：李瞳瞳　审校：李怀东，黄桥）

第19章

多变量分析与模型验证

> "从本质上讲，所有模型都是错误的，但有一些还是有用的。"
> ——乔治·爱德华·佩勒姆·博克斯（George Edward Pelham Box）

原则 85：学习如何用现代多变量分析方法建立可重复性研究

多变量的定义为"具有或包含许多独立的数学或统计学变量"[1]。"multivariable（多变量）"一词在使用中有时可与"multivariate（多变量）"进行互换。一些人坚持认为"multivariable"应该用于描述含有多个自变量但仅有一个因变量的模型；而"multivariate"应该用于含有多个结果指标的模型，如重复测量。由于实际应用中很少进行这么明确地区分，笔者在涉及多个自变量但仅涉及一个因变量的模型分析时仍会使用"multivariate"一词。

不同于单变量分析，多变量分析可同时评估多个自变量各自的独立作用。多变量分析评估多个自变量对一个因变量产生影响的独立的贡献度，确立能解释因变量变异最有意义的那些自变量。多变量分析也能帮助临床研究人员对患者之间的差异做统计学校正。

例 19-1：

假定你打算通过研究确定接受药物 A 治疗的患者的治愈率是否与接受药物 B 治疗的患者的治愈率不同。如果已经把患者随机分成 A、B 两组，但你发现其中一组患者的平均年龄明显比另一组大，这时就可以采用多变量分析的方法对患者年龄进行校正。排除年龄因素的干扰后，就可以确定两组患者的治愈率是否不同。单变量分析可以估计粗略的 *OR* 值；而多变量分析（如 logistic 回归分析）通过对年龄进行变量控制，能估计校正后的 *OR* 值。比起简单的单变量假设检验（如卡方检验和 *t* 检验），应该多使用像这样的多变量模型，即便是随机对照试验也不例外。

更多信息

克莱因鲍姆与克莱因（Kleinbaum and Klein），2010；克莱因鲍姆（Kleinbaum）等，2013；施泰尔伯格（Steyerberg），2010。

原则 86：准确描述如何应用多变量分析法控制混杂因素

混杂因素是一个外来变量，既与危险因素相关，又与结果相关，因而有时会歪曲危险因素与结果之间因果关系的解释。一个极端的例子是：研究人员竟得出口袋里装打火机的人群更有可能发生肺癌的结论。很明显，打火机不会导致肺癌，吸烟才可能引发癌症，而吸烟的人会经常带着打火机。在这个例子中，吸烟就是混杂因素，它与打火机和肺癌都有关联。

未考虑混杂因素是一个常见的、严重的统计学问题。多变量分析通过对这些变量的效应进行校正，能有效解决这一问题。当然，为了让读者判断研究的正确性，必须用通俗易懂的语言描述你是如何控制混杂变量的。审稿人期望你去查阅文献并且学习相关文章。应意识到你的研究中哪些在文献中引用的变量有可能是潜在的混杂变量。即使多变量分析中不涉及这些因素，也应在论文中标明。

更多信息

https://significantlystatistical.wordpress.com/2014/12/12/confounders-mediators-moderators-and-covariates/。

原则 87：掌握 logistic 回归分析

Logistic 回归分析是一种多变量统计学方法，在医学研究中经常被用到，也常被误用。当结果以二分类变量（如糖尿病患者与非糖尿病患者）的形式被记录时，logistic 回归分析是检验多个预测变量的独立作用的一种有效方法。Logistic 回归分析在将来甚至会更重要，因此，较为明智的做法是学习如何使用或至少如何解释统计结果。

霍斯默与莱米肖（Hosmer and Lemeshow）在 2012 年发表的文章中对 logistic 回归分析的细节做了解释。克莱因鲍姆与克莱因（Kleinbaum & Klein）也于 2010 年写了一篇关于自学 logistic 回归分析的文章。其中一些方法过于复杂与冗长，以致无法写进医学期刊论文中；可以把这些分析细节写在稿件的附录部分以备统计学审稿人查看。描述清楚如何使用现代数据降维技术，避免使用逐步回归分析进行变量筛选。施泰尔伯格（Steyerberg）2010 年的论著是非常好的资源，有一定的参考意义。

很多研究者忽略了 logistic 回归分析提供的最有价值的信息：离群值。预测变量经过算数加权后，logistic 回归分析可以根据模型尝试预测结局。那些明显不符合模型的患者（离群值）被标记出来（例如，患者原本预后不良却被预测出预后良好）。再检查一下离群值（按残差大小排序），仔细研究患者的病历记录，与患者或家属面谈以了解模型中尚不包括的其他因素。请记住，错误的研究结果总能提示一些有用的信息。

例 19-2：

在范德堡大学，Cornelius 项目创设的目的就是要建立 logistic 回归模型来预测哪些住院患者会在 30 天内再入院、发生压疮、在院内跌倒、出现血栓、发生医院获得性感染等，logistic 回归模型的方程随后被编入医院电子健康档案系统中。随机选择一半数量的患者进行观察，系统实时展示这些患者并发症的发生概率。针对那些系统显示并发症高风险的患者，医院里有关预防方面的专业人士能及时、可靠地提供所有适合的预防措施。对照组则接受当前的标准治疗方法。通过对所有入院患者进行随机对照试验，我们就能知道什么时候给予这些预防措施能够改善患者的结局。

下面是一个现代自主学习型卫生保健系统的例子。传统方法是用科学化和随机化的方法来学习哪些是有效的机制，然后再使其实现可操作化。而最新的方法是将学习有效机制作为医院运营的自然组成部分。随着时间的推移，医院、科室、医生、护士在如何照顾患者上总会发生一定的变化。如果这种变化完全是偶然的，也就没有可学习的内容了。然而如果这种变化是随机出现的话，我们可以严谨地学习哪些是有效的机制、哪些是无效的机制。在医院环境下想改变文化习惯去接受这种转化性研究是一项挑战，但是不认同这种（学习医疗制度）观念的医院，可能无法在将来收入与医疗质量挂钩的竞争中生存。掌握 logistic 回归分析就是在为你应对将来做准备。

例 19-3：

在这个假想的例子中，研究人员为一个员工健康计划建立了一系列 logistic 回归预测模型，用于计算每个员工患 2 型糖尿病、高血压、急性心脏病等疾病的概率。高风险人群会被邀请加入免费的疾病预防项目。那些参与最初的宣讲会的人会得到一些奖励，最终完成整个项目的人会得到更多的奖励。

这样的体系对当前美国医疗制度来说可能是一种改进。在现有的医疗制度下，大多数患者首次发现自己患有心脏病都是在心脏病发作时。等到那时，1/3

的人已经去世了；即便活下来，花费也是巨大的。在新的体系下，激励机制的投资用在了慢性病的预防上。

原则 88：在得出研究组之间无差异的结论之前，征求其他人的意见

在临床研究中，重大发现通常都是在深入研究数据的基础上得到的。为了控制患者之间的差异，常需要用到多变量分析法；即便是随机化分组的研究，对于完全基于单变量分析的分析结果，也不应该认为不存在差异。

那些对研究课题和统计学方法理解不够深刻的人在分析数据时，经常出现的问题是得出不存在差异的结论。当没有对重要的亚组进行分析或者没有使用检验效能强的多变量分析法时，也会得出错误的结论。

两个或多个变量联合对同一个结果产生影响称为交互作用。绝不能忽略临床上那些重要的交互作用，应避免事后才想起去找寻它们。

例 19-4：

一组研究人员发现在脊髓损伤的患者中，糖尿病和吸烟仅是发生压疮的中度风险因素。然而，既患糖尿病又吸烟的所有患者都有压疮病史。这样的多因素联合效应就是一个交互作用的例子，可以经过统计学检验得出。

例 19-5：

对女性而言，年龄是发生压疮的一个重要预测因子，但对男性则不成立。这种年龄 - 性别的交互作用能显著改进预测模型的性能。

原则 89：清晰地描述所使用的多变量分析的具体方法

虽然你可能使用复杂的多变量分析来控制混杂因素，但是要简化结果的表达方式，使其易于被读者接受。把结果解释清楚，画图展示关键点。这项工作做起来并不容易，也十分耗时。但是如果你跳过这一步，审稿人可能会误解研究中关键变量的独立贡献度。

要点

用简单平实的语言把多变量分析表述清楚，用规范的图表（如森林图或条状图）对结果进行充分说明。

"凡事应尽可能简洁，但不能太过简单。自命不凡的学者总会把事物变得"臃肿"、复杂和有破坏性，而在相反的方向上努力是需要不凡的天赋和极大的勇

气的。"

——阿尔伯特·爱因斯坦（Albert Einstein）

大多数审稿人和编辑都不是统计学家，他们不明白的地方也许会对你造成不良影响。他们对论文统计方面的误解可能导致文章被拒稿。要想让审稿人和编辑对统计学分析有充分的理解，应该注意以下方面。

● 解释你是怎样用多变量分析法来校正变量之间的信息重叠并解决混杂因素问题的。

● 描述在多变量分析时你是如何选择变量的，解释为什么没有选取之前测量结果时涉及的其他变量。

● 指出你是怎样选取某些交互作用的，以及为什么；说明是否检查了其他交互作用。

● 避免将所有自变量都假设与因变量呈线性关系。尝试以限制性立方样条来拟合模型中的非线性关系。

● 表明你使用了现代数据降维处理方法，而避免采用逐步回归分析。

● 文中包含一个详细的附录，以便从另一个角度为统计学审稿人清晰地展示各个细节。

提出一个 logistic 回归分析模型最有力的办法就是在一个完全不同的数据集合中验证这个模型时结果依然成立。这种外部验证能提供严格的证据来说明你的结果不是伪造出来的。

在文章的附录中，你也可以通过添加校准曲线和现代性能指标来提供关于校准和模型拟合的更多详细信息。避免使用弱的拟合优度法，如 Hosmer-Lemeshow 检验；应使用一些现代方法，如 Brier 评分（均方误差）和 Spiegelhalter 校准检验，它们都是一些很有用的度量模型性能的方法。模型整体的准确率并不是很适宜的评分方法，应予以避免，它常以"总的正确百分比"的形式出现在以行展示预测结局和以列展示真实结局的分类表中。当一个事件十分罕见时，即使一个模型毫无价值，但只要模型预测事件不会发生，就会得到较高的准确率。C 指数或曲线下面积（area under the curve，AUC）与受试者工作特征曲线（receiver-operating characteristics curve，ROC curve）的 95% 可信区间能提供更多关于模型的信息。用非参数的校准曲线评估模型中截距的影响。

如果样本量很大，可以把数据随机拆分成训练和验证两个数据集合。对小样本量的数据集，优先选择严谨的基于自举法的内部验证分析。

原则 90：用适用于临床的形式呈现多变量分析的结果并将其转换为图表

多变量分析的表格在提供信息时应该兼顾临床与统计学的平衡，最好是由这两个专业的专家共同设计。关于表格的事宜将在本书的第 24 章进行深入探讨。

不要让多变量分析把论文搞得过于复杂。平衡展示多变量分析结果，表明你没有主观地合成结果，避免使细节不可见，所以要呈现出每个主要分析步骤的分析证据。否则，审稿人可能会怀疑你建立的只是你认为正确的模型，并且只是为了使用统计学来支持自己的论点而已。没有提供这些证据的文章需要读者以极大的信念去接受其中的观点，这是不可能的；而且主观性这么强的情况下，科学性也荡然无存。先详细阐述你的分析，然后再清晰明了、按部就班地"讲故事"。

> **要点**
>
> 当使用多个多变量模型来为比例尺或索引选择变量时，要清楚地说明是如何为最终模型选择变量的。

变量选择的过程应该客观、清楚、定量、可重复。为模型选择变量要概念上行得通（而非依靠经验）。例如，不要仅仅根据大量的单变量检验的 P 值来筛选变量 [孙（Sun）等，1996]；要考虑到那些在临床上有意义的变量。这样的预试增加了 Ⅰ 类错误的发生。避免采用逐步回归分析，代之以现代数据降维处理方法。通过删除存在很多缺失值的数据，剔除高度冗余的变量（如血细胞比容与血红蛋白）和生物学上似是而非的变量，你能缩小潜在混杂因素的筛选范围。

把潜在变量根据逻辑关系和临床意义分组，如既往疾病、损伤严重程度的相关因素、时间因素和治疗因素。然后你就可以按照逻辑顺序和分层设计建立多变量模型，分别检验各阶段或各区组的变量的作用。这样得到的结果比机械性分析数据得到的结果更有实际价值。一旦模型建立好，就可以把结果画成森林图。要知道森林图是把模型里的变量转换成图表的一个极好的方式。

原则 91：学习生存分析方法（Kaplan–Meier 法、Log–rank 检验和 Cox 比例风险回归分析）

这几种生存分析方法是现代医学研究中四种最常用的统计学方法中的三种（表 16.1）。Kaplan-Meier 法表示的是多个组别的总生存率（或其他事件）随着时间的变化趋势。Log-rank 检验则为我们提供一个 P 值以评估是否存在组间差异。Cox 比例风险回归分析使研究者能够在一个多变量模型中评估多个预测因子的作用。

这些方法的逐渐普及是由于它们功能十分强大，研究者可以使用较少的样本量来分析他们的时间 – 事件数据，同时能保证较高的检验效能。这些方法不仅可以应用于以死亡为结局的时间 – 事件数据，也能用在其他很多研究领域里，如以其他结局为研究终点，且研究中不是所有受试者都能达到终点（有删失）的情况。考虑一下在你的研究中如何创造性地使用生存分析来分析与事件发生时间相关的因素，如下次心脏病发作的时间、恢复工作的时间、再入院时间等。

要想在高水平期刊上发表文章，必须说明模型已经校正了哪些混杂变量和不同的随访时间。你所需要的工具就是 Cox 比例风险回归分析。虽然很多研究人员发现请生物统计学家做分析其实更容易一些，但是你应该学会如何使用这项技术并与生物统计学家合作完成这项工作，原因有以下几点。首先，如果你了解建立生存模型的基础知识的话，你们之间能进行更有效的交流；其次，多变量模型经常需要根据多年临床经验去判断并选择最佳的分析变量。

研究者必须意识到所用的统计学方法的前提假设，并且在文章方法学部分用一句声明予以记录，示例如下。

"对于所有 Cox 模型，我们以 Schoenfeld 残差和随访时间作图，发现没有违反等比例风险假设。（For all Cox models, we plotted Schoenfeld residuals against follow-up time and found no violation of the proportional-hazards assumption.）"

"我们用 Cox 比例风险模型来估计风险比（HR）和 95% 可信区间。用 Schoenfeld 残差检验的方法确认干预分组变量的等比例风险的前提假设；没有发现违反假设的情况。（Cox proportional-hazards models were used to estimate hazard ratios and 95% confidence intervals. The assumption of proportional-hazards regarding the intervention arm was confirmed by means of the Schoenfeld residuals test; no violations of the assumption were found.）"

Cox 模型的一个假设是等比例风险假设。通常，我们通过估计实际观察值与估计值之间的差（残差）来评价模型拟合度。对 Cox 模型来讲，情况就更为复杂一些，用 Schoenfeld 残差（或偏残差）来评估比例风险假设。在统计学软件中运行 Cox 模型后，保存偏残差，然后以 Y 轴代表 Schoenfeld 残差、以 X 轴代表随访时间作一个平滑的散点图来评价相互关系。也可以以 Kaplan-Meier 生存函数负对数的对数 [log（–log（Kaplan-Meier 生存曲线））为 Y 轴] 相对于时间对数 [log(t) 为 X 轴] 来画图，检查分组绘制的生存曲线是否平行。还可以在 Cox 模型中检验时间的对数和处理分组变量的交互项 [log(t)*treatment] 是否显著，如果交互作用显著，且有非等比例风险的证据，则可在模型中纳入交互项估计时间依赖的风险比。与你的生物统计学家紧密合作以便理解这种分析类型的细微要点。

更多信息

科利特（Collett），2014；考克斯（Cox），1972。

原则 92：熟悉现代统计学工具

审稿人和编辑都预计表 19.1 中所列出的统计学方法会在将来越来越重要。一个明显的主题就是大数据。学习这些领域的技能会是一项明智的自我教育投资。一位有经验的方法论者能帮你把这些方法结合到你的研究中去。

谨慎应用那些还没有经过充分发展和严格验证的新的统计学方法。当使用新的统计学方法时，提前阐述你将用已得到充分评估的统计学方法（表 19.2）来分析数据。

表 19.1　未来有前景的统计学方法

- 大数据技术
  - 应用比以往更复杂的模型以分析大量测量数据
  - 处理大规模人口的大数据并持续发展
  - 辅助评估大型数据库中某些信息的统计学方法
  - 对严格统计的需求在各水平上都不断增长，在研究大数据方面计算技能越来越重要
  - 大数据技术，分析高维数据和海量数据集的方法
  - 由于有很多基于大数据的分析方法，所以需要适当地选择统计学方法
  - 适用于处理大量复杂数据（如全基因组测序数据）的统计学技术还有待开发
  - 大数据和机器学习技术：需要培训编辑和审稿人如何判断和解释
  - 对已存在的"大"数据进行复杂回归分析
  - 对注册登记数据和大量临床数据的分析需要重新考虑
- 自举法（bootstrap 法）
- 群随机试验的技术
- 模拟
- 分子遗传分析统计
- 缺失数据的处理（如多重填补）和评估方法
- 倾向性评分分析
- 匹配具有可比性的人群后进行统计学分析

续表

- 偏倚表
- 自适应性临床试验
- 实效性临床试验
- 随机森林法
- 边际结构模型
- 孟德尔随机化 [伯吉斯与汤普森（Burgess and Thompson），2015]
- 竞争风险分析
- 中介效应分析［如 X 产生 M（介质），M 产生 Y］
- 用观测数据推断因果关系的统计学方法
- 混合效应模型
- Logistic 回归分析
- Cox 比例风险回归分析
- 数据降维
- 非参数法
- 多水平数据模型
- 纵向数据模型
- 路径分析
- 多维尺度分析
- 半参数回归法
- 嵌入电子健康记录系统中可学习资源的自主学习工具
- 自动表型：识别电子病历中新的疾病或流行病的异常模式的工具
- 统计数据清洗工具：能够自动检测出数据集中可能的错误，如血细胞比容和血红蛋白的数据颠倒
- 系统评价与 Meta 分析的实施和解释方法（评判组对此有分歧。一些人认为这些方法在将来会更重要，而另一些人则持怀疑态度：“如果说 Meta 分析就是分析，那么形而上学 / 玄学对物理学算是什么。”）
- 变量聚类
- 稀疏主成分分析
- 有序回归
- 递归分割 / 分类与回归树（CARTs）（主要用于显示模型和理解交互作用）
- 定性研究技术
- 贝叶斯分析
- 一般线性模型
- “关键不在于哪种技术，而在于应用了适当的技术。”

注：基于对同行评议调查问卷（附录 B）中问题 33（“您认为将来哪些统计学方法会变得更重要？”）的反馈。

表 19.2　弱／过时的统计学方法与强／现代的统计学方法之比较	
弱／过时的方法	**强／现代的方法**
应用二分类变量	利用连续变量
报告结果为 $P<0.05$	完整的 P 值，例如 $P=0.017$
报告结果为无显著性差异	完整的 P 值，例如 $P=0.89$
过于简单的模型	带限制性立方样条和严格自举法验证的 logistic 回归分析
假设线性的方法	灵活的非线性方法
逐步变量选择	数据降维方法，惩罚函数法／缩减法
参数方法	非参数法
Pearson 相关	Spearman 相关
Student's t 检验	Mann-Whitney U 检验
配对 t 检验	Wilcoxon 符号秩检验
重复测量方差分析	混合效应模型／Friedman 秩检验
以 Cohen 效应值估计样本量大小	基于临床有意义的终点估计样本量大小
末次观测值结转法（LOCF）或单个值（如均值）填补法	完全最大似然法或多重填补法
$\pm$ 均值的标准误	95% CI（可信区间）
神经网络	随机森林法
没有模型验证	自举法验证
将有序变量二分类	有序变量回归

原则 93：做结论时用临床常识来解释数据结果，但勿夸大结果

在分析研究结果之后，与研究团队一起讨论，然后谨慎地得出结论。得出结论是科学方法的第 6 步，也是最后一步。当你和你的研究团队完成了观察阶段，你就可以进入 "POWER 原则" 的第 3 阶段：撰写（writing）。

（译者：李瞳瞳　审校：李怀东，黄桥）

参考文献

[1] Merriam-Webster's Collegiate Dictionary. 11th ed. Springfield, MA: Merriam-Webster Inc, 2008.

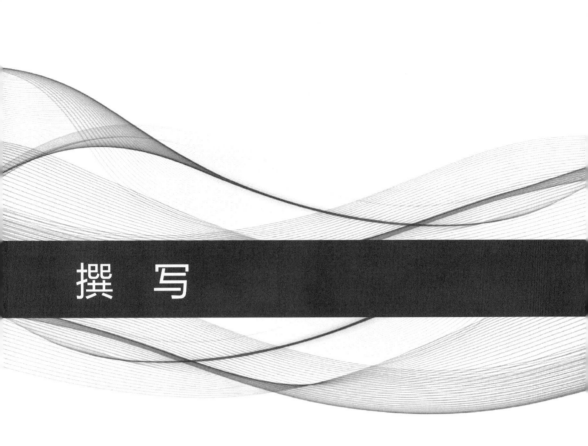

撰　写

在写作阶段需要回答几个关键问题，每一部分需要回答的问题如下：

- 为什么要开展这项研究？（引言）
- 这个研究做了什么？（方法）
- 这个研究发现了什么？（结果）
- 研究结果有何意义？（讨论）

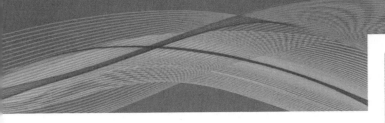

第20章

标题页

原则 94：按照一定的顺序高效地撰写论文的各部分

随着研究计划和观察阶段的结束，你已经获得了撰写论文的绝大多数素材。事实上，极少数的医学论文是按照从头到尾的顺序撰写的。为了使读者轻松地应用本书，接下来笔者将以一篇经典文稿为案例来讲述论文的撰写。

很多有经验的医学写作者会先从方法学部分开始撰写，原因在于他们可以很轻松地写出 3 ~ 4 页的方法学内容。而一旦开始撰写方法学部分，剩余部分的撰写会变得更简单。通常，方法学部分的撰写是最难的。还有一种明智的做法就是可以在这项研究完成前撰写出绝大多数的方法学部分，因为你对这些细节记得比较清楚并且已经预先设定好分析计划。

在完成了方法学部分后，很多研究者开始制作图表。这将是文章的主要部分，而且有助于撰写结果部分并且将内容讲述成一个"故事"。表 20.1 是文章中各个部分的撰写顺序与投稿文章中各个部分顺序的对比情况。

原则 95：给论文一个聪明、简洁、时髦又专业的标题，借此吸引审稿专家

一个潜在的读者最先看到的就是论文的标题，因此要把论文标题设置得耐人寻味且通俗易懂。一定要确定标题能够显示出"这是新的"以及"我们清楚我们正在做的内容"！标题非常关键。因此，设定标题时要仔细思考。表 20.2 展示了一个好的标题所需要的关键要素。

表 20.1 一篇经典文稿的撰写顺序 vs. 投稿文章中各部分内容的顺序

推荐的写作顺序	投稿时的最终顺序
方法	投稿信
表（带有标题及注释）	标题页
图	摘要
图注	引言
结果	方法
标题页	结果
引言	讨论
讨论	致谢与支持信息
参考文献	参考文献
致谢与支持信息	表（带有标题及注释）
摘要	图注
投稿信	图

表 20.2 好标题的关键要素

要告诉编辑"我们有新的信息并且这将是一篇高影响力的文章"

展现出"我们明确知道我们在做什么"

耐人寻味

容易理解

对论文内容进行精确的概括

具体涉及的研究范围

不要用未经解释的缩略词，除非它们是通俗易懂的。以下是被大多数期刊接受的缩略词：
   HIV、AIDS、$CD4^+$、DNA、RNA、IQ

简明扼要

10 ～ 12 个单词的长度

提示研究的设计类型，例如"一项 ×××× 的随机对照临床试验"

醒目，吸引读者

以关键词开头

语法正确

措辞适合目标期刊的读者

陈述论文的主题而不是结论（不要表述为"X 预示着 Y"，应该采用"X 对 Y 的影响"的表述方式）

避免太花哨或者以问题的形式呈现

如果研究发现并不是广泛适用的，一定要确定标题不要提示研究以外的内容。标题能够解释样本和普通人群有何区别吗？就像一位编辑建议的那样，"看一看标题是否能够展示出研究发现在现在或者在将来是否可能提高患者所接受的医疗护理水平（或至少可以应用于患者的医疗护理）"。

避免标题太过花哨或者声明某个观点。与其写成"治疗方法 A 优于治疗方法 B"，不如写成"比较治疗方法 A 和治疗方法 B 的随机对照临床试验"。很多临床期刊不允许声明性的标题，然而一些基础科学期刊却鼓励这样做。一定要按照目标期刊的投稿指南和风格来选定标题。

原则 96：要像一名有经验的科学家一样设计标题页的版式

论文的标题页需要给人一种印象：作者是一位有经验的科学家。

在撰写论文时，应该采用以下方法来避免合著的相关问题。在写初稿时只列出你的名字以及"等"，如"史密斯等（Smith et al.）"。为了公平，让每一位合著者在这篇论文中都拥有他 / 她自己的位置；但要明确你需要从每个人那里得到什么，以及什么时候。如果你在初稿中列出了很多作者的名字，那么一些作者会认为他们不再需要为这篇论文做出什么工作，甚至会离开并且参与到其他工作中。这样当你在终稿中删除他们的名字时，你会处在非常尴尬的境地。

对医学研究相关期刊而言，作者的顺序通常是这样的：第一作者是完成了这篇论文绝大多数工作的那位；最后一位作者通常是第一作者的导师、小组中资历较高的人或者实验室的主任；其他作者都是按照贡献的多少来排序。绝不要将共同作者作为一种礼物或者恩惠。一定要确保保留中间名字的缩写。作者的标准见附录 A（Ⅱ.A.2）。

同样也要在标题页中包括"最后的修改日期"以及目标期刊的名称，但这些都应在投稿前删除。这些信息对你的同事有用，因为他们可以给你一些反馈。

原则 97：删除标题中非必要的单词及短语

表 20.3 显示了通常可以从标题中删除的单词和短语。

表 20.3	避免在标题中出现的短语

对于所有研究

- A Fishing Expedition to Find Significant *P* Values Related to[a]

- A Study of

- A Study to Determine the

- An Innovative Method

- An Investigation into

- Contributions to

- Correlations of

- Investigations on

- Means of

- Notes on

- Observations on

- Preliminary Studies of

- Report of a Case of

- Results of

- Retrospective

- Stepwise-Variable Selection

- Studies on

- The Effects of

- The Impact of

- Use of

对于横断面研究

- A Test to Predict

- Cause of

- Development of

- Predictors of

- Incidence of

注：[a] 表示讽刺。（译者注：表中内容不适合翻译成中文，因为翻译成中文后反而不适合告诉读者怎么撰写英文文章了。）

（译者：王国旗　审校：罗从娟）

第21章

摘要

撰写一个清晰的摘要

原则 98：花时间润色摘要

一个好的摘要可以给人留下深刻的印象，能引起编辑及审稿人的注意，而且由于大多数人只读摘要，因此一定要安排足够的时间来认真撰写摘要。摘要需要显示研究是认真完成且具有重要临床意义的。让你的同事提出反馈意见并且确认需要凝炼的句子。

编辑会通过摘要来确定这篇论文的文笔如何，以及标题是否符合期刊的要求。很多编辑会最先阅读摘要的最后一句。一个好的摘要必须是准确的、有代表性的，并且结构排列适用于目标期刊。例如，如果目标期刊采用的是单一段落的版式，很显然你也应该这样做。

在摘要的开头清楚地描述问题。简单、充分地描述研究的目的，而且要确保研究目的对一个单一研究来讲不要太宽泛。帮助读者理解你所验证的内容，在摘要的方法学部分阐述最初的假设或者试图让读者容易理解你的可验证的假设是什么，然后在论文方法学部分的统计学分析中阐述正式的假设内容。解释你是怎么实施这个研究的，最后描述任何有统计学意义的结果以及主要结论。

由于很多摘要组织得不好，很多组织结构未调整的摘要可以通过采用《新英格兰医学杂志》四部分结构的模式（背景、方法、结果、结论）来修正。避免摘要和正文中出现完全相同的语句。

大多数科研人员将摘要作为论文最后一部分来写。一些研究者则是首先撰写摘要并将其投至会议上，并用它作为撰写论文剩余部分的向导。一定要记住，无论采用何种方法，好的摘要需要反复修改甚至重写。

一定要回答编辑和审稿人常考虑到的以下问题：

- 该研究在尝试做什么及为什么要这样做？
- 为什么这是一个需要解决的问题？
- 这是一个严谨、科学的实验设计吗？
- 文章有高质量的数据集吗？
- 这会是一篇有高影响力的论文吗？
- 结论恰当吗？

编辑和修改摘要

原则 99：保持摘要的简短性

不要让编辑告诉你："摘要太长了！"

大多数期刊都会在网站上设置一个版块来描述如何对投稿的论文进行排版（通常叫作"作者须知 / 稿约"）。一定要准确地听从期刊的指导意见并参照目标期刊上近期发表的文章摘要。通常情况下，一个结构完整（版式确定）的摘要应少于 250 个单词，无组织结构的摘要通常少于 150 个单词。一些期刊（如心理学期刊）则建议摘要少于 120 个单词。

不要通过删减关键信息来缩减摘要的长度。摘要必须要总结研究设计并简洁地声明结论（例如，$n=X$；不良结局的百分比 $=Y$）。不要仅仅承诺你将在正文中描述你的发现。把重要的数据放在摘要中。提供主要终点的 95% 可信区间（而其他指标则采用自举法）。不要把 P 值作为唯一的证据，绝不要把重点放在 P 值后面有多少个零。相反，应该把重点放在有临床意义的主要终点的 95% 可信区间上。还应该在摘要中简洁地描述研究发现的临床相关性。

删除大多数缩略词及不必要的单词。不要用缩略词，除非你非常确定投稿的那个期刊的读者能够理解这些缩略词。绝不要在摘要中引用图片和表格。如果所投期刊没有特别的要求，那么不要在摘要中放入关键词。在检索文献时，可以在 MeSH 主题词表中确定合适的关键词。在 PubMed 中，将摘要格式改成 MEDLINE 的格式，向下滚动查看 MeSH 主题词，并将这些关键词放在摘要的最后。

要点

基于你的数据，要保持摘要结论的准确性和保守性。

以基金支持来源及来自 ChinicalTrials.gov 的临床试验注册号（如果来自美国以外的地方，则以相应的参考标准来写）来结束摘要，例如"由 ××××××× 基金支持，ClinicalTrials.gov 的注册号为 ×××××××"。

如果研究计划获得了任何基金的支持，如临床与转化科学基金（Clinical and Translational Science Award，CTSA），一定要将它引用上。这些引用行为对衡量基金的支持效果至关重要，还可以帮助你的机构滚动申请这些重要的基金项目。

例如：

"这个项目是由 CTSA 支持，编号为 UL1TR000445，来自国家进步转化科学中心。论文的内容由作者负责，不代表国家进步转化科学中心的观点。〔The project（publication or poster）described was supported by CTSA Award No. UL1TR000445 from the National Center for Advancing Translational Sciences. Its contents are solely the responsibility of the authors and do not necessarily represent official views of the National Center for Advancing Translational Sciences or the National Institutes of Health.〕"

将所有支持研究计划的基金引用上。不需要限制论文可引用基金的数量，并且这并不占用正文的字数。

（译者：王国旗　审校：罗从娟）

第22章

引言

通过回答问题"什么是新的？为什么我要关注？"来捕获编辑的注意

原则 100："以雷声开始，将沉睡的读者惊醒"

写出有强引导力的段落并且直接阐述讨论的精髓来吸引读者。引言及各个部分的第一句必须是新颖的、能够吸引读者的［贝克（Baker），1986］。一个有争议的问题、一个新的观点及偶尔一个好的引用都可以作为吸引读者的"诱饵"。

有时候你需要做的只是删除一个单词来改善语言节奏，但是更多时候修改引言需要花费更多的时间和精力。要富于想象力，而不是模仿。对问题的范围、患病率或成本的简明描述是有效的——如果它写得好且有趣的话。

詹姆斯·瑟伯（James Thurber）的编辑曾经告诉他要以一个简短、引人注目的标题作为其新闻报道的开篇［吉尔摩（Gilmore），1989］。第二天，瑟伯的文章开头是："死者！这就是那个人……（Dead. That was what the man was...）"

很显然这有点极端，但是你需要站在审稿人的立场去考虑，比如说他们可能疲惫了、过劳工作了，并且对标题感到完全厌烦了。为了吸引他们，你要解释清楚为什么你的研究是必要的，并且表达出你对这项研究的激情和热爱。读者都希望你能够回答他们的问题，即"为什么我要读这篇文章？"不要夸大，绝不要让语言变得情绪化和充满敌意。

引言部分一定要着眼于文章的整体视角和内容。应将引言很官方地与研究的主体连接起来。

原则 101：引言要避免以简短的、不连贯的、过于简单的句子开始

引言的第一句话必须以提出一个定义开始。这可以让你以简单而不平凡的方式开始讲述你的"故事"。有经验的医学写作者会以一个更加复杂的句子开始。句子里包括定义而又不仅仅是定义。这里有一些例子。

修改前："慢性淋巴细胞白血病是以成熟 B 细胞的聚集为特点。在西方国家的成人中慢性淋巴细胞白血病是最常见的白血病。"

修改后："慢性淋巴细胞白血病是西方国家成人中最常见的白血病，其以成熟 B 细胞的聚集为特点。"

修改前："莱姆病是由伯氏疏螺旋体引起的炎症紊乱。莱姆病是美国最常见的寄生虫感染性疾病。"

修改后："莱姆病是一种由伯氏疏螺旋体引起的炎症紊乱，是美国最常见的寄生虫感染性疾病"。

为了避免写作过于跳跃，想象着你是在用针和线"编织"一个想法，而这个想法来源于上一句话并且要与下面一句话相连接。想要了解更多这方面的技巧，可阅读威廉姆斯（Williams）的论著《风格：清晰与优雅的教程》（*Style: Lessons in Clarity and Grace*）。可以参见表 28.4，其中列出了一些用于过渡的词句。考虑到上一句里面陈旧的信息，在开始下一句时要有所转换，以给读者呈现出新的信息。如果新的信息是支持前面旧的信息的话，这样的转换可能采用"类似地（similarly）"这样的表述；如果新的信息与前面旧的信息是相反的，则采用"相反地（in contrast）"或者类似的表述。

提供足够的背景信息

原则 102：参考文献及定义背景信息

引言部分应以简明、宏观地描述论文的研究问题为起始。在接下来的一些句子中，参考以前的工作来支持你对问题的评估。

在引言部分要定义文章的主题。定义标题或者引言中任何新的、不寻常的或者模糊的术语，例如"营养不良状态（poor nutritional status）"或者"可预防的死亡（preventable death）"。如果其他作者对这些术语的定义与你不同，那么你需要帮助读者理解两种定义的区别，并且解释为什么你要这样定义。

预期并且避免收到如下类型的批评。

- 应用"高危"这个词语时必须谨慎，必须要给出定义并且引用参考文献。否则读者可能会想，"什么是高危？所有的患者是否都处在相等的高危状态下？"（The phrase "high risk" must be applied carefully, defined, and referenced. Otherwise, the reader may wonder, "High risk for what?" "Are all patients at an equally high risk?"）

- 请澄清什么是"重度抑郁"。（Please clarify what is meant by "severe depression".）

- 怎么定义这个条件？（How do we define this condition?）

- 推测我们测量的结果可能与金标准相悖。但是这个结果是什么，它是怎样来的？（Presumably, there is some gold standard against which we measure care. But what is it, and how is it derived?）

- 需要定义"无特别事件的"。（"Uneventful" should be defined.）

要点

定义所有可能存在问题的术语。

你可能深信没有必要下定义，因为同行能够理解你的术语。但是当今有些审稿人并不是来自你的专业领域，可能不理解你的术语。定义那些不常用的术语可以让研究更易于理解，这样也会提升文章的等级。

原则 103：撰写一个简洁且重点突出的引言

审稿专家经常抱怨引言太长，并且包含了过多的既往研究、过多的参考文献并且引证不够有力。避免撰写冗长的引言，因为那样会让审稿专家抱怨："谁关心这个问题啊？"

可以通过解释为什么研究的问题是重要的、有趣的或者是有争议的来提高引言的水准，但是不要大段地引用教科书里的内容。尽管你可能已经完成了大量的文献阅读，但是在引言中只包含最相关和最重要的内容即可。应对以下的批评意见有所预期。

- 在类似的患者中，既往研究报道的灵敏度、特异度和预测价值是怎样的？（What sensitivities, specificities, and predictive values have been reported in similar patients?）

- 引言中需要引用参考文献来展示报道的结果比安慰剂强，不然读者会想"没有一种药物是有效的"。（The Introduction needs to reference the literature to show that the reported results are better than a placebo; otherwise, a reader may think, "Maybe neither drug is effective."）

- 在这种情况下，这种治疗的总体成功率是多少？（What is the overall success rate for this treatment in patients with this condition?）

- 组间的并发症发生率有什么区别？（What is the difference between the complication rates for these groups?）

- 一种因素在导致并发症方面与另一种因素同等重要的证据是什么？（What is the evidence that one factor is as important as another in causing the complication?）

原则 104：引用文献来丰富引言

一方面，在引言中不要过度引用参考文献，这一部分必须特别简短；另一方面，如果你的样本量较小或者如果没有一个理想的对照组，你可以通过引用好的文献来强化你的文章。

新闻工作者菲利普·罗斯（Philip Ross）于 1995 年写道："历史上健康建议的'触发器'是规则而非例外。"为了避免这种类型的批评，你需要证明你理解了研究主题的历史重要性。在这个知识体系中定位你的研究。例如，你的研究是否有一个相对较大的样本量，是否较好地控制了混杂因素，随访时间是否较长，是否有更多的近期数据或者更加准确的测量指标？尽可能在引言中精确地总结上述信息并在讨论中详细叙述。

这些"触发器"往往是纳入标准导致的结果，而纳入标准并不聚焦在一个高危患者的同质组上。直到现在，如何识别高危患者仍然是个难题。如今在电子健康记录中建立一个实时预测模型是可行的。与其依赖过于简单化的纳入标准或一个简单的评分系统，研究者倒不如基于 logistic 回归模型的可能性来评估干预方式的危险因素分层。

> **要点**
> 　详细地描述当前科学知识鸿沟的具体情况并解释你的研究是如何弥补这个鸿沟的（图 22.1 和 22.2）。向读者展示这个内容仍是未知的。

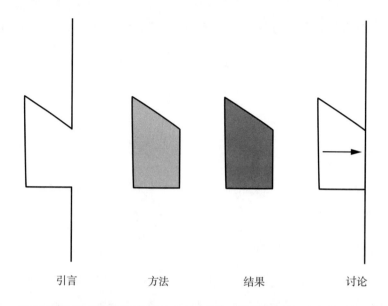

图 22.1 一篇文章是如何填补文献中的空白的。引言必须正视科学文献中具体的知识鸿沟；方法部分必须展示出你将如何填补这个不足；结果中要展示你是怎么填补这个不足的；讨论则应展示出你是如何将科学的界限向前推移的

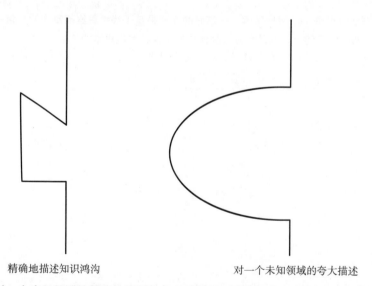

图 22.2 对一个未知领域的精确的定位与夸大的描述。精确地定义现有科学文献中的知识鸿沟，避免泛泛地谈论这方面所知甚少

原则 105：阐明你的研究预先设定的目的

研究不应该令读者感到是为了获得不同测量结果间的任何统计学差异而进

行的分析。在引言中，要提供一个清晰的线图（图 22.3）以显示研究的方向，这样审稿专家就不会将其解释为一个"非法调查"。一个预先确定的、带有主要结局指标的已注册分析计划是避免这种批评的最好方式。

明确文章的关键要点并写下来，不要偏离主题。直接把信息传递给读者，而不是让读者自己去找。明确地表达目的和假设。

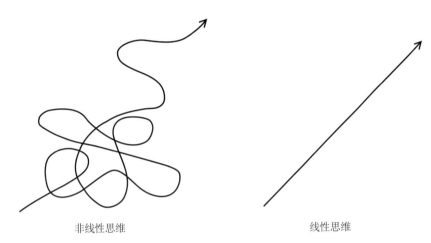

非线性思维　　　　　　　　　　　　　　　　　　　　　线性思维

图 22.3　非线性思维 vs. 线性思维。一篇好的文章是基于线性思维而写作的。每一部分都是建立在前一部分的基础上。以科学方法的六步作为这种线性思维的基础

确定在文章中从目的（在引言中）到结论（讨论部分的结尾）遵循的是线性思维过程。偏离假设或者目的是很多研究论文存在的问题。一篇好的文章关注的主要问题一般只有 1 ～ 2 个而不是 14 个。在引言的结尾，要描述这项研究的总体目的，而不是结论。

如果很难决定从哪里下笔，那么就在文章的每一个主要部分（即引言、方法、结果和讨论）都写一句话。对于每一部分，其相应的那句话都要回答这一部分最重要的点是什么。明确这四点有助于写出目的明确且通俗易懂的文章。如果这种方法没有作用，那就请记住史蒂夫·马丁（Steve Martin）说过的话："作家思路的停滞只是他们喝酒的借口。"

更多信息

参见美国心理学会 2010 年版的《美国心理学会出版手册》（*Publication Manual of the American Psychological Association*），以了解更多关于引言的例子和详细信息。

原则 106：润色文章中最重要的句子

> **要点**
>
> 引言的最后一句是全文中最重要的一句。在这里你必须让审稿人相信研究中提出的研究问题是一个重要的需要回答的问题，而不管答案是什么。要一直修改引言中的最后一句话，直到它变得引人注目。引言必须要为这句话建立一个合乎逻辑的、线性的、非曲折性贯穿该领域历史的情境，并且应该从宽泛的背景汇集到你的明确的问题。可以在顶级期刊的引言中学习引言最后一句的相关写作技巧。

在你的研究中，你要去解决哪些在既往文献中还没有被解决的重要问题？要花费时间仔细考虑这个问题直到它变得精确为止。要让审稿人很容易明确你最初的研究目的，方法就是将这句话作为引言的最后一句。

审稿人会想：

● 最重要的问题是什么？（What is the big question?）

● 这个问题怎么解答？（Where is this going?）

让审稿人跟上文章节奏的方法之一就是在每一步的科学方法中都写上一句话。关于科学方法第一步的那句话应该在引言的最后，而且应该以下面这样的形式来表述。

"这个研究要解决的问题是，根据目前的医学文献，治疗方法 A 或 B 哪个对于患有 X 疾病的患者更有效目前还不明确。（The problem that this study is designed to address is that from the current medical literature, it is unclear whether treatment A or treatment B is more effective for patients with disease X.）"

原则 107：精炼引言

写好引言是比较难的，因为需要用尽可能少的词汇来呈现出尽可能多的信息。引言的字数应该为多少呢？查看你想要投稿的期刊最近发表的文章的引言，文章的引言字数应该少于或等于它们的平均字数。一个好的经验法则是将引言控制在一个双倍行距的页面内。为了提高写作效率，最好不要写一个 5 页的引言，然后再花大量的时间来考虑应该删除哪些内容。如果引言超过 1 页，可以考虑将相关段落放到讨论或者附件内。

有时候，写引言最好的方法是先写一个版本，然后再从整体上去审读。为了写出一个高水平的引言，可以找一个人来"质问"你。认真考虑什么才是研究真正需要回答和解决的问题。然后扔掉之前写的引言，用一张空白纸来重新写一个高水平的、有深刻见解且简洁的引言。

要点

几乎所有的审稿人和编辑都赞成这个建议：引言越简短越好。

更多信息

兰（Lang），2009。

（译者：王国旗　审校：罗从娟）

第23章

方法

方法部分的目标

注意：方法部分和每一个主要部分均应另起一页，以便于审稿人浏览。

原则 108：尽量在方法部分提供足够多的细节以证明研究的可重复性，并使用补充附录来提供更多的细节

方法部分最容易撰写，因为它仅仅是对研究所做的工作进行复述。然而，讽刺的是，方法部分写作较差是稿件被拒的首要原因（图 23.1 和 23.2）。

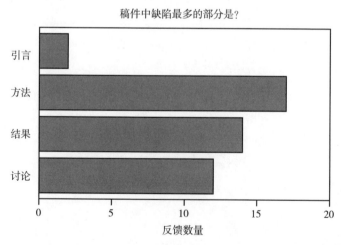

图 23.1　稿件中缺陷最多的部分。源自对同行评议调查问卷（附录 B）中问题 3 的反馈。基于卡方检验，P=0.010

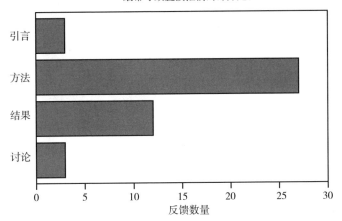

最常导致直接拒稿的部分是?

图 23.2　稿件中最常导致拒稿的部分。源自对同行评议调查问卷（附录 B）中问题 4 的反馈。基于卡方检验，$P<0.001$

> **要点**
>
> 　　研究结果的可重复性是科学的核心，所以应确保有足够的时间来完整、准确地撰写方法部分。

　　方法部分的书写目标是清楚且详细地阐述研究的设计。优秀的方法介绍是一篇成功的论文中不可或缺的部分。如果方法部分在双倍行距的情况下少于 4 页，你很可能需要在提交论文之前再添加更多的细节。审稿人经常会因为方法部分少于 4 页而拒稿。

　　为了避免超过目标期刊的字数限制，可在论文附录中添加额外的细节。这些并不计入论文总字数。这些附录材料可包含一份描述了预分析计划、建模策略和验证方法、诊断模型、敏感性分析的研究方案，一份调查表或数据收集表，以及关于统计学分析和统计学软件编程或语句的额外细节。对于不包含个人健康编号的研究，甚至可以在附录中包含一个该研究的原始数据表及统计编码，案例可参见马龙（Maron）等 2011 年的文章。附录同样可以直接给到需要额外细节的统计学审稿人。

　　主译注：

马龙（Maron）等于 2011 年发表的文章如下。

Maron DJ, Stone GW, Berman DS, et al. Is cardiac catheterization necessary before initial management of patients with stable ischemic heart disease? Results from a Web-based survey of cardiologists. Am Heart J, 2011, 162（6）:1034-1043.e13。

该文附录包括 4 个部分：9 个附表、原始调查数据、对每个调查问题的描述和调查应答率。

示例：

"进行敏感性分析以评估主要疗效分析的稳定性（参见补充附录）。[Sensitivity analyses were performed to assess the robustness of the primary efficacy analysis（see the Supplementary Appendix）.]"

"样本量判断和统计学分析的额外细节参见补充附录。（Additional details of the sample size justification and statistical analysis are provided in the Supplementary Appendix.）"

一位非常好的在线共享研究原始数据和统计编程的研究者是 Jeffrey Leek。参见：http://jtleek.com/papers/。（译者注：原网址已失效，请见新网址 https://github.com/jtleek/datasharing。）

原则 109：根据有意义的下级标题来组织方法部分

表 23.1 展示了方法部分下级标题的范例。使用下级标题可使论文的撰写更容易，并且易于审稿人和读者的理解。应确保所使用的下级标题是合乎逻辑且有意义的，并确保有足够的文字内容对下级标题进行解释。应避免在一个下级标题下只有一两句话的情况出现。

关于随机对照试验的内容中有一个新出现的重要的副标题——"研究监管"。

例句：

"研究方案和附录材料中最新版本的统计学分析计划通过了各参与医院机构审查委员会的审查。研究的开展遵循《赫尔辛基宣言》与《国际协调会议关于良好临床实践指南》中的条款。所有患者均签署了书面的知情同意书。（The study protocol, available along with the most recent version of the statistical analysis plan in the appendix of supplementary material, was approved by the institutional review board at each participating hospital. The study was conducted in accordance with the provisions of the Declaration of Helsinki and International Conference on Harmonisation Guidelines for Good Clinical Practice. All the patients provided written informed consent.）"

其后描述数据和安全监控计划，以及预先确定的中期分析。

例句：

"中期分析预先设定了提前终止研究的规则（参考文献 x）。数据和安全监控委员会组织了 4 次安全审查。此外，在入组样本量达到要求的 33% 和 66% 时，进行了 2 次中期疗效分析；对成组序贯试验的检验，由 O'Brien-Fleming 界值的 Lan-DeMets 近似值确定 2 次中期分析显著性水平的校正，双侧 *P* 值等于或小于 0.0×××被认为具有显著性差异。（Rules for stopping the study early at interim analyses were prespecified（reference x）. The data and safety monitoring board conducted four safety reviews. In addition, two interim efficacy analyses were performed, after 33% and 66% of the required patients had been enrolled; adjustment of the level of significance to account for the two interim analyses was determined by the Lan-DeMets approximation of the O'Brien-Fleming boundaries for group sequential testing, with a final two-sided *P* value for significance of .0XXX or less.）"

表 23.1	方法部分中作为框架结构的下级标题举例 [a]

研究设计

合格标准

随机化与盲法

干预与依从性

终点评估

安全性

研究监管

统计学分析

****

患者

研究设计

研究终点

统计学分析

****

研究设计和人群

临床评估

干预

结局评估

统计学分析

注：[a] 导师可以使用这些下级标题来创建一个大纲，以帮助被指导者更高效地工作。

研究设计

原则 110：进行高含金量的研究设计并使用精准的术语定义

当然，方法部分要对研究设计进行描述并且说明数据的收集方法。然而，正如卡希尔与坎皮恩（Kassirer and Campion）1994 年所指出的那样，很多稿件因为作者没有充分说明实验设计而被拒稿。这个问题在图 23.3 和 23.4 中同样显示出来。

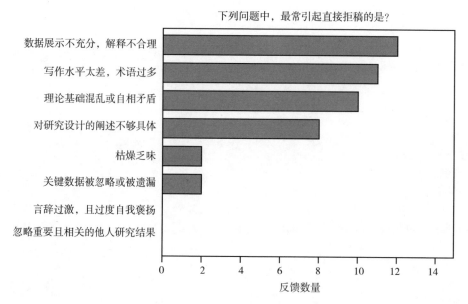

图 23.3　引起直接拒稿的表述问题的分析结果。源自对同行评议调查问卷（附录 B）中问题 13 的反馈。基于卡方检验，P =0.021

部分问题是词不达意导致的。"回顾性"这个词会引起很多歧义。回顾性研究是病例 – 对照研究的旧称。如第 3 章中所述，"回顾性"这个词是指对过去进行调查的行为或过程，且通常是基于记忆的。在回顾性研究中，研究人员会对具有和不具有特定结局的患者进行比较。研究人员通过研究这两组患者的历史以寻找存在或暴露的特定因素，然后比较两组具有该因素的研究对象的比例。

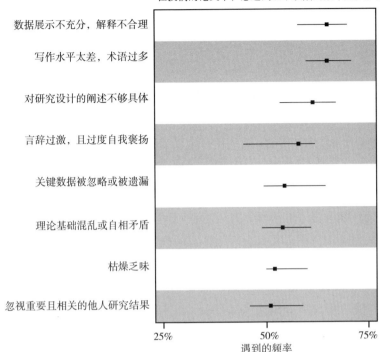

在投稿的论文中，您遇到以下缺陷的频率是多少？

数据展示不充分，解释不合理

写作水平太差，术语过多

对研究设计的阐述不够具体

言辞过激，且过度自我褒扬

关键数据被忽略或被遗漏

理论基础混乱或自相矛盾

枯燥乏味

忽视重要且相关的他人研究结果

25%　　　　　50%　　　　　75%

遇到的频率

图 23.4　表述问题的出现频率。回答根据中位数和自举法 95% 可信区间由高至低排序，以计算尺反映 0%（从未）到 100%（总是）。源自对同行评议调查问卷（附录 B）中问题 12 的反馈。基于 Friedman 检验，$P = 0.002$

如果通过调查过去的方式（回顾性地）收集数据，应解释为什么尽管该方法存在局限性，你仍要选择这种方式。回顾性地收集到的信息的质量通常比前瞻性地收集到的信息的质量差，因为很多状态的存在或者缺失都没有被记录在常规医疗档案中。例如，吸烟史和饮酒史可能是含糊不清甚至完全没有记录的。由研究对象提供的历史数据经常是不准确和有偏倚的。此外，对照组可能具有很大的局限性，因其是多种偏倚的潜在来源。

在方法和讨论部分，应提供信息以帮助编辑和审稿人看到为什么他们应该推荐发表你的文章而不是等待一篇关于前瞻性收集数据的研究论文。也应阐述你是否纳入了研究开始前被记录下的观测值。

例 23-1：

如果对血压值进行报道，应阐述是否获取了之前入院和来诊所看病患者的血压记录，还是所有的读数均是研究开始后观察和记录的。

一定要解释是在疾病或结局发生前还是发生后记录研究变量的，以及是通过前瞻性还是回顾性的方法对患者进行分组的。此外，还需要阐述是在患者出院之前还是之后对数据和图表进行审核的。

要点

　　避免为了简化研究而使用含糊不清或过时的研究设计术语来阐述你的研究。精准的术语对于可重复性研究很重要。

原则 111：谨慎使用"前瞻性"这个术语

　　前瞻性设计是在未发生研究结局的研究对象（如未患癌症的人）中开展的。先确定可疑致病因素（如吸烟）是否存在，并通过随访研究对象来观察该研究所关注的结局发生在哪些对象身上。很多医学研究人员错误地使用了"前瞻性"这个词。尽量使用更具体的术语来描述你的研究设计，例如"病例对照""前瞻性队列""回顾性队列"或"横断面"，而非"前瞻性"和"回顾性"。一项病例对照研究会确定一组患有肺癌的病例组和一组未患有肺癌的对照组，其后研究者会评估这些人是否具有吸烟史。

原则 112：详细阐述你的数据收集方法

　　为充分地阐述研究数据收集方法，要像记者那样思考并回答以下问题。

- 何人？
- 何事？
- 何时？
- 何地？
- 如何？
- 为何？

　　此外，还要描述找到这些数据的方案。如果没有清楚地陈述细节，审稿人会问如下问题。

- 所有患者的数据是否都是完整的？
- 从患者出院到提取数据经过了多长时间？

　　描述如何处理缺失数据（参见第 13 章）。数据丢失过多和其他质量问题会降低稿件的等级。此外，还应阐述病例队列的全部或部分是否曾被既往已发表的论文纳入过。

原则 113：明确数据收集人员

阐述有多少人参与了数据的收集及他们的资质。记录评分者自身与不同评分者间的信度检验。描述确保数据和编码准确性的步骤，否则审稿人可能会问以下问题。

- 由谁读取超声结果？
- 结果是否经过校验？
- 对于患者的临床过程，读片者是否被设盲？
- 有多少人为此研究收集信息？是否收集了研究开始前的状态？
- 这些状态是由患者还是由观察者记录的？
- 对于预先存在的状态，编码的准确性如何？

报道"没有 X 史的记录存在（there was no documented history of X）"通常要比声称一个亚组的患者"从未发生 X（never had X）"更为准确。

原则 114：描述研究的环境

阐述研究在何处进行并提供该机构的相关信息，例如：

- 该医院或者机构服务于哪类人群。
- 该医院位于城市、郊区还是农村。
- 该医院有多少张床位。
- 该机构是否属于教学医院。
- 该机构是否属于三级保健中心。

原则 115：定义变量以使其能够被重复

仔细定义重要的变量、状态的等级和疾病严重程度的标准。审稿人期待题目、摘要或引言中任何可能令人困惑的用语都在方法部分得到清晰的定义和说明。应重复审查确定你已经定义了所有含糊的用语。

例 23-2：

先天性异常 / 畸形可以通过国际疾病分类编码（ICD-9，740.0 ～ 759.9；或 ICD-10，Q00 ～ Q99）。

注意这类编码系统提供了一种简洁但很明确的定义。

方法部分一定要提供足够的细节以使同行可以重复你的研究。为了确保达到这个目的，应查看文章是否存在以下问题。

- 诊断不够严谨。
- 如何及何时进行了关键变量的测量和确定？

- 疾病状态是如何诊断和分类的？

- 本领域的多数专家是否同意这些分类方式？

- 治疗遵循何种方案？

- 对于一个阳性发现，是否要具备全部 3 个变量，还是仅需要其中任何一个变量？

- 需要对如何测量迁移率和活度进行简要的描述。

阐述疾病状态的诊断界值。可通过引用标准工作使用的实验室方法、统计学方法和分级方法以避免冗长的描述。为方便读者，尽量引用教科书或文献综述而非技术含量较高的论文，并应包含页码。如果你对一个已发表的方法进行了改进，应提供足够多的细节以使你做出的变动能够被重复。最后，将那些描述了你的研究所使用的数据库、方案或设计的已发表论文予以引用。

要提前想到审稿人会问："多少？""多久？"与"何时？"

例如：

- 指出抽血的时间及在抽血时患者是否禁食。

- 方法部分需要拓展。文中阐述了每周要进行 2 次检查，但是并不清楚哪些检查被用于最后的分析中。

- 在材料和方法部分，作者提及他们使用了 X。作者需要更加精确地对如何评估 X 进行描述。如果检测到异常值，作者是否通过额外的读取对其进行确认？作者是否读取 6 次数值并取其均值？以及其他此类内容。

审稿人期望的细节包括：

- 注射了多少毫克的药物？

- 使用了何种规格的针头？

在研究中，如何提供更多关于所用方法的细节？想象审稿人正在尝试重复你的研究。他们需要知道哪些额外的细节呢？是否还存在你能够纳入或使其更清楚的定义？你能够提供更多关于实验室条件的细节吗？你是否提供了所用检测项目的生产者信息？为了使论文被发表，你唯一能够做的最为重要的事就是仔细地以能够被他人重复的方式描述你所使用的方法。可以想象一个根据含糊不清的配方制作的蛋糕与一个根据完整且包含所有必要细节的配方制作的蛋糕之间的天壤之别。

合格标准

原则 116：描述研究对象的来源

在方法部分，应描述研究对象的纳入标准。阐述符合纳入标准的患者数量。

"我觉得有 79 例患者不适合"这样的表述是不合适的，且会使研究无法重复，会给人留下你按自己的意愿去选择研究对象的印象。应记录下哪些患者会在此研究中被排除。

阐述有多少例患者被排除及排除原因，同样应解释有多少患者是因为多项原因被排除的。如果你为排除标准设置了任何优先次序，应解释其原因。应将被排除患者与被研究人群进行比较。在讨论部分，应阐释组间的任何差异会如何改变对结果的解释。

要点

方法部分不应包括结果。

对于随机对照临床试验，你可以用以下陈述作为方法部分的结尾："研究结果按照临床试验报告的统一标准（CONSORT）进行描述[x]"。

然后，引用 CORSORT 的最新版本，例如：

[x]Schulz KF, Altman DG, Moher D, et al. CONSORT 2010 statement: updated guidelines for reporting parallel group randomized trials. Ann Intern Med, 2010, 152: 726-732.

原则 117：提供研究的开始与结束日期

提供应用于纳入标准的日期，并解释为什么要选择这些期限。如果你在这些期限之外发现了一些"更好的病例"，要抵制诱惑，不能把他们纳入研究。记住，你的文章可能会被很多国家的人读到，用字母拼写出月份能够避免读者产生困惑。例如，1/12/15 可能会被理解为 2015 年 1 月 12 日或 2015 年 12 月 1 日。

随机化与"设盲"

原则 118：解释随机化的理论基础

在方法部分，阐述研究对象是否通过随机化确定是否接受治疗，并提供相关细节来表明你所使用的随机化方法具备可重复性。指出随机化的类型、实施方法及使用的软件。应在附录中纳入随机化的细节，如使用的种子数。种子数是一个数字（如"1234"），用作初始化伪随机数生成器的起点，可使其他人能够再次生成该随机数表。

　　　审稿人通常倾向于使用盲法的随机化。然而，弗里德（Fried）于 1974 年的文章中表明："虽然使用随机对照试验的呼声很高，但事实上该类研究被不合理地夸大了。"尽管审稿人倾向于随机化，但随机化研究也会存在问题。

　　例 23-3：

　　假设作为一项教学方法研究的一部分，班级大小可能被随机设定为大或小。很多因素都可能会影响结局。老师可能会根据班级大小来改变教学方法。结果可能由教学方法的改变而导致，而非学生数量。

　　审稿人可能会认为非随机化研究不适宜发表，除非能够证明组间的相似性或能够控制组间的差异。

　　对于许多临床问题，观察性研究是唯一符合伦理的备选方案。相较实验研究，这类研究因其能够快速回答研究问题而成本更低、更现实且更高效。你需要为观察性研究建立你的病案。

　　在观察性研究中，变量（如班级大小）并不受到干预；它们只是在自然状态下被观察，可存在多种状态并产生多样的结果。比起随机对照试验，统计学家更青睐于详尽的观察性研究数据库，尤其是在评价有可能挽救生命的治疗方法时 [贝利（Berry），1989；罗亚尔（Royall）等，1991]。就像曲劳（Truog）于 1992 年指出的那样，对于一些临床研究问题，观察性研究能够为高质量的治疗方法和科学研究提供最佳的平衡。不过请记住，一定要阐述你选择该研究设计的原因。

　　但是话说回来，临床医学需要更多大规模的随机对照试验。这些试验将自然而然成为未来健康保健学习系统的一部分。虽然常常因为不可行而摒弃随机化，但如果仔细考虑一下，通常还是存在符合伦理的方法来进行随机化并由此回答很多重要问题的。成功的医院管理者和负责质量改善的领导会更愿意使用随机化方法来判断什么举措是奏效的及什么举措是没用的。由于医院的管理人员急于解决问题而忽略了评估哪些举措是有效的，健康结局的改善通常较慢。科学和随机化不会减慢改善患者结局的过程——它们是能够加速这个过程的。

原则 119：描述在研究中使用的知情同意程序

　　对于所有使用随机化的研究、实验研究及对人类受试者进行访谈的研究，都需要阐述你是否获得了知情同意书。应证明你保护了患者 / 受试者的权利。如果你没有获得知情同意书，请解释其原因。例如，研究可能获得了知情同意过程的豁免。期刊不会考虑接收没有恰当陈述知情同意问题的稿件。注意避免"患者已被告知"这类描述。反之，应阐述患者已被告知该研究内容并在其后选择同意。

例句：

"在入组前，已经获得所有受试者的书面知情同意书。（Written informed consent was obtained from all participants prior to enrollment.）"

"所有患者在研究入组前均提供了书面知情同意书。（All patients provided written informed consent before study entry.）"

更多信息

赫利（Hulley）等2013年关于知情同意和豁免的讨论。

干预和依从性

原则 120：提供研究中使用的任何药物或者设备的详情

在生物医疗设备的研究中，用引号标注不常见的工程用语，并为目标期刊的读者专门解释这些用语。所有专利商品名（如商标）均应大写。介绍其他能与之相匹敌的医疗设备，并说明你为什么要研究特定的品牌和型号。

一些期刊会要求在圆括号内列出设备的生产商名称及其所在的城市、州和国家。需要记住的关键点是审稿人和编辑会特别关注其中可能存在的偏倚及伪装的广告。

制药研究需要提供剂量和给药途径。通常，要根据目标期刊的要求提供药物名称。大多数期刊在文中使用药物通用名或非专利商品名（如"阿司匹林""洋地黄"）。第一次命名某个药物时，要在圆括号内注明药物的专利或交易 / 品牌名称（大写）及生产商的名称和地址。

原则 121：删除不必要的细节

尽管计算机硬件和软件说明书可能是研究工作的重要部分，但仍要避免在方法部分提供关于此方面的过多细节。在大多数情况下，仅需提供统计学软件的名称和版本号。编辑和审稿人应该坚持要求研究者在每篇稿件的方法部分中包含对统计学软件的声明。这对于可重复性的研究至关重要。

例句：

"本文的数据分析通过使用 SAS 软件 9.4 版（SAS 软件研究所）生成。[The data analysis for this paper was generated using SAS software, version 9.4（SAS

Institute）.］"

"使用 SAS 软件 9.4 版（SAS 软件研究所）和 R 统计包（3.2.3 版）进行分析。[x][Analyses were performed with the use of SAS software, version 9.4（SAS Institute）, and the R statistical package (version 3.2.3). [x]]"

其后可在参考文献中对 R 的文献进行引用，如：

[x] R Core Team. R: a language and environment for statistical computing. Vienna, Austria: R Foundation for Statistical Computing, 2016.

或者

[x] R Core Team（2016）. R: A language and environment for statistical computing. R Foundation for Statistical Computing, Vienna, Austria. http://www.r-project.org/.

R 软件中，可以通过在命令提示符（>）中键入"citation()"，然后剪切、粘贴引文。

如需要引用一个软件包，比如生存分析包，在 R 中键入"citation ("survival")."。

"我们使用 SAS 软件 9.4 版（SAS 软件）和 IBM SPSS 软件 23.0 版进行了所有分析。[We performed all analyses using SAS software, version 9.4 (SAS Software), and IBM SPSS software, version 23.0.]"

"所有分析都使用 Stata 统计学软件发布版 14（StataCorp 公司，2015，得克萨斯州大学城：StataCorp LP）。[All analyses were performed with the Stata Statistical Software: Release 14 (StataCorp, 2015, College Station, TX: StataCorp LP).]"

原则 122：提供一套完整的筛查检测评估

当比较几个临床检测时，应根据以下标准说明检测是诊断性的、筛查性的还是预后性的。

- 诊断性检测用于判别是否患有疾病。
- 筛查性检测是一种相对便宜的诊断性检测，用于发现那些需要进一步检测的个体。
- 预后性检测用于预测疾病的结局。

如果研究中患者接受了多项检测，应说明检测的顺序和采用这个顺序的理由。如果其中一些项目进行了重复检测，应说明哪些结果最终被纳入分析和图表中。同时，还应阐述研究机构的检测方案。

对某些疾病，灵敏度较为重要；而对另一些疾病，特异度则更为重要。应就灵敏度、特异度、阳性预测值、阴性预测值和整体准确性对研究中该病患者的相对重要性进行讨论；应包含95%可信区间。最后，描述有多少出现不良结局的患者存在多于一项的异常检测结果。

更多信息

道森与特拉普（Dawson and Trapp），2005；弗莱彻（Fletcher）等，2012；海恩斯（Haynes）等，2011。

终点和结局

原则 123：以一种明确及可重复的方式定义主要结局

终点是表示一个研究时期完成的变量（如出组或死亡）。在方法部分必须对研究终点下一个可被重复的、详细的定义。

当使用一个变量作为对结局的测量指标时，明确定义你的标准。即使结局看起来显而易见，也要定义所有对结局的测量指标。如果使用的定义与字典中的定义不同，应提供你的定义。详细定义结局将避免出现下述批评，从而提高论文发表的机会。

"我关注的主要问题仍然是你使用的出组的研究终点，即患者独立行走的能力。你没有向我们提供患者应该能够走多远，在什么表面上行走，以及打个比方，爬楼梯是否是本项评估的一部分。"

样本量

原则 124：用可重复性的细节说明样本量

对样本量计算的描述是方法部分的关键，但是经常被忽略（图23.5和23.6）。在评审医学稿件时，统计顾问经常问编辑："作者能否提供他们确定样本量的理由或对统计效能的考虑？"[科尔顿（Colton），1990]。

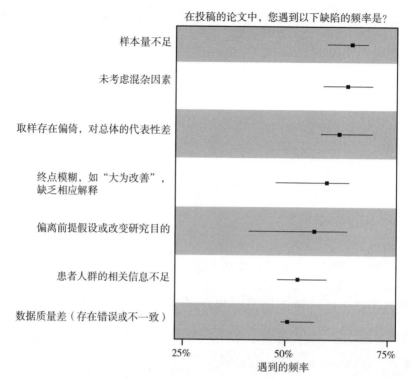

图 23.5　研究设计问题的发生频率。回答根据中位数和自举法 95% 可信区间由高至低排序，以计算尺反映 0%（从未）到 100%（总是）。源自对同行评议调查问卷（附录 B）中问题 23 的反馈。基于 Friedman 检验，$P < 0.001$

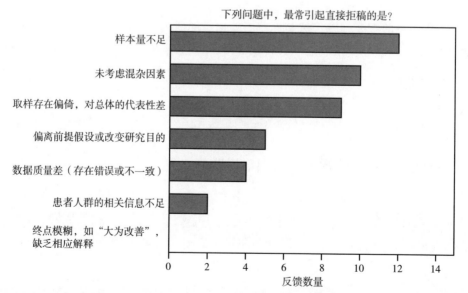

图 23.6　研究设计问题与拒稿。源自对同行评议调查问卷（附录 B）中问题 24 的反馈。基于卡方检验，$P = 0.054$

此外，生物统计学家经常会问到："如果这样的作用确实存在，此阴性结果的研究是否具有足够的效能来检测到有临床意义的作用？"［科尔顿（Colton），1990］。

应描述用于计算必需样本量的方法。应提供足够的细节和恰当的参考文献（例如，标准差是基于哪个研究），以便其他人可以重复样本量计算。也要说明研究所用的统计学软件。

更多细节参见第 9 章。

原则 125：小心谨慎地解读小型研究的结果

如果研究样本量较小，要对统计学检验的低效能进行讨论。不要将对样本量的解释放在方法部分，应放在讨论部分。在小样本量的研究中，应预期研究会存在方差较大、缺乏统计效能的问题，还可能出现不具有统计学意义但有临床意义的较大差异。

原则 126：证明你理解研究的统计效能

应阐述研究针对具有临床意义的研究终点具备了检测到统计学意义所必需的样本量大小，并为研究中所纳入的患者数量提供统计学依据。尽管大多数临床研究论文需要对样本量进行完整的说明，但很多论文可能并没有提供相关说明。第 9 章更详细地讨论了这些问题。

估算样本量首先要从通常设定的效能计算开始：将效能设为 0.90，显著性水平设为 0.05（相当于 5% 的 I 类错误机会和 10% 的 II 类错误机会）。

许多人对 I 类和 II 类错误（图 23.7）的概念感到困惑。一个简单理解这个概念的方式是考虑零假设"在证明有罪之前都是无罪的"。图 23.8 显示了 4 种可能的结局。陪审团试图降低对无辜者定罪（I 类错误）的可能性，同时降低放过有罪者（II 类错误）的可能性。对于每项临床研究，都必须平衡这些误差的风险。

原则 127：使 I 类错误的风险最小化

表 23.2 显示了 I 类错误的特点。

原则 128：使 II 类错误的风险最小化

表 23.3 显示了 II 类错误的特点。在小样本量的研究中，要报告和讨论统计效能和 II 类错误的机会。请记住，II 类错误在小样本量的研究中更为常见。

决定	无效假设为：	
	真	假
接受无效假设	无错误 （1–α） 95%	Ⅱ类错误 （β） 20%
拒绝无效假设	Ⅰ类错误 （α 或 P） 5%	无错误 （1–β，效能） 80%

图 23.7　Ⅰ类和Ⅱ类错误的图示。表中的百分比数值为许多研究人员常用的水平

陪审团的裁定	真相是无罪假设为：	
	真（确实无罪）	假（有罪）
接受无效假设：宣判无罪	无错误 1–α 无罪者被宣判为无罪	Ⅱ类错误 β 错误 有罪者被宣判为无罪
拒绝无效假设：宣判有罪	Ⅰ类错误 α 错误 无罪者被宣判为有罪	无错误 效能 有罪者被宣判为有罪

图 23.8　陪审团判决出现Ⅰ类和Ⅱ类错误的图示

表 23.2　Ⅰ类错误的特点

拒绝一个真的无效假设
错误地宣称存在差异
常见于研究人员很想拒绝无效假设时
α 错误
P 阈值 <0.05 的情况下发生的概率大约为 5%
类似于宣判一个无罪的人有罪

　　用下面这些办法来记住这些错误类型：Ⅰ类错误是 α 错误，A 是字母表中第 1 个字母。Ⅱ类错误是 β 错误，B 是字母表中第 2 个字母。然后要记得 α 阈值对应的是 P 值显著性阈值（通常是 0.05）。

表 23.3 Ⅱ类错误的特点

错失一个发现真实存在的效果的机会

接受一个错误的无效假设

当差异确实存在时，错误地宣称无差异存在，但因样本量太小而无法证明

常见于研究人员很想接受无效假设时

β 错误

在效能为 80%（效能 =1–β）的情况下，发生概率大约为 20%

类似于宣判一个有罪的人无罪

原则 129：依赖于中位数和自举法（bootstrap 法）估计的 95% 可信区间，而非均值和标准差

可应用专业人员使用的数据分析技术以最大限度地发挥小样本和偏态分布样本的价值。例如，可报告小样本、有序变量和偏态数据的中位数（中间值）而非均值。在这种情况下，中位数对于估计数据集中趋势更加准确。研究者常会报告四分位距（interquartile range，IQR）——25% 和 75% 百分位数，以及中位数。还有一种更复杂的方法是使用自举法来报告中位数周围的可信区间。

例 23–4：

组别	住院时间（日）	均值 ± 标准差	中位数（自举法可信区间）
1	10，10，11，11，12，12，13，13，14，14	12.0±1.5	12（10.5～13.5）
2	10，10，11，11，12，12，13，13，14，365	47.1±111.7	12（10.5～13.5）

例 23-4 显示数值"365"使均值发生了很大的偏离，但中位数却没有变化。

如果决定要报告中位数而非均值，那么在报告整篇论文中类似变量时都应选择中位数。如果在描述类似变量时将均值和中位数混在一起，可能使读者感到困惑并产生疑问。

按以下步骤计算中位数并采用自举法计算 95% 可信区间。

在 IBM SPSS 中依次选择：分析（Analyze），描述性统计（Descriptive Statistics），频数（Frequencies）……，将变量移至右侧（Move variables to the right），在统计数据下选择中位数（under Statistics select Median），继续（Continue），自举法（under Bootstrap）……，自助应用自举法（check Perform bootstrapping），设置马特赛特旋转演算法生成随机数的种子 =1234（Set seed for

Mersenne Twister = 1234），继续（Continue），确定（OK）。

统计学分析

原则 130：应使统计学表述易于理解

应表现出你理解所使用的统计学方法，并能够清晰地报告统计结果。尽管大部分审稿人都是高水平的医生和科学家，但很多人仍然需要帮助才能理解现代研究中使用的大多数高级统计学分析方法。

确保方法部分应充分地描述统计学方法。生物统计学家和第一作者必须通力合作并检查最终稿以确保各部分的完美契合。对统计学分析描述的不一致可能会引起对文章质量的质疑。

例 23-5：

如果你在写"logistic regression"时，错误地写成了"logistical regression"或者"logistics regression"，审稿人可能会很难相信你所说的其他事情。一个小小的拼写错误可能会引起其他较大的担心，比如"Turkey's post hoc test"一定不能写成"Tukey's post hoc test"。

用表注和图注精确地描述在何处以及为何使用了主要的检验方法。除了使用正确的检验方法，你还必须充分解释每一种检验方法。如果使用了任何不常用的统计学方法，提供该方法的参考文献，并解释为何不使用一些更常用的统计学方法。不能简单地说使用了匹配法和 logistic 回归，应对此详细描述，并精确地解释你是如何使用它们的。

要点

应仔细编辑对统计学分析的描述，以提供一个使该过程能够被重复的方案。

很多审稿人缺乏评估统计学方法的必要能力。在请医学编辑回答他们是否"觉得自己具备足够的能力来评价多数需要他们审阅的医学稿件的统计学方法"时，29% 的编辑回答"没有"。对同一个问题，58% 的审稿人回答"没有"[伯恩（Byrne），2000]。尽管许多编辑表示在必要时他们会去咨询统计学审稿人，但你仍可以通过修改描述来帮助审稿人和编辑理解你想表达的内容，以最大限度地减少被误解的可能性。

对于统计学方法超越了基本方法的论文，把一位有经验的生物统计学家作为共同作者则是明智之举。这被证明可以提高稿件被接收的概率［阿尔特曼（Altman）等，2002］。

原则 131：有技巧地定义统计学显著性

在"统计学显著性"的描述中使用"认为（consider）"一词，例如"P 值小于 0.05 被认为具有统计学显著性"。

例句：

"双侧 P 值小于 0.05 被认为具有统计学显著性。（A two-sided P value of less than 0.05 was considered to indicate statistical significance.）"

"所有检验均为双侧检验，且 P 值小于 0.05 被认为具有统计学显著性。（All tests were two-sided, and P value of less than 0.05 was considered to indicate statistical significance.）"

"P 值是双侧的，且数值小于 0.05 被认为具有统计学显著性。（P values were two-sided, and values of less than 0.05 were considered to indicate statistical significance.）"

"所有检验均为双侧，并提供了精确的 P 值。（All tests were two-sided, and exact P values are provided.）"

无论何时，尽可能避免将 P 值分为显著性差异与没有显著性差异，并应提供精确的 P 值以供读者评估。将研究的关注点从 P 值转向有临床意义终点的 95% 可信区间。

原则 132：提供可供重复的统计学方法的细节

把研究数据提供给任何一位专业的生物统计学家，都应该能使他们在阅读方法部分后，验证出与你相同的结果。根据这个标准确定需要提供细节到何种程度。

你可以将无效假设和用于检验的特定统计学方法作为方法学部分中"统计学分析"部分的开头，例如：

"主要的无效假设是 1 年后未患癌症患者的比例在随机化的组间无明显差异。我们使用卡方检验在一项意向性治疗分析中检验了这一假设，α 设为 0.05 水平。（The primary null hypothesis was that there would be no difference between randomization groups in the proportion of patients free from cancer at 1 year. We tested this hypothesis in an intention-to-treat analysis using a chi-square test, at a 0.05 alpha level.）"

方法部分应该有阐述科学方法第 2、第 3、第 4 步的三句话。其中，第 2 步是指设定无效假设，第 3 步是指设计研究，第 4 步是指收集数据。

原则 133：解释选择所用统计学检验的原因

审稿人对作者提出的一种常见的批评是选用的统计学检验方法不合适。如果作者没有清晰地阐述所用的恰当的统计学方法，审稿人可能会问：

- 谁负责监督该统计过程？
- 生物统计学家是否认为所做的检验是恰当的？

从这些审稿意见可以看出，联合一位生物统计学家作为共同作者是如何大幅提高稿件接收率的［阿尔特曼（Altman）等，2002］。如果论文中包含一位生物统计学家的名字，审稿人会倾向于认为这篇文章里的统计学分析是适当的。当然，这样并不能确保统计部分完美无缺，但有助于提高其可信度。

原则 134：在附录中包含预先制订的完整的统计学分析计划

在方法部分，描述你的统计学分析计划并解释这是预先制订的。如果分析中也包括未预先制订的部分，记得将它标记为事后分析（post hoc）。

"研究的统计效能为 80%（The power of the study was 80%）"的表述过于简单，应提供可供重复的细节。

例 23-6：

我们计算得出，当设定 α 为 0.05 时，为发现治疗组和安慰剂组 1 年后的治愈率（60% 至 70%；优势比为 0.65）之间低至 10% 的重要的绝对值差异，本研究的两个研究组应分别纳入 476 例患者，从而使本研究可获得 90% 的统计效能。考虑到 10% 的失访比例，我们计划在研究中共纳入 1058 例患者。

其后在论文的附录中，可以额外提供关于使用的计算样本量软件的详细信息，如是基于卡方或 Fisher 精确概率检验、研究两臂的患者比例等。

方法部分的下一段应该描述统计学分析计划，例如：

"所有分析都是遵从意向性治疗的原则进行。使用卡方检验和 Fisher 精确概率检验对分类变量进行比较。连续变量使用中位数和自举法的 95% 可信区间进行总结。无论数据分布情况如何，都使用非参数方法以给出稳定的比较结果。使用 Mann-Whitney U 检验检测连续变量的差异。在 4 个预先确定的亚组（阶段 1 ～ 4）中，用 logistic 回归模型分析 1 年时治愈情况这一主要终点。数据和安全监管委员会按照附录 A 所述的预先分析计划进行了 2 次中期数据分析审查。小于 0.05 的 P 值是被认为具有统计学显著性；所有检验都是双尾的。所有统计学分析均采用统计学软件 SAS 和 R（http://www.r-project.org，版本 3.2.3）完成。
［All analyses were performed according to the intention-to-treat principle. We used the
chi-square test and Fisher's exact test for categorical comparisons of data. Continuous
variables were summarized with medians and bootstrapped 95% CIs. Nonparametric
methods were used regardless of the distributions to provide robust comparisons.
Differences for continuous measurements were tested by the Mann-Whitney U test,
The primary end point of cure at 1 year was analyzed with a logistic regression models
in four prespecified subgroups（stages 1 to 4）. The data and safety monitoring
committee reviewed the interim analysis data twice according to the prespecified
plan described in Appendix A. A P value of less than 0.05 was considered to indicate
statistical significance; all tests were two-tailed. All statistical analyses were performed
with the statistical package SAS and the R software (http://www.r-project.org, version
3.2.3).］"

如果论文包含亚组分析，应确保这是预先制订好的计划，并按照王（Wang）
等 2007 年发表的文章《医学中的统计学——报告临床试验的亚组分析》（*Statistics
in Medicine—Reporting of Subgroup Analyses in Clinical Trials*）中的建议进行。使用
森林图对研究发现进行图示。

偶尔，当研究人员试图证明一种治疗方法无异于另一种治疗方法时，他们
选择过度保守的统计学检验，以期很难获得小于 0.05 的 P 值。应阐述你选择具
体检验方法的原因，否则读者可能会认为你正在试图愚弄他们。许多著名的期刊
现在都会进行单独的统计审查——更重要的是统计学方法流程必须完整，并符合
预先制订好的分析计划。

额外列举一些对统计学软件的表述：

"使用 SAS 软件 9.4 版（SAS 软件研究所）进行统计学分析。［Statistical
analyses were performed with the use of SAS software, version 9.4 (SAS
Institute).］"

"所有分析均使用 R 软件程序（用于统计计算的 R 项目，http://www.r-project.
org，版本 3.2.3）完成。［The R software program (R Project for Statistical Computing,
http://www.r-project.org, version 3.2.3) was used for all analyses.］"

"我们使用 Stata 统计学软件（StataCorp 公司，2015；Stata 统计学软件发
布版 14；得克萨斯州大学城；StataCorp LP）进行所有分析。［We used the Stata
statistical software (StataCorp, 2015; Stata Statistical Software: Release 14. College
Station, TX: StataCorp LP) for all analyses.］"。

"所有分析应用统计学软件 IBM SPSS 23.0 版（IBM）完成。［The statistical software IBM SPSS, version 23.0 (IBM) was used for all analyses.］"

一般来说，谨慎的做法是招募 2 名生物统计学家，对他们只透露研究的数据并以论文中的方法部分作为说明，让他们分别使用不同的统计学软件来验证对方的结果。在方法部分，引用这两个软件并提及这种重复过程。

"使用 SAS 软件 9.4 版（SAS 软件研究所）和 R 软件 3.2.3 版（用于统计计算的 R 项目）进行分析。所有 P 值都是双侧的。［Analyses were conducted with the use of SAS software, version 9.4（SAS Institute），and R software, version 3.2.3（R Project for Statistical Computing）. All P values are two-sided.］"

更多信息

前文图 16.1。

原则 135：学习统计学缩写

了解常见的统计符号和缩略语（表 23.4）将有助于你理解医学文献和阅读统计学书籍。第 28 章（原则 218）解释了如何输入希腊语和其他符号。

表 23.4 常用的统计符号和缩略语

符号或缩略语	描述
希腊语	
α =alpha	Ⅰ类错误的概率，P 值的显著性阈值水平，通常为 $P < 0.05$，一个预设的拒绝水平
β =beta	Ⅱ类错误的概率，1– 效能，通常为 0.20
μ=mu	均值（mean, average）
π =pi	总体比例或 3.1415
σ =sigma （小写）	总体标准差
σ^2=sigma squared	总体方差，标准差平方
x^2=chi-square	卡方
Σ =sigma （大写）	求和
Φ =phi	Phi 系数

续表

符号或缩略语	描述
英语	
ANOVA	方差分析
AUC	曲线下面积
c	一致性概率 =ROC 面积 =AUC
CI	可信区间
df	自由度
D_{xy}	区分度测量，Somers' D_{xy} 秩相关
e	自然对数（Napierian 对数）（e=2.71828）的底
F	方差比
H_0	无效假设
H_A	备择假设
∞	无穷
N	全部总体人数，有限总体的样本数
n	子样本或子集中的数量
NS	不显著
OR	优势化 / 比值比
P	概率（范围，0 ~ 1）
r	Pearson 相关系数（范围为 –1 ~ +1）
RR	相对风险比
r_s	Spearman 等级相关系数
R^2	R 平方，对变异度的解释度
ROC	受试者工作特征曲线，用于评估预测模型的性能
s	样本均值的标准差
s^2	样本均值的方差
SD	样本的标准差
SEM	均值的标准误
t	Student's t 检验
Z	以标准形式、标准分数、标准正常变量、标准正态变量或分布观察 X

（译者：杜海龙　审校：孔晓牧，黄桥）

第24章

结果

结果的整理

原则 136：热情洋溢并专业地呈现结果部分

大多数研究者对自己的发现感到兴奋，但多数人无法用文字表达这种兴奋而使手稿变得乏味无趣。

当阿基米德（Archimedes）发现了测量黄金纯度的方法时，他大喊"我找到了！"来表达他的兴奋，这种方式稍显极端。然而，能在结果的开头几句话中表达这种兴奋之情，会提升大多数文章的档次。

数据分析完成之后，需要思考其意义。将你的猜测和评论放在讨论中，不要机械地报告结果。结果的开头不要有大量文字，而应该以表格的形式将相似类型的数值进行总结，并花时间绘制出一目了然并且专业的图。和方法部分一样，用大纲整理你的内容会使结果更易于阅读。

科学方法的第 5 步是分析结果。结果中要有一句话能够概括并符合前 4 步的逻辑。

以"图"或"表"为开头的句子往往语气较弱，如"表 1 表明基线期两臂的特征相似（Table 1 shows that the baseline characteristics were similar between the two arms）"。可把"图"或"表"放在句末，从而让表达更有力量，如"基线期两臂特征相似（表 1）[The baseline characteristics were similar between the two arms (Table 1)]"。

原则 137：用讲故事的形式自然而有逻辑地呈现数据

通常以时间顺序来书写结果是最合理的，但这种方法忽略了思辨过程的细节。不要夸大结果，也不要复述表中的内容，而应将读者引向图表，并缩短对结果的描述篇幅。将重要但分散的结果放在附录中，尽可能让结果条理清晰、简单明了。

如果按照结果发现的顺序来表达仍不得当，考虑从临床的角度（如孕前、产前、产后）或从主体的角度（如母体、胎儿）来整理结果。

直接被拒稿的一个常见原因是数据展示不充分（图 23.3）。为了避免这个问题，需要确认结果和后续数据是明确、完整、准确以及合乎逻辑的。

投稿之前清除杂乱的数据集。例如，当 n（患者例数）发生变化时，应解释其原因。不要对丢失数据进行模糊的陈述（例如："大多数患者的数据都是完整的"），而要提供精确的不完整病例数。表注不失为一种不增加文章字数的呈现方法。

在统计上不要迷惑读者。在总结并解释研究分析结果时，力求简洁明了。找另一位作者来听取他的意见，证明你对结果的陈述是充分的、结构清晰的，且对结果的解释不存在混乱或自相矛盾之处。

原则 138：用重要的阳性发现作为结果部分的开头来讲一个既平衡又客观的故事

结果的前半部分要描述样本特征。第一句先陈述有多少患者符合纳入标准，然后再说明出现主要结局的患者所占的百分比。尽管说明哪些患者被排除很重要，但是要避免冗长的解释。一幅表达得当的流程图能抵得上万语千言，如果文中图片较多，则可以把图片放在文章的附录中。

要点

文章中要有一张能清楚地描述患者基本特征的表，这将减少审稿人对样本和整体组间偏倚的疑虑。

描述从医院或诊所抽样得来的人群的基本特征。要使读者能够很容易地了解患病人群疾病的基线率。避免过度使用"人口统计学""参数"等词汇，而要用"变量""因素"或者"特征"这样的词汇。要提供患者的详细信息来避免如下的审稿意见：

● "抽样人群的基本信息不全。样本中患者是否都在一家医院？这家医院是否是诊治高危妊娠的专科医院？"

● "出现母体并发症的比例是多少？"

- "为何这个患病人群与既往研究的结论不一致？"
- "表 1 应包含药物滥用、糖尿病、高血压等信息。"

例 24-1：

随机分组的组 1 与组 2 受试者在年龄、高血压或吸烟史方面没有统计学差异。（Patients randomized to Group I were not statistically different from patients in Group II in terms of age, hypertension, or smoking history.）

在关于随机对照试验的论文中，表 1 是经典的比较试验两臂的表。仅就机遇而言，20 项变量中有 1 项 P 值小于 0.05。对于表中是否应该包含 P 值列，生物统计学家和非生物统计学家往往存在分歧。统计学家往往不赞成表中列出 P 值。如果期刊投稿指南中要求不列 P 值，最好遵守其要求。然后在表 1 的表注中说明具有统计学差异的指标，如 "组间除体重基线外没有统计学差异（$P=0.038$）[There were no significant differences between the groups except with respect to baseline weight（$P=0.038$）]" 或者 "所列特征在组间均无统计学差异（There were no significant differences between the groups in any of the characteristics listed here）"。

> **更多信息**
>
> 克诺尔（Knol）等 2012 年在 "*P-Values in Baseline Tables of Randomised Controlled Trials Are Inappropriate but Still Common in High Impact Journals*" 中关于这个问题的探讨。

统计结果的呈现

原则 139：关键变量在报告时需给出其 95% 可信区间

尽管结果的书写中需要写出 P 值来支持研究结论，但具有临床意义终点值的 95% 可信区间（confidence interval，CI）应该是书写的重点。

审稿人可能会提出数据分析中常犯的如下错误。

- 太过于强调 P 值的意义。
- 依赖 P 值得出结论。
- 认为 $P<0.05$ 意味着结果意义非凡，而 $P>0.05$ 则意味着毫无意义。
- 分析结论时根据它如何影响 P 值而不是根据所提出的问题的正确方法来做

分析决定。

● 因某研究中 $P < 0.05$，即认为其观察效果毋庸置疑。

● 过于关注 P 值，而对整体重视不足。

相对危险度（relative risk，RR）是暴露组结局发生率与非暴露组结局发生率的比值。此外，在报告每组结局自身的发生率时，同时报告 RR［或优势比（odds ratio，OR）］及其可信区间会使结果更具说服力。

例 24-2：

一篇研究论文中写道："组 I 并发症的发生率明显高于组 II（6.8% vs. 1.7%）[The complication rate was higher in Group I than in Group II（6.8% vs. 1.7%）]"。然而，写成"并发症发生率高出 4.0 倍（$RR=4.0$，95%CI 2.1 ～ 6.1）[the complication rate was 4.0 times higher（relative risk 4.0, 95% CI 2.1 to 6.1）]"则更可取。

OR 是患病者暴露率与非患病者暴露率的比值。

OR 在病例对照研究中常用。RR、发病率及患病率并不适用于病例对照研究，原因在于样本的代表性差。书写时应避免采用百分比的变化，而要用绝对危险度和相对风险度这类比值变量。

更多信息

弗莱斯（Fleiss）等，2003；弗里德曼（Friedman）等，2015；海恩斯（Haynes），2011；赫利（Hulley）等，2013；古斯玛和博内布鲁斯特（Kuzma and Bohnenblust），2004。

RR 或 OR 的 95%CI 是至关重要的。95%CI 向读者展现点估计的变异性（图 24.1）。每个 RR、OR 以及风险比（hazard ratio，HR；图 24.2）都要列出其 CI。永远不要高估没有 CI 的 RR 所能代表的意义。

苛刻的读者会想知道 95%CI 是否包含 1（1 代表无效假设），以及不包含 1 时距离 1 有多远。$RR=1$ 表明暴露人群与非暴露人群之间的患病率没有差异。RR 值可能大于 1，但如果 95%CI 包含了 1，通常可以认为风险增加无统计学意义，并且 $P > 0.05$。

当其中一组患者没有出现结局事件时，无法计算 RR 的准确值。这种情况下，如下面的例子，可以将 CI 写为无穷大（∞）。

例 24-3：

$RR= \infty$，95%CI 为 4.7 ～ ∞。

　　总之，重要结果要给出其95%CI。可信区间的添加能够提升文章的意义，此外这些值还可以用森林图表示。

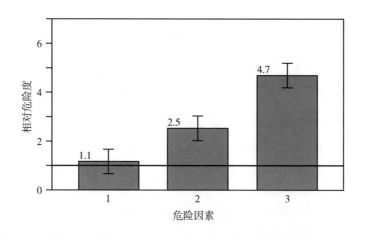

图24.1　3种危险因素的相对危险度及其95%可信区间。对于危险因素1，*RR*>1.0，95%*CI*（"工"字形符号）明显跨越1.0（"1.0"代表无效假设），故结论为危险因素1不是一个重要因素（假设有足够的统计效能）；对危险因素2和3，*RR*及其95%*CI*也大于1.0，但它们的95%*CI*（"工"字形符号）没有跨越1.0，故结论为危险因素2和3在统计学上是重要的危险因素。同样，*OR*和*HR*也可用上图表示

更多信息

　　参见以下文献：道森与特拉普（Dawson and Trapp），2005；克莱因鲍姆（Kleinbaum）等，1982；梅塔（Mehta）等，1985。

　　阿尔特曼（Altman）等于2000年曾写过一本有关可信区间的优秀著作：*Statistics with Confidence: Confidence Intervals and Statistical Guidelines*。

　　此外，本书（译者注：是指原版书，而非本中文翻译版）提供了一个序列号以下载一款名为"可信区间分析（Confidence Interval Analysis，CIA）"的软件，网址：https://www.som.soton.ac.uk/research/sites/cia/download/。

是否患病？	是否暴露？是	是否暴露？否
是	a	b
否	c	d

是否患肺癌？	是否吸烟？是	是否吸烟？否
是	a	b
否	c	d

相对危险度	$\frac{a/(a+c)}{b/(b+d)}$	暴露人群的发病率 / 非暴露人群的发病率
归因危险度	$[a/(a+c)]-[b/(b+d)]$	暴露人群的发病率 - 非暴露人群的发病率
优势比（比值比）	$\frac{ad}{cb}$ 或 $\frac{a/b}{c/d}$	患病人群暴露于危险因素的概率 / 非患病人群暴露于危险因素的概率

图 24.2　相对危险度、归因危险度及优势比

原则 140：准确使用统计学术语

（1）“显著（significant）”代表“因为某些原因而非偶然的机会发生”。医学研究人员习惯性地将结果发生概率小于 5%（$P<0.05$）解读为“具有统计学意义”。当检验结果显示有统计学意义时，会用到“显著”。否则在后面的讨论中，要说明虽缺乏统计学意义但存在临床意义的情况，特别是小样本的研究。

审稿人可能会有这样的疑惑和修改意见：“图 2 和图注中没有列出 P 值，但作者却声称具有统计学差异。”

（2）“随机（random）”的定义为集合中每个元素事件的发生具有相同的概率。在使用过程中，不要用“随机”来指代“随意的（haphazard）”“计划外的（unplanned）”或“偶然的（incidental）”。

（3）“样本（sample）”是指统计学总体中的有限部分，通过研究这部分群体的特征，可以了解总体特征。研究中“样本”一词有其专门的含义，其他情况下使用该词可能会使读者误解。

（4）“随机样本（random sample）”即机会选择，是指总体中所有成员具有相同被抽到的机会。随机抽样常用来减少偏倚。

（5）“相关性（correlation）”是指两个连续变量或等级变量之间线性相关强度的统计关系。“相关”不应该用在非统计学表述中，特别是在标题中。不要把分类变量间的关联描述为“相关”，其只适用连续变量或等级变量中。例如，如果你报告的是种族相关性，审稿人可能会认为你完全不懂统计学。同样，描述相关性结果时，不要将 R 的平方（R squared，R^2）混淆为相关系数（correlation coefficient，r）。

模棱两可的表述方式会让审稿人感到恼火，所以要避免在以上 5 种术语的表述上出现类似的问题。

原则 141：专业地展现 P 值

列出 P 值的具体数值。不要只表述为"不显著的"（not significant，NS）"，并尽量减少不等号的使用（如 $P < 0.05$）。在 P 值能被电脑精确计算之前，研究者往往被迫使用这些含糊的术语。他们在统计学教科书里查找样本大小的临界值，而那些表格只能提供对 P 值粗略的估计（$P < 0.05$ 或 $P < 0.01$）。不要用这种过时的方法给出 P 值。

但在下列情况中，则不能或不应该给出精确的 P 值。

- P 小于 0.001，应写为"$P < 0.001$"，不要写成"$P=0.00000621$"。
- 如果 P 值接近 1.0，一些软件包会显示"$P > 0.95$"，这种写法是可以的。

书写 P 值时要用统一的小数位数。例如，不能在文中某一处写为"$P=0.1$"，而另一处却写为"$P=0.0005$"。通常精确到 3 位有效数字就可以（如"$P=0.024$""$P < 0.001$"）。表中的变量即使存在 0% 与 0% 相比较，也要列出其 P 值。应用统计学软件仔细检查稿件最终版中所有 P 值。如果存在不同，应给予相应的解释，否则审稿人会问你："请核实第 10 页第 7 行的 P 值（0.1），根据我的计算，P 值为 0.218"。

《新英格兰医学杂志》要求作者像下面那样报告 P 值。

"除非研究设计中有要求使用单侧检验，如在非劣效性试验中，其他所有报道的 P 值均应为双侧检验。一般而言，P 值大于 0.01 时应该精确到小数点后 2 位，在 0.001 与 0.01 之间的 P 值要精确到小数点后 3 位。P 值小于 0.001 应该写为"$P < 0.001$"。在对临床试验和基因筛查研究的分析中，如果使用 P 值，可以不遵循这些规定。（Except when one-sided tests are required by study design, such as in noninferiority trials, all reported P values should be two-sided. In general, P values larger than 0.01 should be reported to two decimal places, those between 0.01 and 0.001 to three decimal places; P values smaller than 0.001 should be reported as $P < 0.001$. Notable exceptions to this policy include P values arising in the application of stopping rules to the analysis of clinical trials and genetic-screening studies.）"

完整或准确的 P 值要求指出实际 P 值是多少而不是写为"$P < 0.05$"。不要和 Fisher 精确概率检验及 StatXact 软件进行精确检验所得到的 P 值相混淆。

书写无相关临床意义的信息时可以不列出具体 P 值，例如优势比（odds ratio）、均值（mean）、标准差（standard deviation，SD）、可信区间（CI）。应用统计学检验来计算 P 值以避免单纯而孤立的 P 值。孤立的 P 值是指未进行统计学检验而得出的 P 值。要在表注中说明使用了哪些统计学检验来计算 P 值。表格要有详细的表注，这不会增加文章的总字数。例如，表中的 P 值处写为"0.001ᵃ"，可在表注中说明 "ᵃ 基于 Mann-Whitney U 检验所得的 P 值"。

不存在意义时不要有显著性的暗示。如果 P 值不显著，不要解释为"具有显著性的趋势"。如何分析 P 值的意义？可以通过以下资源来学习如何非专业性地描述 P 值大于 0.05：http://mchankins.wordpress.com/2013/04/21/still-not-significant-2。

最后，不要使用均值的标准误（standard error of the mean，SEM）来代替标准误（standard error，SE）以误导读者，使其认为变异较小。记住 SEM 是 SD 除以 n 的平方根（n 为样本量大小）。SE 评估从样本均值中得来的总体均值的精确度。SEM 是统计学分析的中间值，并没有具体的临床意义，具有临床意义的是 SD 或 CI。

更多信息

更多关于 SD 和 SEM 的差异请参考巴尔特科（Bartko）1985 年的文章。[主译注：Bartko JJ. Rationale for reporting standard deviations rather than standard errors of the mean.Am J Psychiatry, 1985, 142（9）：1060.]

SEM、SD 与样本量（n）的关系描述如下：

$$SEM = SD \div \sqrt{n}$$
$$SD = SEM \times \sqrt{n}$$

报告 CI 时，推荐使用自举法，该方法相对较为强大和复杂，可参见原则 129。美国加州大学洛杉矶分校数字研究和教育研究所提供了如何进行自举法和许多其他统计学分析方法的教程，详见：http://www.ats.ucla.edu/stat/。

原则 142：明智地解释 P 值

不要因为 P 值较小就声称结果差异很显著。在一个大型研究中，弱相关性或小的差异也能产生较小的 P 值。多考虑 P 值以外的证据。用临床经验判断差异的大小和重要性。此外，不要忽略研究组之间在正常范围内的差异。

不要夸大 P 值中小数点后多少个"0"的含义。将读者的注意力吸引到具有临床意义（最好和生活质量有关）的终点的可信区间上。

更多信息

贝勒与霍格林（Bailar and Hoaglin），2009；萨尔伯格（Salsburg），1985；韦尔（Ware）等，2009；扬西（Yancey），1990。

预测结果中的陷阱

原则 143：报告结果的格式要符合拟投稿期刊的要求

对于某些期刊，特别是心理学和精神病学期刊，必须写出自由度水平和统计学检验值。为加快提交和审稿进度，在第一稿中就要包含这些信息。《美国心理学会出版手册》（*Publication Manual of the American Psychological Association*）（美国心理学会，2010）中详细描述了所要求的格式。

例 24-4：

组 I 的抑郁症发生率明显高于组 II，χ^2（1, n =200）=11.31，$P<0.001$。

要点

即便拟投稿期刊没有如此细致的要求，也要将重要的统计学结果放在命名清楚的文件夹里，以备另投其他期刊。在项目结束时和写作过程中的某些节点，生物统计学家应为你提供一份文章最新版本的数据和附带所有统计学软件编码和语法的统计学报告。

备份最终版本的数据文件（以数据库或者电子表格的形式），其统计学软件包的数据文件要储存在安全位置。几年之后你可能会用到这些文件，所以最好对其进行标记、归类和整理。例如，如果期刊编辑表示只有在你添加自由度（*df*）和统计学检验值之后才可能同意发表你的文章，在这种情况下，你就需要参考统计学结果。

下面是对自由度（*df*）的概述。自由度是指为了计算一定样本量和组数下的 P 值而确定的最适分布。卡方检验中，*df* 的计算如下。

（行数 –1）×（列数 –1）

例 24-5：

对于两样本均值 t 检验（使用合并方差法），自由度通过从总样本数减去 2 来计算（$df=n-2$）。

同样，好的研究者会很容易看出最终数据是如何从原始数据中获得的。对可重复的研究，可考虑在论文的附录中包含统计编码（语法）。甚至要在附录中包含去识别的数据（关键变量的子集）。现代统计学软件（如 R 软件）将工具 Sweave 与 Knitr 结合，从而使得研究者能够仔细记录可重复的研究并建立动态的报告。

运用附录为统计学审稿人提供所需要的数据。概述回归模型的建立方法和检验方法，讨论模型的诊断效能，描述敏感度分析。如果一个结果有几种分析方法，将结果中预先设定的方法及其他方法都放在附录中。

原则 144：用敏感和委婉的方式描述人群

描述研究人群时，避免使用可能具有贬义的词汇。给出该项原则的通用指南是不太可能的，但可参照表 24.1 中的举例。关于与你合作的生物统计学家，一定要建立一个支持团队的环境。不能说他是"科学学位硕士水平级别的生物统计学家"；相反，要考虑到团队成员现有的头衔和职位级别。例如，一个人不会把警探说成是学士级警官。我们都是他人工作中的临时角色，但是科研的成功需要优秀的人提供技能支持。

在研究过程中，特别是在数据清理和分析过程中，必须使用病例编号而不是姓名，以保护患者的隐私。在论文撰写中，要体贴地使用"病例"这个词来描述患者。另外，"糖尿病发生在这例患者身上"比"患者发生糖尿病"的表述更好，把"主诉"改为"症状"更好，把"患者否认（或主诉）"改为"患者报告"更好。

写作过程中应先描述患者的情况，再进行疾病和失能的描述。如"患有糖尿病的患者"是合适的，而"吸烟的人（people of smoke）"的表述则有一些极端。表 24.2 列出了一些可以使用的较好的措辞。

表 24.1	需要避免的贬义措辞
带有贬义的措辞	**首选的措辞**
Mental disorders	Impaired cognitive function
Mentally ill person	Person with mental illness
Demented, senile	A person with dementia
SCI patients versus normal patients	Person with SCI versus nondisabled persons
Diabetic pregnancies	Pregnancies complicated by diabetes
Diabetics	Patients with diabetes
Four of the five recurrences died	Four of the five patients with recurrences died
Mental retardation	Intellectual disability
Mentally retarded person	A person with cognitive disabilities 或 Developmentally disabled
A person afflicted with Down's syndrome	A person with Down syndrome （注意：不加 "'s"）
Wheelchair-bound people	Persons who use wheelchairs
Paraplegics/paralyzed people	Persons with paraplegia
Among elective THR patients	Among patients who undergo elective THR
Of THR patients	Of patients who have undergone THR
Elective THR patients	Patients who underwent THR 或 Patients with total hip arthroplasty
In 43 patients used as controls	For 43 patients who served as controls
Schizophrenics	People diagnosed with schizophrenia
Epileptics	People with epilepsy
The elderly	Older people
MS-level biostatistician	Biostatistician
Autistic children were compared with normal children	Children with autism spectrum disorder were compared with typically developing children
Patients were consented	Patients were informed about the study and gave consent

注：一个很好的经验法则是使用母语。SCI—脊髓损伤；THR—全人工髋关节置换术；MS—科学学位硕士。

更多信息

请参见美国国家残疾和新闻中心的官网（网址为 http://ncdj.org/style-guide/），其总部位于亚利桑那州立大学的沃尔特·克朗凯特新闻和大众传播学院。

表 24.2　可使用的策略性措辞	
有问题的措辞	**首选的措辞**
Patient denied	Patient reported
Patient developed diabetes	Diabetes developed in the patient
Managed patients	Treated patients
Complained	Reported
Complaints	Symptoms
Patients failed treatment	Treatment failed
Case	Research participant, respondent, man, woman
45 males	45 male patients, 45 men
67 females	67 female patients, 67 women
Chairman	Chairperson, chair
Patients who developed X	Patients in whom X developed
Two patients developed X	Two patients had X
Had surgery	Underwent surgery
Few mortalities	Few deaths
Demise	Death
Expired, succumbed	Died
Primary procedures accounted for 87 patients	Primary procedures were performed on 87 patients
Patients have worse outcome	Patients experience worse outcome
Patients with complications	Patients who experience complications
None of the 27 patients had a complication	No complications occurred in the 27 patients
Had a complication	Experienced a complication
Patients with extended hospitalizations	Patients who stayed in the hospital for extended periods
Fetus was aborted	Pregnancy was terminated

有问题的措辞	首选的措辞
Cesarean section, C-section	Cesarean delivery
Cesarean section for fetal distress	Fetal risk requiring cesarean delivery
Intrauterine growth retardation	Intrauterine growth restriction
Motor vehicle accidents	Motor vehicle collisions
Accidents in the home	Injuries in the home
Man and wife	Husband and wife, man and woman
Orientals	Asian people
Senility	Dementia
Compliance	Adherence

不要给患者贴上疾病的标签，如应将"高血压患者（hypertension patients）"改为"患有高血压的患者（patients with hypertension）"。要表述为"患者报告（report）的症状"，因为他们不是在抱怨（complain）症状；同样，他们也不会"否认有症状"——而是"他们报告说没有症状"。患者是"被治疗"，而不是"被管理"，疾病可以被管理。最后需要强调的是：治疗可能失败，但患者不会"在治疗中失败（failed treatment）"。

原则 145：写一个全面且令人信服的结果报告

在许多论文中，结果部分太短（图 12.1）。不要将结果限制在与主要结局显著相关的几个变量上。

提供重要结局的结果。例如，描述总体和重要亚组的死亡率。虽然不可能定义适用于所有论文的合适字数，但如果文章结果只有不到 2 页，那么在投稿之前最好再添加更多的研究结果。如果不确定要添加什么，那么试着预测研究人员需要在他们的 Meta 分析中包含哪些结果。同时，预测审稿人可能拒绝论文的 3 个原因并由此增加结果部分的内容来解决这些问题。

结果部分通常可以通过添加你所开展的调查的结果来显示医生和患者之间的知识差距或平衡。通过这种方式，你就可以证明你展示的信息是新的和重要的。目前，可以通过 REDCap 等工具来较方便地实施电子邮件调查。

要从不同的角度展示论据的一致性，否则你会给人一种数据具有不确定性的印象，这是被拒稿的常见原因。

例 24-6：

如果发现摄入酒精与结局有一定的关联性，不要仅仅用 P 值来说服读者。尝试分析每天的饮酒量、年饮酒量以及各亚组（如是否吸烟）。其中要包括所有的希尔因果关系准则（Hill's Criteria for Causation），这样才能提供更全面的结果分析。更多关于证据的一致性内容请参见表 24.4。

特别是在报告不同治疗方法的结局时，要让读者很容易地理解你对疾病严重程度的质控。解释控制了哪些变量以及如何控制变量。虽然一些内容已经在方法中提到，但结果中必须说明控制混杂因素方法确实有效。对于预后良好和预后不良的患者，需要分别列出结果。结果中要将接受一次手术的患者与接受二次手术的患者分开进行单独描述。如果省略或者忽略重要数据，审稿人会要求提供详情。

在被拒稿件中，大多数的结果部分太短（图 12.1）。如果结果部分不到 2 页，最好进行文献检索并分析你的数据，将其与已发表的结果进行比较。最后，不要让研究结果给读者一种过度分析或挖掘数据的印象。记住，单凭偶然性来说，1/20 的统计学检验结果会出现 $P < 0.05$ 的情况。因此，审稿人会担心研究结果是测试太多变量的结果。这正是需要参加临床试验注册并预先设定详细的分析计划（包括亚组分析）的原因。另外，若使用算法对主数据约简方法（master data reduction methods）和回避途径进行自动变量选择而没有专家进行监督又会太极端［斯泰尔贝利（Steyerbery），2010］。

要点

为了让较长的结果部分更容易撰写和阅读，可以为研究初稿的大纲拟定小标题，如：

- 基线期人口统计学和临床特征（Baseline Demographic and Clinical Characteristics）
- 有效性结局（Efficacy Outcomes）
- 不良结局（Adverse Outcomes）
- 实验室异常情况（Laboratory Abnormalities）

或

- 研究的患者（Study Patients）
- 主要终点事件（Primary End Point）
- 次要终点事件（Secondary End Points）
- 生活质量（Quality of Life）
- 不良事件（Adverse Events）

原则 146：承认已意识到样本量小

在对风险因素（吸烟）和结局（肺癌）的分析研究中，2×2 四格表中有 4 项内容。若表格是 >2×2，即多于 4 项内容，文本和表格中显示的一些项目和亚组由于样本量太小而无法进行合理的分析。将类别合并为 n 值较大的单元格，或者解释不合并的原因。

例 24-7：

当根据脊髓损伤的解剖水平对压迫性溃疡患者进行分组分析时，某些亚组可能只有很少的患者。然而对一些读者来说，了解每一个解剖水平发生病变的病例数是很重要的。如果将损伤归为相对更大的类别（如颈髓损伤、胸髓损伤、腰髓损伤）则会让读者不能得到他们关注的信息。

在这种情况下，可以使用特定类别进行报道，甚至还可以将其合并进行统计学分析。记录尽可能详细的信息，如果必要，将这些值合并到更大的类别中进行分析。

原则 147：报告率时要有规定的随访时间窗

例 24-8：

如果没有明确给定随访时间，"压迫性溃疡的复发率为 17%"这样的表述是没有意义的。而有意义的说法是"术后第 1 年，压迫性溃疡的复发率为 14.2%"。

计算真实率（true rate）需要 3 项信息：符合研究条件的病例数、处于风险状态的人数和时间窗。

研究者往往会忘记第 3 条：时间窗，表 24.3 列举了率计算的 3 个实例。

表 24.3　3 种率的计算公式

率（rate）	=	$\dfrac{特定时间段内的结局}{特定时间段内发生结局风险的人群}$
罹患率 / 发病率	=	$\dfrac{特定时间段内风险人群新患某病的人数}{特定时间段内在开始时或期间或平均的风险人数}$
新生儿死亡率[a]	=	$\dfrac{一年中新生儿（日龄 0 \sim 27 天）中的死亡数}{同年活婴出生人数}$

注：[a] 报告时以千分比表示。

原则 148：使用专业的流行病学方法评估和报告因果关系

许多临床研究论文可以使用表 24.4 所示的标准来提升因果关系。

表 24.4　评估因果关系的希尔因果关系准则
时间的正确关联（暴露发生在结果或效果产生之前）
关联强度（通常为统计量，如 OR 或 R^2）
剂量 – 反应关系 / 生物梯度（不良预后随着暴露因素的增加而增加的单调性 / 一致性）
结果的一致性（来自不同的研究和人群调查）
生物学理论 / 假说（与已有知识的关联性）
联系的特异性（单因素，并非多因素）
流行病学与实验室检查之间的相关性
实验性证据
类比（相似的疾病具有相似的病因）
研究设计的强度

注：引自希尔（Hill）1965 年和罗思曼（Rothman）等 2012 年的文章。

更多信息

海恩斯（Haynes）等，2011；希尔（Hill），1965；克莱因鲍姆（Kleinbaum）等，1982；莫斯纳与克雷默（Mausner and Kramer），1985；罗思曼（Rothman）等，2012。

原则 149：采用严谨的科学方法建立一个新的临床量表或预测模型

临床量表通常是一个简单的评分系统，旨在帮助医护专业人员估计结果发生的风险，并提供粗略的风险分层。表 24.5 所示的标准可以帮助你设计高质量的量表。

表 24.5　临床量表的评价标准
从支持各个因素的数据中得到一致的统计学证据
对各个因素背后的因果机制存在合理的生物学解释
各个因素有与其结果发展相关的文献证据
附加的各个因素对总分的灵敏度和特异度有改善

对于预测模型，应使用数据缩减方法，而非以往的逐步变量选择方法。数据缩减方法是指列出潜在的预测变量，通过获取专家意见、淘汰有大量数据缺失或数据冗余的变量（如血红蛋白和血细胞比容），进而将它缩减到一个合理的范围。为一个模型挑选变量要谨慎，应避免无人工输入而是电脑自动选择变量的情况。

与其创建一个简单的临床量表来总结各种因素的得分，不如考虑创建一个 logistic 回归模型，并使用结果的概率进行风险分层。量表法是一种过时并且不准确的方法，取而代之的是计算机评估。

为将输出从 logistic 回归模型中转换为一个概率，以 β 系数和截距计算 Z 值，例如：

Z=-5.25738（常量 / 截距）+ 年龄 ×0.029524（年龄 β 系数）+ 性别（1 为男，0 为女）×0.923548（性别 β 系数）

然后用下面的公式计算并发症 X 的概率：

并发症 X 的概率 =1/（$1+e^{-Z}$）

其中，e 为 2.71828（自然对数）。

所以，一个 90 岁的男性有 15.7% 的概率出现并发症 X，计算过程如下。

Z=-5.25738+（90×0.029524）+（1×0.923548）= -1.67667

X 的发生概率 =1 /（$1+2.71828^{1.67667}$）= 0.157×100%= 15.7%

这样的预测模型现在正被嵌入电子健康记录中，在危险分层和医学研究中将会显得更加重要。

更多信息

道森与特拉普（Dawson and Trapp），2005；海恩斯（Haynes）等，2011；扎尔茨贝格（Salzberg）等，1996；斯泰尔贝利（Steyerbery），2010。

原则 150：明确多因素分析需要校正哪些变量

当展现多因素分析的结果时，分析并解释哪些因素在该模型中被控制了。虽然可能在方法部分已经描述了这方面的分析，但在结果中要说明使用了哪些检验。不要做出宽泛的声明（例如，"校正术前因素后……"）。对于回归模型，应报告拟合优度和模型诊断。报告内容应尽可能透明，并为其他研究人员提供足够的细节来重复研究结果。在附录中提供生物统计学家可能需要的细节。

原则 151：为相似的变量统一数字格式

使用相同的小数位数。一般来说，在表示所有数值的均值和标准差（*SD*）值时，数值取到小数点后 1 位。

例 24-9：

组 I 的平均年龄显著低于组 II（42.7±3.3 vs. 53.8±2.6，*P*=0.014）。

当然，同时应该查看目标期刊的投稿须知及目标期刊的最近几期以发现有无和这些原则有任何出入的地方，但绝不要报告在小数位数上毫无意义的数字（例如，静脉血的平均 pH 为 7.421 79，平均年龄为 27.21 岁）。

原则 152：结果部分应仅包括研究结果

聚焦研究假设，把对研究结果的解读放在讨论部分，严格区分结果和讨论。例如，以下句子是对结果的解读，故应放在讨论部分："此研究发现并非完全出乎意料。"

要点

结果部分极少需要引用参考文献。需要参考文献的观点应写入其他部分。

有时，研究者期望获得特定的结果，但数据可能并不支持其预期的研究假设。此时，也应在结果部分的最末罗列这些研究发现，并在讨论部分对这些结果进行分析。这些意外发现肯定会吸引多数同行的兴趣。

表格

原则 153：设计可读性强的表格，避免乱用分类

审稿人常常优先审阅图表，但多数医学研究者却未能意识到精心设计的图表的重要性。正如文章题目和摘要一样，表格也能帮你在审稿人那里留下良好的印象。但需谨记，编辑多会反对图表过多。冗余的图表增加了不必要的文章篇幅和费用。乱用分类（dichotomania）是指把连续变量粗糙地转换成分类变量的操作（例如，将体重指数转换成肥胖与否，将血细胞比容转换成贫血与否）。尽管特定情况下需要将其他变量转换成分类变量，但过多乱用只会降低

研究的科学性。

有些读者对表格内容难以理解，所以需要使表格清晰明了和重点突出。先设想读者会如何阅读表格，然后考虑照此修改以呈现出读者预期的顺序。

表中仅包含相关数据，避免冗余。若读者跳过正文，仅阅读表格，应该也能得出与文章相似的结论。

常可通过为每行增加百分比的数据来增强表格的可读性。

例 24-10：

下表中显示了列的男女百分比，很多读者会不自觉地计算每行中男性和女性的死亡率。在表格中加入死亡率的百分比有助于读者获取更多信息。

	生存（n=870）	死亡（n=63）	行百分比	P 值
性别				< 0.001
男	22.1%	42.9%	12.3%	
女	77.9%	57.1%	5.0%	

原则 154：切勿让表格和正文内容重复

许多作者都会重复叙述正文和表中的内容，这种做法很容易引起审稿人及编辑的反感。但要注意在组织文章时确保正文信息和图表内容给出的信息一致。

例如，对纳入标准的描述在方法和表格部分是否存在不一致？如果是，核实数据无误后，为表格添加注释以解释为何数据正确但在正文和表格部分存在不一致。

对表格和正文不一致的部分应该给予详细解释。仅在正文或表格两者之一处描述医疗诊断，而非均做描述。

表中尽量避免使用缩略词。如需使用，在表注中定义缩略词。例如，"[a]BMI—体重指数，其计算方法为体重值（kg）除以身高（m）的平方数"。

正文中需详细解释表格中的数据。若数据变更，正文中亦需说明。若患者同时存在多种情况，在表注中阐明百分比和总百分比不符合的原因。表格需要简洁，但应该提供足够的信息。例如，所有表格的列均需有浅显易懂的标题。

原则 155：制作高质量、清晰明了的表格

表 24.6 列出了如何制作高质量的表格。

表 24.6	如何制作有吸引力的表格

表格简单，能从表格中获取全部需要的信息
按目标期刊的要求修改格式
表格的内容不能是正文的重复
双倍行距
变量须有单位
± 值需有定义说明是标准差还是标准误
列出精确的 P 值（而不是写成 "$P < 0.05$" 或 "不显著"）
保留数值到合适的小数位数，而非写成 "平均年龄为 56.218 岁"
所有表格的格式一致
表格中尽量避免添加垂直分割线，避免方格过多
添加详细的表注以定义所有缩略词
表注中说明 P 值计算所使用的统计学方法
预览表格，消除语义模糊之处

原则 156：正文中引用和总结所有的图表

许多审稿人看重正文中每一个图表的引用（例如，"见表 1"）以确保引用完全。在正文结果部分，强调每个图表的重点。

要点

把表格、图注和图放在正文及参考文献后（表 20.1）。

原则 157：全面、清楚地展现不良预后

客观、详细地展现所有并发症和不良反应。在比较不同组间并发症的发生率时，需要有见解力地分析和组织。在有些文章中，作者故意通过表格的数据结果来迷惑读者，从而隐藏客观事实。但是，若希望发表研究结果，须谨记所有审稿人都希望通过真实的对比来回答文章提出的问题：治疗的收益超过不良反应了吗？复杂的表格并不能替代对研究结果透彻的分析。

审稿人希望所有的文章均能准确、如实地报道相关治疗导致不良反应的具体病例数，并在文章中就随访时间长短对不良反应事件数量可能造成的影响进行充分阐述。部分顶级期刊不期望作者去判断不良反应是否与药物相关。

若研究为非随机对照试验，解读研究结果时得出 "不同组别间的差异是因为治疗的不同" 这一结论需谨慎。由于影响因素众多，因果关系很难判断。治疗方案随时间而不断改变；且相比于症状较轻者，有严重疾病的患者会被给予更多

的治疗（或联合治疗）。若研究设计并非比较不同的治疗方式，但在不同治疗组中结果仍存在显著性差异，此时有 3 种选择：①不要关注结局分析；②阐述数据结果解读的局限性，描述不同治疗方式的治疗指征；③使用倾向性评分分析。

原则 158：增加简单的表格以应对审稿人可能提出的意见

若文章中无过多的表格，增加一个表格以易于审稿人理解文章结论。自我设问：增加一个表格会避免审稿人可能提出的批评和困惑吗？若文章中表格数量已超出平均水平，可以考虑将一些信息整合成一个大的表格。

原则 159：表格中须呈现给读者足够的信息量

展现所有数据。对于小型研究，表中尽可能呈现原始数据。这种清晰透明性对审稿人非常有效。对于较大型的研究，在附件部分尽可能多地包括原始数据。这不仅对科学有益，也提升了文章发表和文章被引用的概率 [皮沃瓦（Piwowar）等，2007]。

主译注：

皮沃瓦（Piwowar）等于 2007 年发表的文章如下。

Piwowar HA, Day RS, Fridsma DB. Sharing detailed research data is associated with increased citation rate. PLoS One, 2007, 2（3）:e308.

使用表格会避免如下审稿意见："研究仅纳入了 20 例患者，若能在表格中展现某些重要变量的原始数据，读者会更加认同研究结论。"

你不仅可以提供患者数量的信息，还可以列出参与研究的医院、观察者、临床医生的数量及随访时间，可以在正文结果部分或表格中展现这些信息。

当其他研究者需要继续进行相关深入研究时，会从你的文章中查找相关信息以估算样本量和统计效能。已发表的文章中经常省略的重要细节是对比分析中的标准差（SD）。所以研究者应考虑在文中写入相关信息，以便于其他研究者后续计算样本量。

设计利于得出结论的图片

原则 160：用图片展现统计学分析后的主要结论

可视化图片可以帮助读者更直接地理解研究发现。相比于满页的数字和文字，读者更倾向于看图。考虑使用多种类型的图片［如图形（graph）、线图（diagram）、CONSORT 流程图、电脑截屏、照片、X 线片、微观图、解剖图、家族树形图］来阐明不同观点。审稿人可能会提出以下审稿意见："用生存图展现第 9 页和第 10 页中比较的内容会更易于读者理解不同组间的差异。"

若文章中有多余或重复的图片，审稿意见可能会是：

- "图 1 和图 2 均不需要。"
- "我认为图 6 和图 7 并不能说明什么，因此需要省去。"

对于每张图形，自我设问：通过表格展现这一结论会更清晰吗？图形比表格更利于高效展现趋势和多重比较。而表格能更高效地展现不同维度的混合变量数据。

寻求在科学作图方面有丰富经验的同事并请他们审阅文章和表格，让他们就如何以更高级的可视化方法呈现文章的主要观点给出建议。

若文章中有多幅图形的横轴是相同的，可以将其合并成一组图形。这种组图方法既利于读者阅读，也利于作者使用更多图形而不至于超过期刊对图形数量的限制。

原则 161：制作专业的图片说明页

用详细且浅显易懂的图片说明清晰地阐释每张图形。图片说明页（figure legends page）置于表格后与图形前。由于图片说明并不包括在全文字数中，因此你可以在其中添加审稿人感兴趣的额外信息。

要点

若文章包括从已发表的文献中引用的图表，需首先获得书面授权。

原则 162：精心修图，注重细节

清晰地标识每一个坐标轴。例如，Y 轴的标识应垂直于文本、平行于 Y 轴。使用粗线和较大的字体，这样即便图形缩减至适合期刊页面的大小仍可看清。若图形在宽度上缩小至一个栏宽，X 坐标轴的字体大小也应相应进行调整以适应印刷正文。可借助图形软件和影印机缩减图形，以查看图形变化。编辑图形以使其尽可能整洁和专业。推荐以《新英格兰医学杂志》作为制图的样式指南。

使用无饰线字体（如 Helvetica 字体）。同时，不要使用图形软件中的默认值。例如，软件包经常将图片说明置于不合适的位置，因此要按需移动调整。

可使用 R 软件及软件包（如 ggplot2）定制图形。期刊编辑会用 Adobe Illustrator 软件来编辑图形格式。医学期刊图形编辑会用如下软件制作和编辑图形：Adobe Photoshop、Poser（Smith Micro Software）、Cinema 4D Studio（MAXON Computer）和 Adobe Flash Professional。尽管多数研究者很少需要用到这些专业制图软件，但明智的做法还是要考虑到文章的方方面面，以尽可能适合期刊网站在线交互图形和视频的需要。由于期刊从纸质版变成了在线网络版，这些交互图形、数据图形和视频对期刊也越来越重要。可参考下述网站的交互式图形和动画。

http://www.nejm.org/doi/full/10.1056/NEJMsa0805646

http://www.nejm.org/doi/full/10.1056/NEJMsa066082

避免给 2D 图形增加 3D 效果。图形默认的设定背景常常较杂乱，会有背景线及过多的坐标轴数值。删除所有非必要的线条和数字，以使图片的清晰度尽可能高一些以适应印刷的需求。

每张图形中，应确认每组患者的数量。例如，在条形图中，应注明每个条形图的例数（如 9/17）。每个条形图也应有百分比，以帮助读者理解每张图形的重点。另外，应清晰地指出每张图的总体样本量。

更多信息

若在图形、幻灯片、会议壁报制作方面有困难，应寻求专业人士的帮助。若需要推荐，医学插画师协会（Association of Medical Illustrators）可以为你推荐医学作图的自由工作者。

● 布里斯科（Briscoe）2013 年的著作《准备科学的插图：更好的海报、简报及出版物的指南》(*Preparing Scientific Illustrations: A Guide to Better Posters, Presentations and Publications*) 也会有所帮助。

● 塔夫特（Tufte）2001 年及 2006 年的著作《定量信息的视觉展示及漂亮的证据》(*The Visual Display of Quantitative Information and Beautiful Evidence*) 引人深思。

● 威克姆（Wickham）2010 年发布的 R 语言 ggplot2 软件包是出色的图形制作软件。

● Shiny 是一个 R 语言的网络应用框架，提供了在线绘图的方法（http://shiny.rstudio.com）。

● 伯廷（Bertin）分别于 1981 年和 2010 年出版了两部关于图形制作的优秀著作，一部为经典版、一部为现代版。

原则 163：用曲线图展示非线性关系

曲线图（图 24.3）是展示非线性关系的高级方法。由于很少有生物医学变量之间呈线性关系，因此最好应避免预设的线性关系。

展现重要相关性的曲线图（非线性图）就是一个完美的例子。用分离式的饼图（图 24.4）显示研究中的男女比例显得非常业余。这种饼图可用单纯的数字替代。正如表格一样，图形应与正文要表达的意思一致，但一定不是正文内容的重复。

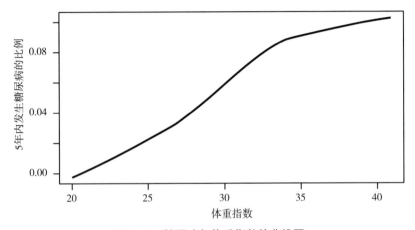

图 24.3　糖尿病与体重指数的曲线图

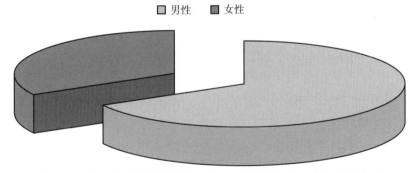

图 24.4　用分离式饼图展现男女比例，应避免这种业余的作图方式

原则 164：使用 CONSORT 流程图使临床试验清晰、易懂

流程图由方框和线条组成，可以展示研究进行的步骤，如同一个研究方案。在随机对照试验中，应使用流程图阐述每个阶段，以及每组或分组中的患者数量。一个好的流程图应该清晰明了，从而省略正文部分对流程的文字描述，比如在流程图的每个阶段可以清晰展现患者的数量。高效流程图可参见艾维格曼（Ewigman）等（1993）和诺托（Noto）等（2015）的文章中的例子。

由于多数审稿人在阅读文章时会在草纸上勾勒出流程图，因此你需要在投稿论文中有流程图的体现。提供流程图会有助于审稿人审阅你的论文。而如果你让审稿人自己创建流程图，当他们自己创建的流程图中的数据与文中的数据不一致时，这会给审稿人带来不好的印象。流程图也可展现研究方案、测试方案和决策模式。

下述网站提供了华盛顿大学的"CONSORT 图形生成器"：http://depts.washington.edu/hrtk/CSD。

该网站同样有许多可供使用的模板。对于微软用户，Visio 软件也可用于创建流程图。Lucidchart 软件（http://www.lucidchart.com）也是作图的另一选择。此外，可用微软的 Word 文档自选图形做出更多基本的流程图。

原则 165：用散点图阐释和展现两连续变量的分布

散点图又称"分布图"或"X-Y 图"，是两个连续变量的二维图形（图24.5）。散点图有助于选择合适的方法以分析数据。你可以使用统计学软件快速制作散点图，然后从视觉上直接评估数据的准确性。

考虑在文章附录中包含体现文章主要观点的散点图。画出每个个体值（一个变量在 X 轴，一个变量在 Y 轴）以及它们如何拟合成回归线。用不同的符号标识不同的组。

R 语言中，以下命令可用来创建散点图：

plot(age,bmi)

IBM SPSS 软件中，用以下菜单命令创建散点图：

Graphs, Legacy Dialogs, Scatter/Dot, Simple Scatter, Define, move one variable to the X Axis and one to the Y Axis, OK

如果相同数据在散点图上有重叠，需做出标记或者显示出轻微的错位。避免散点图展示的数据量和实际数据量有差别而被审稿人指出错误。

如果是为了发表论文而制作高质量的图形，需在图形制作软件和 R 软件中导入数据。你可以对这些图形进行进一步编辑以制作出更专业的图形，然后将文件保存为 PDF 格式。

要点

当研究结果与已发表文章的研究结果不一致时，尝试制作与已发表文章相近的图表，以利于读者横向比较。以开放的思维阐释图表。自我设问：其他与我的研究结论不一致的文章的作者会从我的图形中得出什么结论？

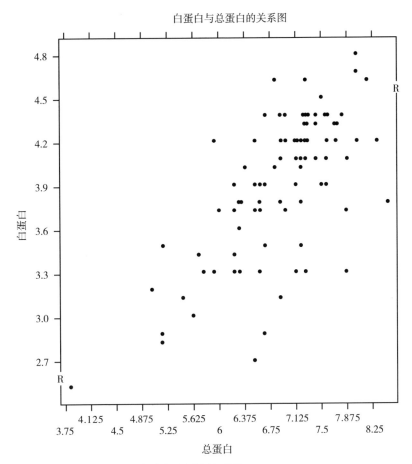

86例患者的白蛋白对总蛋白的回归统计
相关性   .67490 R²   .45549 S.E. of Est   .37322 Sig. .0000
截距（S.E.）1.04683（.34137）   Slope（S.E.）   .41224（.04918）
图 24.5 血清白蛋白浓度与总蛋白浓度关系的散点图

为展示两个连续变量的一致性，可使用 Bland-Altman 方法（图 24.6），有关该方法详见布兰德与阿尔特曼（Bland & Altman）1986 年的文章。Pearson 相关分析并非展示一致性的正确方法。

原则 166：用直方图去理解关键分布

对于研究中最重要的连续变量，结果部分需对直方图分布进行充分阐释。例如，分布呈正态还是偏态？若呈偏态，偏态的方向和程度？是否呈双峰分布？图 24.7 显示了呈双峰分布的数据。为了呈现出两组的直方图，尝试制作背对背直方图。R 语言中的 ggplot2 软件包或 Hmisc 包中的"histbackback"命令有助于完成此项工作。R 语言中，当软件包安装和运行后，可在命令前加问号以获得帮助，例如，"?histbackback"。

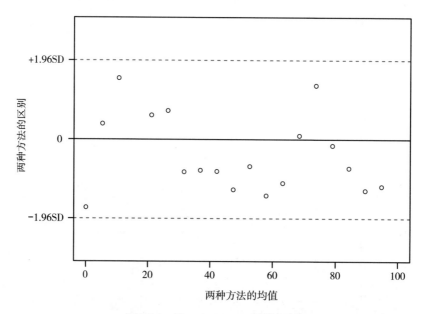

图 24.6 Bland–Altman 图的示例

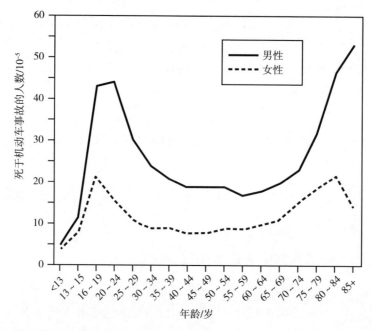

图 24.7 双峰分布图的示例（数据来自：Insurance Institute for Highway Safety. Status Report of the Insurance Institute for Highway Safety. Vol 30. Arlington, VA: Insurance Institute for Highway Safety, 1995.）

原则 167：创建森林图以展示亚组分析

见图 24.8。

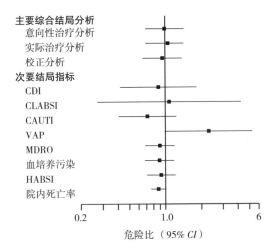

图 24.8　森林图。CDI—艰难梭菌感染；CLABSI—中心静脉相关性血流感染；CAUTI—导尿管相关性尿路感染；VAP—呼吸机相关性肺炎；MDRO—多重耐药菌；HABSI—医疗相关血流感染 [引自：Noto MJ, Domenico HJ, Byrne DW, et al. Chlorhexidine bathing and health care–associated infections: a randomized clinical trial. JAMA, 2015, 313（4）:369–378.]

原则 168：富有创造性且专业地使用图片以提高交流效率

文章可以使用曲线图（图 24.3）、ngrams 图（图 24.9）、真三维图（非二维图添加三维效果）或显示对照组效应值相对改变的图等来展示数据，但应该避免使用百分比图作为终点事件的呈现形式。通过浏览顶级期刊可以获得灵感。需要注意的是，有些期刊鼓励图中使用多种颜色。

更多信息

布里斯科（Briscoe），2013。

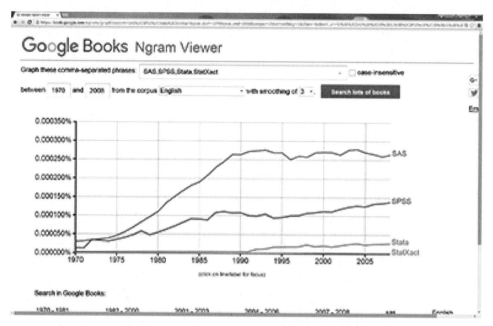

图 24.9   Google Books Ngram 浏览器界面

（主译注：Google Books Ngram 浏览器的官网为 https://books.google.com/ngrams，可通过"知乎"
等网站了解更多内容）

原则 169：展示数据时，需附上数据的正常值范围作为背景参考

对于主要研究发现，特别是实验室检查结果，应提供正常值范围。当通过
图片展示数据时，需在对应数据处添加正常值范围（例如，在背景中添加阴影条
带），而更好的做法是提供统计学变量在特定研究人群中的正常值范围。

原则 170：绘制预测模型效能和 ROC 曲线阈值

当展示新的预测模型并与其他方法相比较时，受试者工作特征（ROC）曲
线能为展示这些数据提供信息（图 24.10）。Y 轴对应灵敏度，X 轴对应 100% 减
去特异度。统计学软件会计算不同阈值时的灵敏度和特异度，并连接成线。

IBM SPSS 中，计算命令如下：

Analyze

ROC Curve . . .

Select the predicted probability variable (Pre-1)

Move it into Test Variable

Select the outcome variable (such as died) and move it into State Variable

Enter 1 for Value of State Variable (assuming 1 = died, 0 = survived)

Check with diagonal reference line

OK

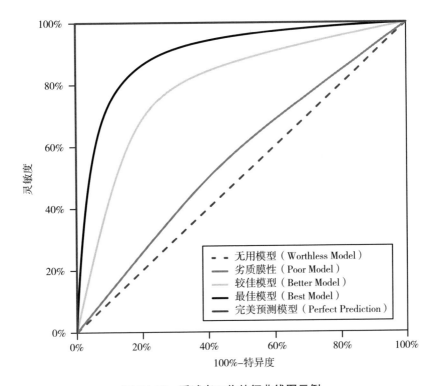

图 24.10　受试者工作特征曲线图示例

　　R 语言中，可使用 ROCR 程序包。

　　ROC 曲线对选择诊断试验的最优阈值非常有帮助。从左上角至右下角绘制诊断线。诊断线与曲线相交处即为客观的阈值，此时灵敏度和特异度最大。确保图形为正方形，而非长方形。可以经常看见曲线的"肩臂部"，此处最接近左上角。

　　如果在研究中准备提出新的阈值，须绘制 ROC 曲线。应向读者表明你已仔细检视过数据，然后才确定新的阈值。在 ROC 曲线绘制过程中应展示足够的原始数据，以表明你选择了单一最优阈值点。不要期望仅通过正文语言就能让别人相信你的发现。

更多信息

弗莱彻（Fletcher）等，2012；海恩斯（Haynes）等，2011；兰（Lang），2009。

原则 171：使图形简单而科学

制作的图形一方面需要有吸引力且简单，另一方面，不要删除重要的细节。例如，对于生存曲线，需在 X 轴下注明每个随访周期内处于某种风险下的受试者人数，同时在 X 轴上明确表示此轴刻度代表的是概率而不是关于结果预后的实际比率。

原则 172：区分"百分比""百分率"和"百分位"

当绘制反映变化的图时，需明确区分"百分比（percent）""百分率（percentage）"和"百分位（percentile）"的含义。当从 80% 降到 40% 时，此时下降了 40 个百分点（percentage points），下降了 50%（percent）。除非出现在表格的列标题中，"percent"前一般均为数字（如"20.7 percent""100 percent"）。否则，使用"percentage"（如"a large percentage of patients"）。在医学论文中，"percent"不用作名词。

百分位是"一个以 100 为分母的值，表示某一分布的百分比等于或低于该值（在第 95 个百分位内的得分）"[1]。百分位并非表明百分比是更好的方式。

更多信息

2007 年版的《美国医学会格式手册》（*AMA Manual of Style*）章节 16.2.4。

原则 173：掌握高质量图形的要素

表 24.7 展示了绘制高质量图形的要素清单。表 24.8 比较了过时的和现代的作图方法。

表 24.7 如何绘制有吸引力的图形

使读者仅通过图形就能获取足够的信息而不需要参考图形之外的说明
对图表进行反复预览、修改、精炼以尽可能减少可能造成困惑的因素
对"± 值"定义明确（标准差、标准误或 95% 可信区间）
包含了 95% 可信区间（避免使用均值的标准误）

续表

用现代科学绘图软件（如 R 语言及其 ggplot2 软件包）绘制

清晰、详细的图片说明

图形展示的内容和正文不存在完全重复的情况

各个亚组的数量信息得到充分展示

清晰易懂的轴坐标

合理使用阴影和断面线

粗线（直径 ≥ 1 点）

大字号，Helvetica 或 Arial 字体

完整、精确的 P 值

在小型研究中尽可能用点图或线图清晰绘制出每个样本值，而非将数据隐藏至条形图中

避免三维效果，例如男性 / 女性的分离式饼图

图片清晰度应该尽可能高一些以适应打印机的需求

绘图时对数据的关系不要预设成线性，要允许非线性曲线等

PDF 格式（避免位图和截屏）

保存为矢量图，以利于期刊用 Adobe Illustrator 进行编辑

易于色盲读者阅读

生存图中 X 轴下标注每组的风险人数

附录中提供绘制图形的代码以方便进行验证

表 24.8　过时的和现代的作图方法比较

弱推荐 / 过时的作图方法	强推荐 / 现代的作图方法
条形图（条形 + 活塞样标准差 / 标准误）	点图，箱式图，线图
线性回归（非线性数据）	最小二乘法曲线
堆积条形图	线图
3D 分离式饼图	任何图形
3D 条形图	箱式图
—	意大利面式图
相关矩阵	热图
静态图形	交互式图形，动画，视频
散点图	动画气泡图
杂乱条形图	放射状图，雷达图

（译者：王群，张珂诚　审校：陈观群，童勇骏）

参考文献

[1] Merriam-Webster's Collegiate Dictionary. 11th ed. Springfield, MA: Merriam-Webster Inc, 2008.

第25章

讨论

"一个社会如果因管道工工作卑微而蔑视其杰出者、因哲学备受推崇而容忍其滥竽充数者，那么，社会既不会有令人满意的管道工程，也不会有正确的哲学。最终，管道和理论都要出漏洞。"

——约翰·W. 加德纳（JOHN W. GARDNER）

聚焦讨论部分

原则 174：以最重要的研究结果开始讨论部分

在讨论部分的开头应清楚地展示研究论文所包含的创新观点，阐明是接受还是拒绝你的研究假设。如果不确定如何撰写，通常可以以"我们发现……"开头，然后描述论文的主要研究结果并解释这个结果的重要性。第一句话必须展示出通过解答一个当前医学文献中尚未解答的重要问题，你从中得出了什么结论。下列的句子也可以作为讨论部分的开头。

"我们的数据显示……（主要研究发现），这个发现具有重要的临床意义，因为……[Our data show that...（your primary finding）and this is clinically important because...]"

"这个试验证明……（The trial demonstrated that...）"

"这个随机对照试验的结果显示……（The results of this randomized clinical trial show that...）"

"我们的分析结果表明……（The results of our analysis indicate there is...）"

"这项前瞻性队列研究显示……（This prospective cohort study showed that...）"

"这些研究证实……（These studies confirm that...）"

"在此次研究中，我们确定是否……（In this study, we determined whether...）"

"我们的研究结果支持使用……（Our findings support the use of...）"

"在这个 x 与 y 比较的随机对照试验中……（In our randomized trial of x versus y...）"

一定不要以沉闷的历史课作为讨论的开头，比如以下这些表述方式。

"1962 年，史密斯等人发现……（In 1962, Smith et al. showed that...）"

"吸烟导致显著的发病率和死亡率（Smoking results in significant morbidity and mortality）"

"在过去的 30 年，肥胖率一直在增高（For the past three decades, the obesity rate has been rising）"

"X 疾病在 1943 年首次被诊断（Disease X was first identified in 1943）"

谁会在意这些？文章的重点是你的研究结果！

请记住要以"并且这具有重要的临床意义因为……（and this is clinically important because...）"或类似的句子来结束讨论部分的第一句话。编辑常因为"不得不努力找出论文的要点是什么（having to work to figure out what the point of the manuscript is）"而被惹恼。

高影响力临床研究类期刊的审稿人希望你能在讨论部分回答以下问题。

（1）这项研究具有创新性吗？

（2）这项研究具有较好的科学性吗？

（3）这项研究具有强有力的数据的支持吗？

（4）这项研究结果有很好的统计功效吗？

（5）这项研究的统计学分析方法正确吗？

（6）这项研究结果会推动该领域的发展吗？

（7）这项研究结果会改变临床实践吗？

（8）这项研究结果会有高的影响力吗？

原则 175：讨论仅限于研究结果并将你的研究结果与其他已发表的研究进行比较

讨论部分与结果部分完全不同。讨论部分用于讨论研究结果的意义，而不是简单地重复结果。在讨论部分，不要讨论任何在结果部分未呈现的内容。讨论的内容应仅限于研究中所呈现的数据。

当被问到"如何定义一篇好的研究论文"时，一位审稿人写道："每一部分

（背景、方法、结果、讨论，包括启示）都要与之前的内容相辅相成（Everything builds and integrates with prior section: Introduction, Methods, Results, Discussion including implications）"。

预见讨论中的陷阱

原则 176：提供实用的信息

在讨论部分，通过解释结果和得出结论从数据中提炼有用的信息。大多数读者更喜欢实用性的、指导性的知识。为了提供这些信息，作者需要去掉修辞，分离出科学性的内容。同时要记住：明显的逻辑跳跃将会惹恼编辑。

据美国医学研究所（Institute of Medicine，IOM）估计，一项新技术或理论从随机对照试验至转化应用于临床实践平均需要 17 年。因此，编辑和审稿人感兴趣的是那些能够用于改善患者结局的实用信息。

原则 177：不断提醒自己紧扣文章主题并保证讨论部分聚焦于此

使用结构化的提纲能够避免跑题。优秀论文的讨论部分应具有针对性，而非杂乱无章的。许多论文的讨论部分过于冗长（图 12.1），并且倾向于重述结果部分给出的信息。问问自己："所有的讨论部分都是相关的吗？"阐述研究结果以及这些结果是如何填补文中提出的研究空缺的。

在讲述研究故事时，通过将句子由"2009 年，史密斯（Smith）等人发现 X 导致 Y"改为"X 导致 Y（Smith et al. 2009）"，可将该参考文献从讨论部分移至背景部分。

原则 178：描述文中提出的新信息

预见并避免审稿人最常见的评论意见——"没有创新性！"例如，研究者正在撰写一篇关于再入院预测模型的文章。他们预见到审稿人的评论意见会是医生和护士已经能够识别哪一位患者可能会再入院。为了解决这个问题，他们在讨论部分增加了一小节内容来描述一项研究，这项研究证明，根据试验证据，审稿人的这个观点并非事实。

> **要点**
> 非原创性的、可预测性的或不重要的结果肯定会导致稿件被拒。

原则 179：将研究与先前的研究进行比较

问问自己"这个领域的专家想要看到的是什么样的比较和对比"。讨论如何将研究结果与该领域具有重大影响的研究进行比较。尝试简明扼要地评论与你的研究最相似的大型研究。

如果研究结论与已经发表的研究明显不同，请解释为什么。不要轻率地驳回那些早期的研究，因为这些研究的作者可能会被邀请来评审你的这篇文章。当你反驳已经发表的研究时，请做到态度诚恳并注意措辞。

要点

明确表达你的观点，但不要刻薄或带有攻击性。

写讨论部分时就像你在和读者交谈。想象一下，该领域的各位"大牛"们围坐在桌前，听你措辞熟练地讨论研究结果和他们的研究。如果必要的话，请解释你的测量方法与他们的有什么不同。你能以相同的计量单位来呈现研究结果以便进行比较吗？你的方法比以前的研究有什么改进？请描述在他们的研究基础上你得出了什么，而不是攻击其他研究者。通过采取双赢的外交手腕更容易获得成功。

在这方面，审稿人常会提出以下类似的问题。

"未含有历史的观点（Contains no historical perspective）"

"作者显然是有偏倚的并挑选数据来支持他们的观点（Authors are clearly biased and cherry pick data to support their views）"

"选择性地回顾文献，例如美国的研究者倾向于只纳入其他的美国研究（即使存在相关的国际性研究）[Selective reviewing of the literature, i.e., U.S. researchers tend to only include other U.S. research（even if there is international research that is relevant）]"

"没有完整地回顾先前的文献（特别是很早以前的文章）[Incomplete review of prior literature（especially older papers）]"

原则 180：克服审稿人最初的负面反应

审稿人通常一开始都假设你的研究没有创新性。你可以通过使用副标题来逻辑性地展示你的"故事"。这种逻辑关系能够预见到审稿人反应——"这项研究之前已经做过"，并帮助你证明这项研究实际上并没有做过。请记住，同行评议阶段有一种"反对研究创新性的倾向"[奥尔森（Olson），1990]。因为许多审稿人会非常强烈地抵制新的想法，所以新的或有争议的研究结果需要额外的支持。可以使用希尔因果关系准则（表24.4）以得到这种额外的支持。

审稿人也可能会考虑那些没有提到的混杂因素（如营养状态、社会经济水平及医院的护理水平）。预见到审稿人主要关注的问题并在讨论部分解决这些问题。如果某些因素可能歪曲新生数据并影响研究结果，请解释为什么没有测量这些因素。此外，根据你的经验，为将来的研究确定重要的变量。

原则 181：对其他文章只提出具体的批判

做一个笼统的批评性陈述就像扔回旋镖一样，你需要做好自食其果的准备。应仔细研读文献并做出具体的、实事求是的陈述。

原则 182：保证讨论部分简明并结构化

审稿人和编辑指出讨论部分最典型的问题就是太冗长且有太多缺陷（图12.1 和23.1）。不要迫使审稿人说："讨论部分应该缩减。"

在审稿人看来，冗长是最常见的写作问题（参见图32.1）。使用尽可能精简的文字重写。为了使写作清晰，找到并删除不必要的文字。例如，许多句子的开头使用了不必要的词。许多句子仅仅通过删掉如"a""the"以及"that"等词就可以精简。

如果实在不舍得删掉研究工作的任何部分，可以将这些被删除部分存在另一个文件中。可能你在另一篇文章（比如一篇文献综述）中能够用到这些内容。

讨论启示

原则 183：讨论关键变量的相互关系

解释导致不良结局的不同测量方法间的相关性如何。说明因果关系在生物学上是合理的。描述这些关键变量是相关还是独立的。

大多数的统计学软件包能够创建一个相关性矩阵，矩阵中每一个格子的坐标能够显示变量间的相互关系。虽然这对文章出版来说通常过于详细，但在撰写讨论部分时仍应该引用它。

在 IBM SPSS 软件中，操作步骤是"Analyze""Correlate""Bivariate""select the variables""check Spearman""OK"。

在 R 软件中，使用 Hmisc 软件包并输入"rcorr(variabe1, variable2)"。

在 Stata 软件中，依次选择 "Statistics" "Summaries" "tables" "tests" "Nonparametric test of hypotheses" "Spearman's rank correlation" "select the variables" "OK"。

原则 184：解释研究决策的合理性

描述所采用的任何不常用的方法或分析手段并解释为何没有使用常用的方法。例如，解释确定样本量、定义结局指标以及选择相应统计学分析方法的理由。你能为这些研究决策提供证据支持吗？

原则 185：讨论研究结果所涉及的经济学问题

在过去，许多医学研究论文的撰写都不涉及钱的问题。但是现在，随着卫生保健财政政策的改革，大多数的审稿人期待看到关于经济效益的讨论［如成本－效益分析（cost-benefit analysis）］。如果可能的话，比较并讨论住院成本及住院时间，特别是对于重要的亚组人群。不同类型的治疗方案的成本如何？研究结果与当前卫生保健财政领域相关政策的相关性如何？当医疗卫生保健的资金缩减时，该研究主题的重要性如何？解释你所报告的结局指标及趋势所涉及的经济学问题。有一个例外：以患者为中心的医疗效果研究所（Patient-Centered Outcomes Research Institute，PCORI）不支持正式的成本－效果分析（cost-effectiveness analysis）。

主译注：

有关 PCORI 的更多信息请见官网 https://www.pcori.org/。

原则 186：巧妙地进行推断

阐明你的推断是什么。避免过度推断。如果你不能提供证据支持你的观点，就等着审稿人删掉你的推断吧。正如一位编辑所建议的："保证讨论部分与结果密切相关，但不要自以为是地过度推断。"让你的内部审稿人和其他作者都考虑一下讨论部分的推断是否恰当。正如《细胞》（Cell）的前任编辑维维安·西格尔（Vivian Siegel）所说："只有在讨论部分，你可以也应该进行推断，但不必过度推断"。

原则 187：考虑研究结果的其他解释

在讨论部分，站在唱反调的立场来考虑对立的观点。不要等审稿人来扮演这个角色。确定研究的优势和局限性。大多数的文章可以通过例如"研究的局限性（Limitation of the study）"这样的副标题来增加几段话进行改进。提出这些问题：在你的研究过程中出现了什么问题？如果不得不重复这个研究且没有经费限制，你会做出哪些改变？方法学部分存在什么局限性？正如有经验的研究者所知道的那样，不能相信所有表面上的分析。通常，在根据数据采取行动前，等待进一步的佐证是最好的策略。为你的研究结果与已报告的结果的相关性提供生物学上的合理解释。

原则 188：对已经发表的研究持怀疑态度

一位审稿人指出，在进行数据分析时文章作者常犯的错误是未考虑"无效"假设。在接受共同作者的邀请时，大多数临床医生都会认为任何已发表的报道都是正确的，故在读完一篇文章后，他们会不自觉地把自己的名字加到共同作者名单中。这对年轻医生和学生来说是非常常见的。而更安全的做法是假设作者的观点是错误的，随后看他能否消除你的疑问。

另外一位审稿人曾说过，当人们只阅读结论部分，而不看文章的主体部分或未将研究结果与已经发表的报告进行比较时，就会出现问题。

在研究背景部分和讨论部分，不要简单地概括已经发表的文章，而应批判性地评价其方法学、结果及结论。例如：他们的结论是根据最新的数据和大样本得出的吗？这些数据来自的人群符合研究需要吗？

讨论潜在的问题

原则 189：识别并讨论选择性偏倚

解释那些被选中参与研究的人群与那些未被选中的人群有什么不同。例如，在流程图的审校中，检查是否丢失了比门诊患者更多的私人患者。不要错误地解释研究结果并提供错误的信息。在方法学部分，应该注明需要排除哪一类患者且什么时候排除。在讨论部分，解释为什么要排除那些处于其他严重程度的目标疾病患者。如果你的观点在其他人群中得到了证实，请说明为什么你所研究的人群是不同的以及为什么你需要在这个人群中进一步证明这个观点。

例 25-1：

抑郁症患者可能特别愿意回答关于抑郁症的调查问卷，但显然这个结果可能存在选择性偏倚。（People with depression might be particularly willing to respond to a questionnaire on depression, but then obviously, the results would suffer from this selection bias.）

原则 190：讨论只分析受访者的意义

对于调查问卷，解释有效受访者样本与那些没有回复的样本有什么不同。例如，如果 50% 的潜在受访者是男性而只有 25% 的实际受访者是男性，就可能会出现问题。如果你调查的是一个地区的人群，请解释你的样本人群与其他地区或国家的人群有什么不同。请提供关于偏倚的方向和强度的数据。

原则 191：谨慎地讨论预测结果

对于横断面研究，阐明你知道相关性不等于因果关系。对于这种类型的研究设计，避免做出关于疾病预测及发展较为肯定的结论。仔细解释关于你所假设的疾病危险因素的研究结果。在撰写文章中关于预测及因果推断的内容时，需要与有经验的方法学家合作。

原则 192：保持谦虚

当采用"第一（the first）""唯一（only）"或"最大样本量（largest series）"等字眼来描述研究或研究结果时，为保持谦虚，应该增加"据我们所知（known to us）"这样的表述。或者你也可以这样写："我们认为尚没有研究报道过……（We are aware of no published reports that describe...）"。为使读者确信你的陈述是真实的，请解释你是如何进行文献检索的。

原则 193：适度地描述研究结果

谨慎使用如"证明（proves）"之类的词，通常使用"表明（indicates）"更合适。而且，像"解决了一个重要的问题（solves an important problem）"之类的短语在语气上过于强烈，因此不太合适。不要夸大研究结果的重要性。要将证据呈现给读者并进行讨论，但在表述上要低调和客观。文章应该表现出你平和且好学。对于研究结果要直接且诚实。在讨论部分及结果部分应该提供 95% 可信区间，从而显示你知道研究结果的变异性。

原则 194：描述随访的优势和局限性

审稿人通常对长期随访数据感兴趣。对于那些需要长期随访数据的期刊，应在结果部分提供最短随访时间和中位随访时间。还要将你的随访情况与那些已经发表的研究进行比较。如果审稿人认为随访时间太短，他们可能会拒稿。在讨论文章的局限性时，解释你的研究样本与一般人群或理想的样本人群有什么不同。审稿人可能会考虑你的研究结果是否由于你的研究样本的危险因素发生率偏高或偏低而受到影响。

原则 195：从文献中找出"对照组"

如果研究中没有理想的对照组，可以采用已发表研究中的信息来强化讨论部分。虽然来自文献的"对照组"不能替代真实研究中的对照组，但这也比根本没有对照组要好。例如，在笔者的文章 [伯恩（Byrne）等，2011] 中，笔者将来自员工健康促进计划的雇员的健康习惯在 7 年内的趋势变化的研究结果与全国的数据和目标进行比较，并将这个趋势变化与疾病控制中心和预防行为危险因素监测系统（Centers for Disease Control and Prevention's Behavioral Risk Factor Surveillance System）、美国国家公路交通安全管理局的全国居民防护使用调查（National Highway Traffic Safety Administration's National Occupant Protection Use Survey）及健康国民 2010 的目标的趋势进行了比较。这些研究提供了可信的基准数据，且这些数据已经在这些机构的官网上发布。

原则 196：讨论任何意料之外的研究结果

指出任何会让读者关注的结果，即使这些结果不是预期的或者这些变量并不重要。如果不能解释好这些不常见的研究结果，审稿人可能会给讨论部分一个较差的评价。

原则 197：讨论与小样本相关的问题

表格通常会展示那些没有统计学差异的结果。这些结果可能是由测量的变异过大或者纳入对象的样本量不足导致的。讨论小样本所引起的任何局限性。如果由于样本量小或发生率低而不能发现统计学差异，请确认你知道你的研究的检出限，并对样本量计算的依据进行讨论。主动解决这些问题远比等待编辑在拒稿信中指出这些问题要好。

深思熟虑的结论

原则 198：采用"一道闪电"般的方式总结讨论

一篇优秀论文的全貌就像是一道霹雳：它以雷鸣（背景）开头，以闪电（结论）结束。高质量的文章以有力且明确的结论作为结尾。

明确阐述你的推荐意见，这样的话审稿人就不会提出以下问题：

"作者的推荐意见是什么？"

"基于这个信息，关于医生应该怎么做，文章没有给出推荐意见。有趣的是，在 X 中存在差异，那么基于这一点我们要如何调整对这些患者的治疗方式？"

总结陈述通常是讨论部分的最后一段，必须抓住研究的重点。不要以较弱的陈词来结束讨论部分。请记住，大多数人会以摘要、结论、背景这样的顺序来阅读文章。最后一段应该以"总结一下（In conclusion）"或"总之……（In summary...）"开头。

原则 199：提供那些完全由数据支持的严谨结论

许多作者不太重视他们的结论部分。因此，结论部分通常成为文章中最薄弱的部分。科学方法的第 6 步也是最后一步就是下结论。在这一步中，应基于前面的 5 个步骤写一句话。

在解释过程中最常见也是最严重的问题就是结论没有数据支持（图 25.1 和 25.2）。必须根据文章中所呈现的数据下结论。任何根据统计学分析所得出的结论必须用通俗易懂的语言来说明，因此，要对结论陈词进行润色以避免如下错误。

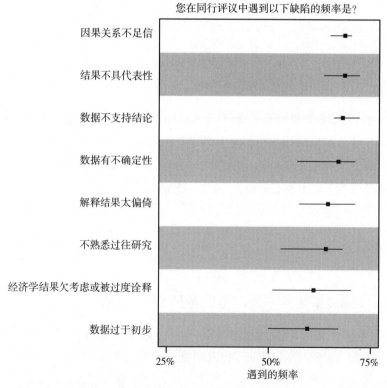

图 25.1 结果解读问题出现的频率。回答根据中位数和自举法 95% 可信区间由高至低排序，以计算尺反映 0%（从未）到 100%（总是）。来自对同行评议调查问卷（附录 B）中第 8 个问题的反馈。基于 Friedman 检验，$P=0.049$

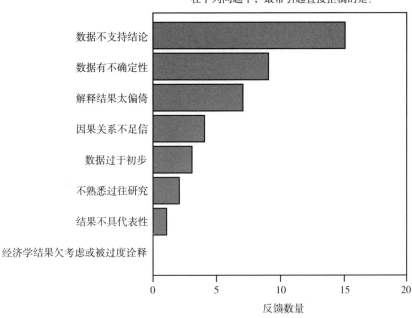

图 25.2 结果解读问题和拒稿。来自对同行评议调查问卷（附录 B）中第 9 个问题的反馈。基于卡方检验，$P < 0.001$

"这篇文章的主要不足在于作者既没有考虑也没有控制许多混杂因素。因此，结论需要更加保守。"

问自己如下问题：是否根据所呈现的数据而正确地得出结论？缩小陈述内容的范围能改进结论部分吗？推荐意见是否太笼统？编辑会认为结论部分没有根据吗？

请记住，即使结论正确，如果其与结果部分的证据不一致的话，文章也可能被拒稿。审稿人可能会这样评价结论部分：

- 对数据来说不恰当。
- 与数据不一致。
- 与数据相矛盾且忽视了重要的文献。

进行完整的文献检索并纳入相关的信息，即使它不能支持结论或研究的创新性。编辑和审稿人会亲自进行文献检索。事实证明，想要遗漏这些发表的文献是非常困难的。

许多研究者错误地分析数据并且坚信他们的解释。例如，他们选择并发症 X 发生率高的医院里的一个病区，实施一系列的干预，采用没有随机对照组的前后对照设计，但结果却是被均值回归现象（即他们的干预改善了结局）所愚弄。严谨的研究设计应该是在并发症 X 发生率高的医院里选择 6 个病区并随机将 3 个病区分配至干预组，将另外 3 个病区分配至对照组。只要对照组持续接受当前的标准照护，大多数的伦理审查委员会都会批准这个方案。这是未来自主学习型卫生保健系统如何检验干预措施并发表文章的方法，即结论将完全由数据支持。

原则 200：回答"谁在意"这个问题

研究结果的临床意义是什么？如果不在文章中讨论临床意义，文章可能会被拒稿。为了避免这个问题，提供精确而具体的推荐意见。纳入数据及参考文献来表明你的推荐意见能够改善结局。否则，审稿人可能会说："为什么这个研究问题是重要的？需要在背景部分和讨论部分提供更多关于将这些研究结果应用于临床的细节。"

应考虑在副标题下增加一部分"关于实践的思考及对未来的启示（Practical Considerations and Future Implications）"。在这部分中，回答下列问题：你能想出更有趣的方式来看待研究结果吗？如果你是研究中一位患有该疾病的患者，如何利用这些研究结果？当然，也可以解释你的研究如何帮助医生治疗患有该疾病的患者。

原则 201：收敛结论，使之与数据相匹配

将结论限制在本研究范围内。根据非随机回顾性数据得出的结论必须保守。审稿人会考虑结论是否是基于该研究设计而得出的。例如，如果研究中没有患者死亡，研究者可能会质疑你是如何得出关于发病率和死亡率的结论的。如果研究不是随机对照试验，应谨慎解读研究结果，特别是那些涉及治疗、结局及因果关系的问题。

原则 202：准确描述未来需要什么样的研究

如果你建议开展额外的研究，请解释原因并提供所需研究类型的相关细节。例如，如果你的结论是需要更大样本量的研究，请解释为什么你的研究尽管存在这个问题但有价值。否则，审稿人可能会同意你的建议，将文章退回并鼓励你去扩大样本量。不要表述为"需要更多的研究（More research is needed）"，而是详细说明下一步的研究计划，如"需要开展一项纳入 450 例 I 期肿瘤患者并随访 5 年的随机对照试验"。

撰写结论时应该立足于大局并为未来的研究提出具体的规划。

（译者：张家兴　审校：季秋南）

第26章

参考文献

创建一个高质量的参考文献部分

原则 203：投入足够的时间来创建一个完善的参考文献部分

许多作者没有意识到编辑很重视参考文献的正确性。要按照目标期刊的要求正确地呈现参考文献部分。使用来自同行评议期刊的全文。大多数期刊都不允许将那些已投稿但没有被正式接收的文章作为参考文献。对于许多期刊，会议摘要也不允许作为参考文献，除非它们已经在期刊上发表了。

被接收但尚未发表的文章可能可以作为参考文献被引用。应在圆括号中注明"出版中（in press）"来代替卷号和页码，并在你的文章发表前更新这条参考文献。

在写文章的初稿时，确保在第一次引用这些参考文献时就百分之百地正确。纳入不规范或不完整的参考文献，例如在初稿中使用"史密斯（Smith）2015"将会带来不必要的后期工作。不要先添加参考文献并等到终稿时再决定如何使用它。应在文章的主体部分纳入关于参考文献的表述。

在临床研究型文章中，过于广泛地引用参考文献是个主要问题。只引用最主要的参考文献并避免引用关于这个主题所有已发表的文献。在发行量大的期刊中查找合适的、最新的或者综述类的参考文献。对于临床研究型文章，纳入 40 条参考文献已经足够了［哈尔西（Halsey），2012］，有些期刊甚至将参考文献数限制在 20 条以内。

仔细检查文章中那些需要引用参考文献的表述，特别是那些与大多数研究者的研究工作不一致的表述。否则，审稿人可能会说："参考文献目录没有引用许多重要的文献。"

推荐使用任何可能让审稿人询问"作者是怎么知道的？"的表述。

"过度引用作者先前发表的文章"、不引用重要的国际性文章或者不引用那些较早的重要参考文献通常会惹恼审稿人。避免"只参考自己的研究工作来自我标榜"。

原则 204：正确地插入参考文献

对于大多数期刊，直接把参考文献的序号放在所引用的文献作者名字后面，而不是放在句尾。当报道多个作者的研究工作而没有引用人名时，将参考文献的序号放在句尾。例如，"先前的报道显示发生率为 50%[13, 24, 29]（Previous reports have shown an incidence of 50%[13, 24, 29]）"。根据期刊的要求，在文中将参考文献的序号以上标格式标注，或者放入圆括号或方括号中。

主译注：

推荐使用文献管理软件，如 Endnote 软件。许多期刊的官网上都有该软件的 Style。

参考文献体系

原则 205：了解主要参考文献体系间的差别

参考文献有 3 种主要的体系。

（1）温哥华体系（Vancouver System）。引用顺序：将参考文献按照其在全文中的引用位置排序并编号。对于医学期刊，这个系统是最常用的。

（2）美国心理学会（American Psychological Association，APA）体系，或称哈佛体系（Harvard System）。在文中引用参考文献时，列出主要作者的姓和发表年度。参考文献目录根据作者名字的英文按照字母表顺序排列。这个体系也被称为"APA 格式"。

（3）字母表 – 数字体系（Alphabet-Number System）。参考文献根据主要作者的姓氏按照字母表顺序排列，在文中引用时列出其数字序号。

> **更多信息**
>
> 关于这些体系的具体格式，不同期刊的要求有所不同，因此通常要符合目标期刊的投稿指南要求。APA 体系的具体参考文献格式可参照美国心理学会（APA）2010 年的出版手册，也可以参照采用 APA 体系的期刊的相关要求。

附录 A 描述了参考不同数据源的标准方法。研究者有时称这些统一的要求为"温哥华格式（Vancouver style）"。

原则 206：根据目标期刊调整参考文献的格式

如果投稿时文章中的参考文献是按照另外一个期刊的格式撰写的，审稿人和编辑可能会考虑你的文章曾经被另一本期刊拒稿。因此要避免发生这种情况。

对于那些很难获得的参考文献，可以向读者指出出处，如"可以从×××获得（available from...）"。如果编辑很难找到在线的版本，建议作者提供书籍目录或文章首页的扫描图片。

参考文献软件

应该按照下列例子在方法部分描述研究中所使用的统计学软件。对大多数软件，可以点击"帮助（Help）"，然后点击"关于（About）"，从而获得版本序号。

例 26-1：

（1）采用 SAS 软件（9.4 版）和 R（3.2.3 版，http://www.r-project.org，R 统计计算基金会）进行所有的数据分析和统计学计算。［All data analyses and statistical computation were conducted with the use of the SAS software（version 9.4）and R（version 3.2.3, http://www.r-project.org, R Foundation for Statistical Computing）.］

（2）使用 SAS 软件（SAS 协会，9.4 版）及 IBM SPSS（23.0 版）进行所有的统计学分析。［We performed all analyses using SAS software（SAS Institute），version 9.4, and IBM SPSS, version 23.0.］

（3）采用统计程序 Stata/SE（14 版，Stata 公司）进行统计学分析。［Analysis was conducted with the statistical program Stata/SE, Version 14（StataCorp, College Station, TX）.］

（4）统计计算分析采用 SAS 软件（9.4 版，SAS 协会）及 R 程序语言（R 统计计算基金会）。［SAS software, version 9.4（SAS Institute），and the R programming language（R Foundation for Statistical Computing）were used for statistical analyses.］

过去，作者在参考文献部分也会引用软件手册。更现代的方法是在方法部分的最后添加一个详细的统计学附件及陈述，如下所示。

"在补充材料的附件中提供额外的统计学分析详情。（Additional details of the statistical analysis are provided in the Supplementary Appendix.）"

有时，提供一篇关于统计学软件的较传统的参考文献可能很重要。

在 R 软件中，你可以输入 "citation()" 以获得合适的引用形式来剪切和粘贴，例如：

"R Core Team. (2014). R: A language and environment for statistical computing. R Foundation for Statistical Computing, Vienna, Austria. http://www.r-project.org/"。

另外，通过如下命令可以得到 R 专用软件包的引用形式：citation ("package")，例如，citation("survival")。

R 软件也可以按照如下的方式引用：

"R: a language and environment for statistical computing. Vienna: R Foundation for Statistical Computing, 2016."

对于样本量的说明，可以按照下面的例子在方法或附录部分参考样本量计算软件：

（1） 使用 nQuery Advisor 7.0 版（Statistical Solutions） 计算样本量。[Sample-size calculations were made with the use of nQuery Advisor, version 7.0（Statistical Solutions）.]

（2）采用 PS 软件（3.1.2 版）计算样本量。[The PS program（version 3.1.2）was used to compute the sample size.]

随后在参考文献处添加：

"Dupont WD, Plummer WD: "Power and Sample Size Calculations: A Review and Computer Program", Controlled Clinical Trials 1990; 11: 116–28.（http://biostat. mc.vanderbilt.edu/wiki/Main/PowerSampleSize）"

现代可重复的研究也需要引用数据收集方法。例如，如果使用的是 REDCap，应包含如下描述：

"采用由……主持的 REDCap 电子数据提取工具收集和管理研究数据。[1] RED Cap（研究电子数据提取）是一个安全的、基于网页的应用程序，可以用于支持研究中的数据提取，并提供：（a）一个直观的界面用于有效数据的录入；（b）跟踪数据操作和导出过程并进行审查；（c）自动导出程序用于无缝数据下载至常用统计学计算软件包；（d）从外部数据源导入数据的程序。"

然后提供一个参考文献：

"[1] Paul A. Harris, Robert Taylor, Robert Tielke, Jonathon Payne, Nathaniel Gonzalez, Jose G. Conde, Research electronic data capture(REDCap) - A metadata-driven methodology and workflow process for providing translational research informatics support. J Biomed Inform. 2009 Apr; 42(2):377–81."

润色参考文献

原则 207：检查参考文献以确保任何小的细节问题都得以被纠正

采用 PubMed 复核所有的参考文献以保证参考文献的引用、属性、格式正确及完整性。也要确保每一篇参考文献在正文中引用正确。如果时间有限，可以考虑雇佣其他人来检查以确保参考文献完全正确。

> **更多信息**
>
> 联系美国医学作家协会（American Medical Writers Association）以获得自由撰稿人的帮助，网址为 http://www.amwa.org/jobs_freelance_directory。

核实每一篇参考文献都有 PDF 版本并确保你对所引用的参考文献都有正确的理解。参考文献部分常会出现许多错误。编辑和审稿人不能确定你在进行研究时能有多认真，许多人会通过看参考文献的细节来评价研究的质量和文章作者对细节的关注度。

当引用在线期刊或网站时添加如下表述："在……获得［Accessed（date）at（website）］"。

确保有足够的来自当前和前几年的参考文献。通常，若一个项目被搁置，其参考文献也不会更新到终稿中。请纳入目标期刊及任何推荐审稿人的文章作为参考文献。

原则 208：使用最新的参考文献管理软件来帮助整理参考文献

那些能够整理并重组参考文献的软件程序已经相当成熟且能节省时间，特别是将文章投稿至有不同参考文献格式要求的期刊时。

> **更多信息**
>
> EndNote、Reference Manager、RefWorks、Zotero、Mendeley 及 Wizfolio。（主译注：这些均为文献管理软件，由罗杰与冷卫东主编的《系统评价/Meta 分析理论与实践》一书中有关于 EndNote 软件使用的章节。此外，Cochrane 协作网的官方软件 Review Manager 不仅具备 Meta 分析的功能，也有文献管理功能。）

原则 209：记得引用共同作者

当在文中提到一位作者时，也要提到其他的共同作者。如果在讨论一位作者的研究工作，请使用"他"或"她"；如果这项研究有 2 位以上的作者，请使用"他们"。

例 26-2：

1 位作者时："拉瑟 - 麦吉尔伦[1] 描述了 Y。她报告称……"

2 位作者时："琼斯和瓦格纳[2] 报道了 X。他们发现……"

3 位及以上作者时："史密斯等[3] 发现了 Z。他们报告称……"

"et al."短语的意思是"及等等"。这是"et alii"（男性的）和"et aliae"（女性的）这两个拉丁短语的缩写。期刊引用多位作者的文献时文献作者的书写格式是不同的。一些期刊使用"et al."，可能有或没有点号且可能用或未用斜体印刷。而另外一些期刊则要求避免使用"et al."，而用下列的方式代替 [哈尔西（Halsey），2012]：

- 史密斯及助手（Smith and associates）。
- 史密斯及同事（Smith and colleagues）。
- 史密斯及合作人（Smith and coworkers）。
- 史密斯及共同研究者（Smith and coinvestigators）。

（译者：张家兴　审校：季秋南）

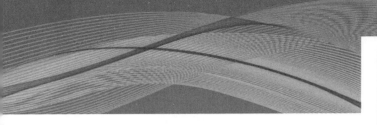

第27章

产业化发表

原则210：让科学家写文章而不是兜售文章

如果一篇稿子充斥着营销语，那么它将会被拒稿。因此，文章应该避免"产业风格"，如文章得出"该药物有效并且应该继续研发"的结论。论文标题不能直接叙述结论。文章一定要对研究结果做出客观、公正的评估，要表现出对机制和相关科学的求知欲，还要说明这些新知识如何与现有的文献相符合。

在制药公司工作的人会被培训以向美国 FDA 提交论文，但是发表文章需要一系列不一样的技能。文章一定要能讲一个有趣的故事，而不是单纯地用很多表格来机械地、干巴巴地说事。要与科研院所的科学家和生物统计学家进行合作，这些人可以让证明"我们的药更好"的符号列表变成一个故事，它回顾从前，联系当下，讨论其机制并指明未来的研究方向。

那些提交给 FDA 的稿件，其分析思路是预先规定好的，其死板的表述没有任何创造力。而在医学期刊上发表的文章，其分析思路和主要结局终点应该事先规定，但还需验证研究发现的其他可能原因。此外，分析中需要评估各种形式的偏倚。

产业化文章时常运用过时的统计学方法，这些方法在之前保守但成功的 FDA 稿件中被使用过。例如，很多人仍然用末次观测值结转而非多重填补分析方法来处理缺失值。许多人仍然用方差分析和其他参数分析方法而不是更强大的回归分析和非参数分析方法。另外有一种趋势就是产业化文章中作者常过度依赖于单变量方法而不是回归模型。

不能将 P 值解释为"刚好未达到显著性差异"或"趋势走向"。

在论文写作中不能找"枪手"，也不能未经他人允许而将其列为文章的作者。正确的做法应该是在方法部分添加如下内容：

"本研究由资深（通信）作者和第一作者共同设计。数据收集在 X 医院糖尿病中心完成，数据分析由主要的统计师（第三作者）和其余 4 位作者合作完成。所有作者对数据的完整性、准确性及分析、研究方案负责。本文全部由所列的 5 位作者共同完成。药企公司 Y 为本研究给予了经费支持，但并未提供试验药物；X 医院承担本研究所用试验药物的购买经费。本研究的完整方案可在《新英格兰医学杂志》官网（NEJM.org）上获取。"

原则 211：创建透明、信息丰富的药物副作用表格

对文章而言，需要限定表格的数量并且以一种临床医生和科学家可能感兴趣的方式呈现信息。有些期刊往往会让作者决定某个并发症是否与试验药物有关。要避免弱化药物的副作用，如"患者连续呕吐 10 天，但对药物的耐受性良好"。

文章作者需诚实地附上临床试验报告的统一标准（CONSORT）流程图，并阐述所有完成试验的患者和中途退出的患者的情况。

更多信息

森（Senn）2003 年和 2008 年的文章。

（译者：陈观群 审校：杜海龙）

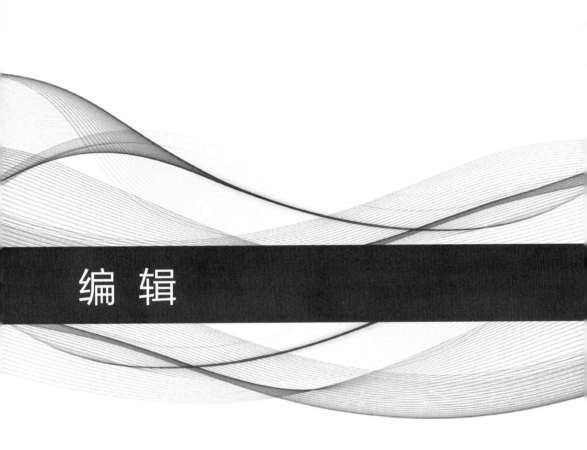

编 辑

在编辑过程中需要回答以下几个关键问题：

- 你是否已经明确表达出你要表达的意思？
- 你向读者问了很多问题吗？
- 试验是按照研究方案进行的吗？
- 本研究的发现和其他研究的发现相比较而言是怎么样的？
- 研究结果对于临床实践的意义是什么？

第28章

准备投稿

寻求内部同行评议

原则 212：给你的稿件做个内部同行评议

一位编辑曾这样建议："在稿件提交之前，让有经验的论文作者阅读全文。"

一位审稿人曾写道："通过审别人的文章可以明白如何贴切地写论文。要谦虚并听取资深作者的建议，这些作者应足够挑剔以使文章更完美并避免被拒稿。"

假定你已完成了计划、观察和写作阶段。在这个时候，多数失败的医学研究者为了发表文章而急于提交稿件。而成功的写作者会耐心地完成剩余的 2 个非常关键的步骤：编辑和修订。

阅读需要花费精力。你的工作就是写出那种让人花少量精力就能读懂的文章。

> **要点**
>
> 在向期刊投稿之前先让几位同事进行评审，尤其是让那些具有文章发表经验的人来审阅。另外还要保证有几位你们课题组以外的研究者读过该文章，然后在第一次投稿之前按照他们的建议进行修改。

在范德堡大学，我们设立了一个成功而正式的专家反馈项目，该项目被称为"工作室（Studios）"，该项目可以让研究者很容易得到内部评审意见。研究者在线填写一份简单的稿件需求表，然后工作室的负责人会邀请有经验的专家们共同组成一个多学科组，进行一次 1.5 小时的会议，会上专家们会就如何提高稿件的质量提出一些建设性的反馈意见。"临床与转化研究工作室：一个跨学科的模式（The Clinical and Translational Research Studios: An Interdisciplinary Model）"因其在研究和教育领域的创新性而获得2012年美国医学院协会（Association of American Medical Colleges，AAMC）奖。关于工作室的详情，《学术医学》（*Academic Medicine*）的一篇文章做了描述［伯恩（Byrne）等，2012］，该文章的附录写明了其他学校对效仿该模式感兴趣的具体内容，请参见：https://victr.vanderbilt.edu/pub/message.html?message_id=141。

主译注：

伯恩等于2012年发表的文章如下。

Byrne DW, Biaggioni I, Bernard GR, et al. Clinical and translational research studios: a multidisciplinary internal support program. Acad Med, 2012, 87（8）:1052-1059. https://www.ncbi.nlm.nih.gov/pubmed/22722360。该文章可在期刊官网上免费获取，PMC也全文收录了这篇文章。

找几位不带偏见并且能提供真知灼见的同事。在他们读完稿件之后，询问他们的心得。修改你的稿件以利于你的读者理解你所讲述的故事。将稿件发给每位论文作者、个别同事和你的生物统计学家，同时附带一份内部同行评议表（图28.1）以获得他们的意见。

很讽刺的是，很多人因他们在致谢部分被感谢的方式而感到不悦。出于这个原因，给每一位你要感谢的人一份致谢部分的复件（要确保他们对于你对他们的职务及其对文章的贡献的描述方式感到满意）。尽管目标期刊没有规定，但获取所有被致谢人的书面同意是明智的做法。

当你邀请同事审阅稿件时，应告知他们你打算投到哪个期刊并且让他们按如下要求去做。

（1）标记出任何难以理解的部分。你的同事是否需要重新组织语言才能理解这部分内容？

（2）在修订格式下或在空白处总结对本文的看法。

（3）标记停顿和跳读的部分。

对于同事们对文章所提出的疑惑，你要予以解决，并在编辑文章时避免收到下述评论：

● 我发现稿件的某些地方有些难懂。

● 我不清楚你是怎么得到结果中X、Y、Z这些数据的。它们和表里的内容不一致。我对此很困惑，请解释。

要对文本和表中任何明显不一致的内容做出解释。重读结果部分的内容并删除在表中出现过的任何信息。

本表的目的是帮助医学研究者评审其同事待投稿的稿件
一般说明：用修订格式或红笔标记出需要修改的部分，高亮区域的措辞或数字表示含糊不清或有误

指出本文 3 个主要的不足：

Ⅰ.

Ⅱ.

Ⅲ.

在投稿前检查下述内容是否存在不足或需要额外的工作

_____　对目标期刊而言，主题的重要性及原创性

_____　研究设计充分或方法适当

_____　研究对象或研究材料充分

_____　结果解释准确

_____　统计学分析

_____　讨论部分的关联性

_____　结论的可靠性

_____　参考文献适当

_____　图表恰当、清晰、充分

_____　陈述清晰

_____　摘要正确且充分

需要哪些额外的信息以重复该研究？

如何加强讨论和分析？

（圈出所有有问题的部分）

哪些部分太长？	摘要	引言	方法	结果	讨论
哪些部分太短？	摘要	引言	方法	结果	讨论
你会删除哪些表？	1　2　3　4　5　6　7　8+				
你会删除哪些图？	1　2　3　4　5　6　7　8+				

从这些结果中你能得出什么结论？

稿件的哪些部分会被误解？

该研究的过程中有哪些很明显的不足？

标题该如何改进？

	否	是
该研究是否提出并解决了一个重要的问题？	_____	_____
该稿件是否符合目标期刊的标准格式？	_____	_____
写作是否清晰且准确？	_____	_____
文章脉络是否清晰？	_____	_____
数据结果是否有计量单位且缩写一致？	_____	_____
该研究是否有趣？	_____	_____

图 28.1　内部同行评议表

　　不要急于投稿。切记：期刊社审稿通常需要几个月。为了增加稿件被接受的机会，多花些时间去修改稿件以避免出现图 28.2 和 28.3 中所列的问题。应考虑如何让稿件得到专业的修改，尤其是当你的母语不是英语时。

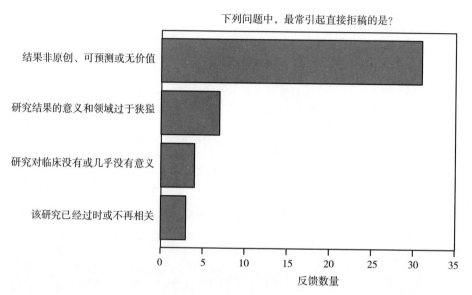

图 28.2　被拒稿的主要原因。调查结果来自对同行评议调查问卷（附录 B）中第 11 个问题的反馈。采用 χ^2 检验，$P<0.01$

更多信息

　　请参见美国医学作家协会的写作或编辑指南：http://www.amwa.org/jobs_freelance_directory。

　　你或许还记得图 12.1 的内容，在修改过程中首要的任务是确保每个部分的篇幅适当。

要点

　　一个重要的原则是缩短引言和讨论的内容，增加方法和结果部分的描述。

您遇到以下缺陷的频率是?

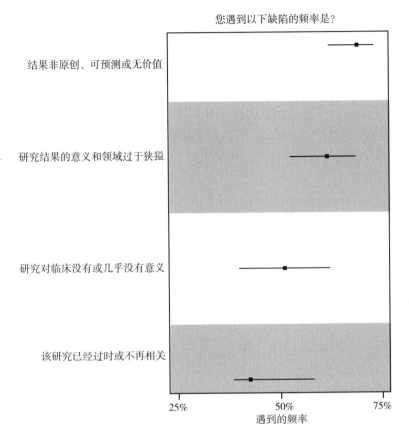

图 28.3　主题问题的出现频率。回答根据中位数和自举法 95% 可信区间由高至低排序，以计算尺反映 0%（从未）到 100%（总是）。调查结果来自对同行评议调查问卷（附录 B）中第 10 个问题的反馈。采用秩和检验，*P*<0.01

原则 213：投稿前让你的朋友或其他专业的同事对稿件进行审阅

你的稿件对许多读者来说可能太专业或太复杂。对除了你以及你的合作作者以外的其他任何人而言，你的文章有可能看不懂。

在投至《英国医学杂志》（*British Medical Journal*）的稿件中，有一半的稿件会因下面 3 种情形中的一个而很快被拒稿。

（1）缺乏原创性。

（2）严重的科学缺陷。

（3）对一般的医学大众没有意义。

应考虑上述这几点并对其他领域人员看不懂的部分进行重写。尽管在修改的过程中某些缺陷是无法改变的，但你必须不断地修改，直到稿件清晰、明了。

将文章修改得简洁而清晰

原则 214：避免任何行话

行话往往晦涩难懂、相对浮夸，带有较长或不必要的词语。行话出现在医学研究文章里会引起很多问题，因而需要避免。不同的专业领域里，医学研究者使用不同的词或语句。当作者必须要和其他专业、不同地区或不同年代的人交流时，问题就来了。于是专业术语会变得令人费解。

当你必须要使用专业术语时，将其用引号括起来并对其进行解释。在第一次解释后，不要再重复使用引号。此外还要避免使用口语、陈词滥调及委婉语（表 28.1）。

表 28.1 口语、陈词滥调、委婉语和俚语的例子
口语和陈词滥调
● First and foremost：首先
● Crystal clear：完全透明的
● In a nutshell：简而言之
● Landed a patient in the ICU：把患者送到重症监护室
● State of the art：目前的发展水平
● Kept in mind：牢记
● On top of this：除此以外
● By a wide margin：大幅度
● Does this have legs?：这有潜力吗？/ 这是未完待续的吗？
● One off：一次性
● The common thread：共同之处
● Level set：级别设置
● Low-hanging fruit：可轻松达到的结果或目的
委婉语
● Nonsurvivors：非幸存者 / 死亡人员
● Passed away：去世 / 死亡
● The rat was sacrificed：大鼠死亡
俚语
● Lab：实验室
● Prepped, bowel prep：预备，肠道准备
● Temp：温度
● Passed out：神志不清

像躲避瘟疫一样避免陈词滥调，因为它们毫无价值。

当你修改论文时，问自己："我是在以一种更简洁、更直接的方法来表达我的想法吗？"细心的修改可以让冗长而浮夸的文章变得朴实无华。蹩脚的英语是常见的问题，审稿人对此非常反感，因此文章要写得清晰且无过多专业术语。

正如马丁·菲舍尔（Martin Fischer）[戴恩蒂斯（Daintith），1989]所说："你必须学会清楚地讲话。让你舌头打卷的科学术语是精神垃圾。"

原则 215：通过组织简单的陈述句来讲一个故事

长句不是难以理解而是很难写。尝试用表 28.2 中所列举的词句作为句子的开头来改写稿件。这些措辞应该使得文章更加专业。有些词句已经用烂了。表 28.3 列举了简化或改进句式的建议。

有时候两个句子虽然关联性强，但就是不能整合为一句话。这个时候可以对第二句话开头的几个词进行改写以顺接前面的句子。表 28.4 列举了一些顺接的例句以用于将上一句话的旧信息和当前这句话的信息进行衔接。

例句：

"动物实验已经证实 X、Y 和 Z。基于这些临床前期的数据，我们开展Ⅰ期试验。"

避免句子以数字开头。以数字作为开头写出来的句子可能会不合适。

例 28-1：

"197 例患者……。"任何句子这样开头都是欠妥的。

这样写可能更恰当："总共 197 例患者"。

原则 216：避免多余的逗号和破折号

阅读一句话就像在扩展思维，不要在读者每次吸气时插入一个逗号。大多数稿件可以通过删减一些逗号得以完善，然而逗号在过渡性词句（如"相反地""事实上"）的后面通常是必要的。

在连续提及 3 个或 3 个以上的词时，应在"and"之前插入逗号，如"A，B，and C"。这同样适用于"or"。

在表达一个整体意思时，用分号而不是逗号将其分成数个带有编号的条目。例如：

"纳入标准如下：（1）_____；（2）_____；（3）_____。"

在医学论文写作中，逗号常常代替破折号。只有在需要特别强调某个单词时才使用破折号。

表 28.2　句子开头要避免的词句及修改建议

100 patients underwent（add "A total of" before this）：100 例患者完成了……（应在 "100 例患者" 前面加上 "总共"）

As a matter of fact：事实上

Based on the fact that（change to "Because"）：基于这个事实（改为 "Because"）

Due to（try "Because"）：由于（尝试改为 "Because"）

Given the fact that：由于

Hopefully：充满希望地

In a very real sense：实际上

In light of the fact that（try "Because"）：鉴于（尝试改为 "Because"）

In order to（try "To"）：为了（尝试改为 "To"）

In other words：换句话说

In the event that（change to "If"）：如果（尝试改为 "If"）

It follows then, that：由此得出结论，即……/ 因而断定……

It goes without saying：不言而喻

It has been reported by Smith that（change to "Smith reported that"）：这已经被史密斯报道了（改为 "Smith reported that"）

It has been shown：已表明

It is important to note that：值得注意的是

It may be：其可能

It was found that：结果发现

More importantly（change to "More important"）：更为重要的是（改为 "More important"）

Note well that：注意

Of course：当然

Past and present research has outlined：过去和现在的研究已概述

Prior literature suggests that：之前的文献表明

That is to say：即

There（change to an active statement）：你瞧 / 好啦（改为主动句式）

Whether it be：无论是

Yet：然而

Y' all[a]：你们大家 ["You all" 的口语形式（非正式）]

注：[a] 表示嘲讽。

表 28.3 慎用于句子开头的词句及改进建议

However （move in a few words with commas on either side）：然而（放在句子中间且两边都用逗号隔开）

In addition：另外

In general （try "Overall"）：总之（尝试改为"Overall"）

It （replace with the phrase that "it" stands for）：它（用"it"替代它所指代的词句）

Therefore （move it to the middle of the sentence）：因此（放到句子中间）

表 28.4 用于过渡的词句

Although previous reports have shown X：尽管之前的报道表明 X

From this number：从这个数字

For these reasons：由于这些原因

Further：而且

In contrast：相反

In addition：另外

In the other trial：在其他试验中

Moreover：而且

Similarly：类似地

These included：其中涉及

This decrease suggests：这种减少表明

This relationship can be：这种关系可以

This uncertainty has led to：这种不确定性导致了

These results contradict the findings from X：这些结果和 X 的结果相反

Thus：因此

更多信息

　　由萨宾（Sabin）2010 年撰写的《格雷格参考手册》（*The Gregg Reference Manual*）是一本不可多得、条理清晰且易懂的写作参考书。诺里斯（Norris）2015 年出版的书《你我之间：一个逗号皇后的告白》（*Between You & Me: Confession of a Comma Queen*）讲述了她作为《纽约时报》编辑而获得的一些有趣的经验。

原则 217：知晓何时用"that"和"which"

限定性从句不需要逗号且常由"that"而不是"which"引导。限定性从句对于表达句意十分重要。例如：最有效的抗生素是氨苄西林（The antibiotic that was most effective was ampicillin）。在本句中，"that"介导了一个从句。没有这个从句，句子的意思就变了：抗生素是氨苄西林。

非限定性（描述性）从句是带有逗号的句子，通常由"which"引导。非限定性从句不是句子表达意思所必需的，只是补充额外的信息。例如：阿莫西林，用于Ⅱ组治疗的药物，是最有效的（Amoxicillin, which was used in Group Ⅱ, was most effective）。在这个句子中，"which"介导一个非限定性从句。没有该从句，句子的基本意思并没有改变：阿莫西林是最有效的。

比较下面两个句子的意思：

（1）Surgery is required for Stage Ⅱ tumors, which do not respond to chemotherapy.（外科手术是治疗Ⅱ期肿瘤所必需的，该期肿瘤对化疗没有反应。）

（2）Surgery is required for Stage Ⅱ tumors that do not respond to chemotherapy.（外科手术是治疗对化疗没有反应的Ⅱ期肿瘤所必需的。）

原则218：使用专业的符号

可以在稿件中使用希腊字母、外国符号、数学符号和其他符号，即使在键盘上找不到这些符号。这些符号会使得文章看起来更加专业（如使用"±"而不是"+/-"）。在大多数电脑中可按如下操作使用这些符号：

（1）按下"Alt"键。

（2）在数字键盘中敲入相应的ASCII代码（如"241"表示"±"）。

（3）松开"Alt"键。

表28.5列举了可以在电脑上输入的符号。在word中，选择"插入""符号""其他符号"（或者苹果电脑中的"高级符号"），然后选择相应的符号，最后点击"插入"即可。

原则219：像使用"数字（numbers）"一词一样使用"数据（data）"一词

下面要说一个细节问题，许多审稿人很注重这个问题："Data"是罕见用词"datum"的复数形式。为了判定你的句子是否正确，用"numbers"这个词替换"data"。某些时候，可以用其他词代替以避免遭遇尴尬。例如，一个句子这样开头："Little data is available...（无法获取数据）"。可以改写成"Little information is available...（无法获取信息）"。表28.6列举了如何使用"data"这个词。

表 28.5　其他的符号和代码	
符号	"Alt" 键 +ASCII 代码
$^1/_2$	171
$^1/_4$	172
α	224
β	225
Σ	228
σ	229
μ	230
∞	236
±	241
≥	242
≤	243
÷	246

表 28.6　如何使用 "Data" 一词	
错误用法	正确用法
This data	These data
Less data	Fewer data
Much data	Many data
Data was	Data were

原则 220：提交一份看起来专业的稿件

大多数期刊希望作者避免使用粗体、斜体或下划线。此外还需要避免使用引号，除非直接引用某人的表述或以一种不同寻常的方式使用某个词或某个句子。

坚决不要将稿件设置为单倍行距格式，大多数期刊喜欢双倍行距。

不要将文本右对齐，并且在排版时不要一个字单独占一行，用 12 号字。

要确信你提交的是一份完整的文件夹。还需要核查稿件的最终版本已符合期刊作者须知中所有的要求。

（译者：陈观群　审校：杜海龙）

第29章

细微之处见真知

原则 221：遵循目标期刊的格式

每种期刊都有自己的格式。查看目标期刊的格式模板（例如，是用"百分比"还是"%"）。对于大多数期刊，除非以百分比或与时间单位及度量单位同时出现时，一般小于 10 的数字直接用英文单词来表示。然而，一句话里不管数字是否小于 10，其形式都需要前后保持一致。

例 29-1：

Group Ⅰ had a mean score of 25, and Group Ⅱ had a mean score of 7（not "seven"）.

注意期刊之间的格式差别。例如，大多数期刊（但不是全部期刊）报告 P 值时首选大写格式的"P"。在投稿之前，请检查相关的格式要点。虽然这些要点似乎微不足道，但目标期刊更喜欢以他们的风格撰写的论文。

更多信息

查看目标期刊的最新一期，并参考萨宾（Sabin）2010 年出版的《格雷格参考手册》（*The Gregg Reference Manual*）以获取格式方面的写作要点。

表 29.1 展示了期刊之间不同的格式要求，并不是所有的期刊都遵循本书中提出的一些格式要点。

表 29.1	期刊之间不同格式要求的实例	
%		percent
P< .001		*p* <.001
less than 3.9		<3.9
orthopaedic		orthopedic
Figure		Fig
vs.		versus, v
Grams		g
in-hospital		inhospital
6-year		6-yr
Table 3		Table III
5		five
et al.		et al

注：一些期刊提供了他们的格式要求。例如，《英国医学杂志》（BMJ）的格式要求见网址：http://www.bmj.com/about-bmj/resources-authors/house-style；维基百科也提供了格式指南：https://en.wikipedia.org/wiki/List_of_style_guides.

例 29-2：

一篇文章中作者将结局定义为"≤ X"，然而文字编辑特意将它误改为"大于或等于 X"。遵循目标期刊的格式能够尽量减少编辑过程导致的错误。

有些期刊不允许使用第一人称写作。对于这些期刊，在提交论文之前，请按表 29.2 做出相应的更改。使用第一人称不能说是绝对错误，但为了提高文章的接收率，当然是与目标期刊的格式越接近越好。

表 29.2	将第一人称改为第三人称	

第一人称	第三人称
Our objective：我们的目的	The authors' objective：作者的目的
Our results：我们的结果	The current study：本研究
We analyzed：我们分析了	The authors analyzed：作者分析了
We are indebted to, We thank：我们感激 / 感谢	The authors thank：作者感谢
I showed that：我显示了	This study shows that：本研究显示
I used a chi-square test：我应用了卡方检验	A chi-square test was used：使用卡方检验

原则 222：创建一个专业的标题页

本书附录 A 指出标题页中应该包含的一般信息，但不同期刊对标题页的格式要求不同。以下是几点补充。

- 只列出满足作者身份充分条件的共同作者。
- 包含每位作者的最高学位。
- 提供进行研究时每位作者的职称和所在机构。
- 包含提交论文地点和时间的详细信息。
- 包含提供资助项目的所有机构的全名（不只是缩写），包含基金编号。

要点

你的目的是使编辑认为"我们可以发表这篇文章并且无须做大量后期文字编辑工作"。

（译者：刘杰　审校：杨志芳，王颖）

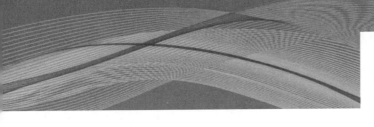

第**30**章

如何提升写作水平

"交流的责任在于作者，而非读者。作者写作时需把读者记在心里。"

——茱蒂丝·斯旺（Judith Swan）

向专家学习

一位审稿人建议："阅读好的研究，把它们拆开，理解它们，找一个好编辑或同事。"

原则 223：学习乔治·奥威尔规则

乔治·奥威尔（George Orwell）在 1970 年提出了以下 6 条关于写作的规则。

（1）绝不要在印刷物中使用常见的隐喻、明喻或其他修辞手法。

（2）能用一个字说清，就不用两个字。

（3）绝不保留能删掉的每一个词。

（4）能用主动语态，绝不用被动语态。

（5）能用常用词汇，绝不使用外来语、科学术语或行话。

（6）绝不用粗俗的语言，为此可以打破上面任何规则。

许多医学研究者都询问过主动语态和被动语态的用法。在大多数情况下，正如奥威尔所建议的那样，医学写作都是用主动语态。然而，在某些句子中，尤其是在方法部分，首选被动语态，因为强调的是所做的事情，而不是做事的人。

主动语态并不一定总是更好。主动语态不是更好，只是不同而已。把所有被动语态改成主动语态不是解决问题的办法。科学家并不关心"谁"，他们关心的是"什么"。有了好的科学，就无关乎谁做实验、谁做分析，即另外的科学家遵循同样的方法，结果也应该是相同的。

原则 224：应用欧内斯特·海明威遵循的指南

欧内斯特·海明威（Ernest Hemingway）曾表示以下指南是他学到的最棒的商业写作规则。

（1）使用短句。

（2）使用短段落。

（3）使用充满活力的语言。

（4）要积极，不要消极。

原则 225：接受梭罗的建议

"简洁、简洁、简洁！"梭罗（Thoreau）再三建议。这个建议肯定会提高大部分医学手稿的质量。但讽刺的是，梭罗没有听从自己的建议。

原则 226：听从医学期刊编辑的建议

表 30.1 展示了编辑的一些建议。

表 30.1　编辑和审稿人的建议 [a]

- 力求简洁
- 阅读并遵循作者须知
- 确保文章适合目标期刊
- 直截了当，直奔主题。方法清晰，避免使用不必要的变量
- 确定主题和方法之前先检索文献。浏览期刊文章，注意语气、方法和细节
- 花更多的时间阅读已经发表的文献并且花更多的时间修改手稿
- 保持简洁，重点明确，聚焦，清晰，简单，使用清晰的表格，使用好的插图，如果可能的话，使用最棒的表达方式
- 强调创新点，并且强调为什么临床医生会关心该研究
- 努力写出具有冲击力的引言，语气不应带有偏见，不要夸大结果，更深入地讨论启示
- 阅读目标期刊，明确其标准、稿件格式以及读者想要什么和目标期刊的关注点
- 确保研究的临床相关性和有效性
- 严格的设计和执行；清楚地展现结果，承认优、缺点
- 从长远的角度来看待这些发现
- 只包含必要的信息

续表

- 包含所有必要的信息

- 写清楚。仔细且考虑周全地写

- 保持原创性和简明性

- 提交论文之前请一位高水平、持中立意见的朋友审查论文

- 专业的英文语法表达

- 精简四分之一

- 写文章之前需明确以下内容：目的是什么，预期结果是什么，为什么它很重要。使用一个报告检查表（如 CONSORT、STROBE），以确保文章包含了所有读者需要评估的重要信息。不要忽略相关的国际研究或该领域公认的发现

- 明确、合理、清晰地描述基本原理、假设、方法、数据缺失、数据分析和结论

- 与愿意提供指导的经验丰富的作者（如在高影响力期刊上发表过文章的作者）协商或合作

- 请其他人对内容和语法进行校对

- 确保每个部分包含的信息都是正确的

- 在设计项目之前，先了解相关领域的专家意见，并分配足够的时间完成项目

- 在做研究之前，先要有一个初步的理论基础，然后让数据说话

- 关注研究项目的设计、方法和分析

- 撰写论文时，要充分考虑如果你是审稿人，你会希望论文怎样写

- 写作，重写，把它放在一边，再重新审读。应该用评论家的眼光回顾手稿

- 诚实

注：ᵃ 来自对同行评议调查问卷（附录 B）中第 31 个问题"您想对准备向本期刊投稿的作者提什么建议？"的反馈

原则 227：阅读（或重读）《英文写作指南》

不管你的写作经验多么丰富，你都应该花时间阅读或重读斯特伦克（Strunk）和怀特（White）2009 年出版的经典之作：《英文写作指南》（*The Elements of Style*）。

原则 228：阅读《风格：清晰与优雅的教程》

这本书由威廉姆斯（Williams）撰写并于 2013 年出版，是一本可读性强、内容丰富的语法和写作指南。威廉姆斯提供了一些细节和例子来帮助作者遵循一些模糊的指导原则，比如"省略不必要的单词"和"简洁"。

为医学期刊编辑你的论文

原则 229：包含有趣的例子

在适当的时候，提供一些有趣的轶事来将结果展示给读者，比单单向读者展示结果要更好。在医学手稿中，如果将这些例子专业地呈现出来，就是合适的。你能让你的邻居对你的研究感到兴奋吗？

原则 230：编辑、编辑、再编辑！删减、删减、再删减！

表 30.2 展示了可以被删去的特定单词和短语，以使论文更加专业。

表 30.2　可以删去的单词和短语	
原文	中文翻译
a lot	很多
additionally	另外
and/or	和 / 或
as to	至于
basically	基本上
case （referring to a research participant）	病例（指研究受试者）
he/she, his/her	他 / 她 , 他的 / 她的
known to be	已知
literally	照字面地
needless to say	毫无疑问
paradigm shift	范式转移
rather （adjective）	而（形容词）
really	真的
seem	似乎
so that	因此
so as to/in order to （substitute "to"）	以便（以 "to" 代替）
that have been	已经
utilized	利用
very	非常
whilst	同时

原则 231：找到并删除问题词语

使用"Ctrl + F"或"command + F"找到"there"并删除它。用主动语态改写句子[佩恩（Payne），1987]。要让读者明白谁做了什么。这些步骤能优化大多数句子。如表 30.3 中所示的例句，通过删去"there"这个词来优化句子。如果将论文提交给英文出版物，可以按照表 30.4 ～ 30.14 所示的建议来优化写作。

表 30.3 通过删除"there be"优化句式的例子

1	原句：	There has been an increase in the number of patients...
	优化后：	More patients are...（有更多的患者……）
2	原句：	There were no pulmonary emboli or deep wound infections
	优化后：	No pulmonary emboli or deep wound infections occurred（没有肺栓塞或者深部感染发生）
3	原句：	There were 603 patients with...
	优化后：	A total of 603 patients had...（共有 603 例患者……）
4	原句：	Because there can be...
	优化后：	Because X can exist...（因为 X 可以有……）
5	原句：	There were seven pregnancies...
	优化后：	Seven infants had...（有 7 次妊娠……）
6	原句：	There was a significant increase in adverse outcome...
	优化后：	Adverse outcome increased significantly...（不良事件显著增加……）
7	原句：	There is evidence to suggest that those who cease smoking...
	优化后：	Those who cease smoking may...（戒烟者可能……）

表 30.4 用法问题

问题用法	首选用法	中文翻译
while most studies	whereas most studies	而多数研究
whilst 20.2% of those	whereas 20.2% of those	而那些人中的 20.2%
Since this was	Because this was	因为这是
In this country	In the United States	在美国
Half the patients	One-half of the patients	一半的患者
reproducible methodology	reproducible method	可重复的方法

续表

问题用法	首选用法	中文翻译
analysis was done	analysis was performed	进行分析
There are several limitations	This study has several limitations	本研究有一些局限性
over a short period	for a short period	短期内
similar to those above	similar to those used earlier	与之前所用的类似
the above-listed criteria	the previously listed criteria	先前列出的标准
mentioned above	mentioned previously	先前提到的
prior to	before	先于
parameter	characteristic	特征
an SCI patient	a patient with spinal cord injury	一例脊髓损伤患者
the albumin was	the albumin concentration was	白蛋白的浓度为
5-minute Apgar score < 7	5 min Apgar score of less than 7	5 分钟 Apgar 评分小于 7
delivered before 37 weeks	delivered before 37 weeks of gestation	妊娠 37 周之前分娩
White's classification	the White classification	怀特分型
Out of 55 patients	Among the 55 patients	在 55 例患者中
amongst cancer patients	among patients with cancer	在肿瘤患者中
Center for Disease Control	Centers for Disease Control and Prevention	疾病控制与预防中心
mucus membrane	mucus （noun）, mucous （adjective） membrane	黏液，黏膜
data was utilized	data were used	使用数据
investigator, who was blinded to	investigator, blinded to	研究者对……是盲目的
This demonstrates	This shows	由此可见
Data were collected on	Data were collected concerning	收集相关数据
have good outcome	experience a good outcome	结果良好
came to the identical conclusion	agreed	结论一致
All chart data	All data from the charts	所有图表中的数据
data established before	data collected before	以前收集的数据
a group of MD's	a group of M.D.s	一组医学博士
seven PhD's	seven Ph.D.s	7 位博士
Table 1 compares the risk factors [a]	A comparison of the risk factors is shown in Table 1	风险因素的比较见表 1

注：[a] 图表不能主动比较。

表 30.5 描述文献中的结果

问题用法	首选用法	中文翻译
has been shown to be	is	已被证实是
was found to be	was	被发现是
In the X report, it was found that	The X report showed that	X 报道显示
Smith et al looked at	Smith et al. examined	史密斯等检查了
One of the few studies on X is a paper by Smith et al	Smith et al. conducted one of the few studies on X	史密斯等进行了少数几项关于 X 的研究中的一项
The current study confirms previous results that indicate	The results of the current study agree with those from previous studies that indicated	本研究结果与以往研究结果类似，表明
X has been well studied showing	X has been studied extensively. Results have shown that	X 已被广泛研究。结果表明
This finding is in contrast to reports for	This finding differs from those reported regarding	本研究结果不同于以往的研究
There have been studies comparing	Previous studies have compared	以往研究比较了
The literature reports	Several reports in the literature describe	文献报道
It would appear that	It appears that	由此看来

表 30.6 措辞问题

问题用法	首选用法	中文翻译
This method came about	This method was developed	开发了这种方法
due to	attributable to	由于
get	（use a more specific verb, such as "become infected with"）	得了（应使用一个更具体的动词，例如"感染了"）
The percent with X goes up	The percentage with X increased	X 的百分比增加
like	analogous to, similar to, such as	类似于，例如
We felt	We believe	我们认为

表 30.7 大小写问题

问题用法	首选用法	中文翻译
Chi-Square	chi-square	卡方检验
class IV	Class IV	IV级
fishers exact test	Fisher's exact test	Fisher 精确概率检验
Level 1 Trauma Center	level I trauma center	一级创伤中心
medicare and medicaid	Medicare and Medicaid	医疗保险和医疗补助（美国两种医疗体制）
pearson correlation coefficient	Pearson correlation coefficient	Pearson 相关系数
social security number	Social Security number	社会保险号码
students t test	Student's t-test	t 检验

表 30.8 短语位置的调整

问题用法	首选用法	中文翻译
with what is traditionally	with what traditionally is	按照传统
independently able to walk	able to walk independently	能够独立行走
has also been	also has been	也已
as the source of data	as the data source	作为数据源
outcome has usually been	outcome usually has been	结果通常是
should also be examined	also should be examined	也应检查

表 30.9 数字的使用问题

问题用法	首选用法	中文翻译
（range 28–92）	（range, 28 to 92 days）	（范围是 28 ～ 92 天）
（44/87）	（44 of 87）	87 例中的 44 例
Using an estimate of $1,000 per day	With an estimate of $1,000 per patient per day of hospitalization	估计每名患者每天的住院费用为 1000 美元
3 million a year	3 million per year	每年 300 万

续表

问题用法	首选用法	中文翻译
7 days	a stay of 7 days	住院 7 天
stay beyond 11 days	stay in the hospital for longer than 11 days	住院超过 11 天
one percent	1 percent, 1%	百分之一
an albumin < 3.4	an albumin concentration of < 3.4	白蛋白的浓度< 3.4
Patients were between 18–65 years of age	Patients were between 18 and 65 years of age	患者年龄介于 18 ～ 65 岁
Of the 155, 79 patients had	Among the 155 patients, 79 had	155 例患者中，79 例有
There were over 70 million injuries	More than 70 million injuries occurred	超过 7000 万人受伤
1,600,000,000 dollars	$1.6 billion[a]	16 亿美元 [a]
very few	only two patients	只有 2 例患者
quite a small percentage	4%	百分之四
practically all	98%	百分之九十八

注：[a] 1 billion 在美国系统中是指十亿；然而，在英国系统中，1 billion 是指万亿。应确保让读者理解你使用的是哪一种系统。

表 30.10　带有连字符的词

问题用法	首选用法	中文翻译
beta blockers	beta-blockers	β 受体阻滞剂
Cox proportional hazards model	Cox proportional-hazards model	Cox 比例风险回归模型
do not resuscitate orders	do-not-resuscitate orders	拒绝抢救指令 / 不复苏指令
dose response effect	dose-response effect	剂量 – 反应效应
double blind study	double-blind study	双盲研究
double check	double-check (verb)	复查核对（动词）
end expiratory pressure	end-expiratory pressure	呼气末压
end stage renal disease	end-stage renal disease	终末期肾病
finetuning	fine-tuning	微调 / 细心订正
fluid containing cysts	fluid-containing cysts	含有液体的囊肿

续表

问题用法	首选用法	中文翻译
follow up	follow-up (noun or adjective)	随访 / 后续的（名词或形容词）
halflife	half-life	半衰期
health care costs	health-care costs	医疗费用
high risk group	high-risk group	高危人群
in depth study	in-depth study	深入研究
intraabdominal surgery	intra-abdominal surgery	腹腔内手术
intraobserver	intra-observer	观察者自身
lactose containing food	lactose-containing food	含乳糖的食物
little known study	little-known study	鲜为人知的研究
long term care	long-term care	长期护理
low grade fever	low-grade fever	低热
metaanalysis	meta-analysis	Meta 分析
needlestick	needle-stick	针扎
noninsulin dependent diabetes mellitus	non–insulin-dependent diabetes mellitus	非胰岛素依赖型糖尿病
over a two year period	during a 2-year period	2 年期间
part time employee	part-time employee	兼职员工
S/D ratio	S/D or S-D ratio	胎儿脐动脉收缩压与舒张压的比
short term	short-term	短期
six month review	6-month review	6 个月的回顾
small bowel resection	small-bowel resection	小肠切除术
small cell carcinoma	small-cell carcinoma	小细胞癌
triple blinded	triple-blinded	三盲
third trimester values	third-trimester values	妊娠晚期的数值
two sided t test	two-sided t-test	双侧 t 检验
one tailed t test	one-tailed t-test	单侧 t 检验
up to date report	up-to-date report	最新报道
well established efficacy	well-established efficacy	完善的有效性

续表

问题用法	首选用法	中文翻译
Xray	X-ray (adjective or verb), X ray (noun)	X 线
The X ray indicated	The radiograph showed	X 线片显示
An X ray was made	A radiograph was made	拍摄了一张 X 线片
A X ray reading	An X-ray reading	一张 X 线片报告
a 8 hour procedure	an 8-hour procedure	8 小时的操作
a 80 year old patient	an 80-year-old patient	一例 80 岁的患者
a 25 fold increase	a 25-fold increase	增加了 25 倍

表 30.11　一般需要连字符的前缀和数字

前缀	· all-：所有
	· cross-：跨
	· ex-：外
	· high-：高
	· low-：低
	· quasi-：类 / 半
	· self-：自我
数字	· twenty-one through ninety-nine：21 到 99
分数	· one-half：一半
	· two-thirds：2/3
	· six-tenths：6/10

表 30.12　不需要连字符的词

问题用法	首选用法	中文翻译
African-American respondents	African American respondents	非裔美国受访者
At base-line, X was 10	At baseline, X was 10	基线时，X 是 10
case-mix	case mix	病例组合
check-list	checklist	清单
co-author	coauthor	共同作者
double-check	double check （noun）	再次检查（名词）
fault-finding	faultfinding	故障探测

续表

问题用法	首选用法	中文翻译
follow-up	follow up（verb）	随访（动词）
germ-free	germ free	无菌
died in-hospital	died in the hospital	院内死亡
health-care reform	health care reform	医疗改革
high-risk for pneumonia	high risk for pneumonia	对肺炎易感
home-care	home care	家庭护理
inter-observer	interobserver	观察者间
life-saving therapies	lifesaving therapies	救命的治疗
multi-center	multicenter	多中心
non-compliant	noncompliant	不依从的
non-fatal	nonfatal	非致死性的
non-operative	nonoperative	非手术的
non-orthopaedic	nonorthopaedic	非矫形的
non-parametric	nonparametric	非参数的
non-smoker	nonsmoker	非吸烟者
non-white	nonwhite	非白种人
post-operative	postoperative	术后
pre-existing	preexisting	先于……存在的
proof-read	proofread	校对
seat-belt	seat belt	安全带
set-up	set up（verb），setup（noun）	建立（动词）、设置（名词）
state-wide	statewide	全州
step-wise	stepwise	逐步
straight-forward	straightforward	直截了当的（直截了当地）
a ten-fold increase	a tenfold increase	10 倍的增加
vaccinations were up-to-date	vaccinations were up to date	疫苗是最新的

表 30.13　首选英语复数形式

单数形式	复数形式	中文翻译
amoeba	amoebas（not amoebae）	阿米巴
analysis	analyses	分析

续表

单数形式	复数形式	中文翻译
apparatus	apparatuses	装置
cannula	cannulas	套管
cranium	craniums	颅骨
crisis	crises	危机
focus	focuses	重点
formula	formulas	公式
hypothesis	hypotheses	假设
index	indices（relating to mathematics）	指数（与数学有关）
	indexes（relating to a book）	索引（与书有关）
matrix	matrices（relating to mathematics or medicine）	矩阵（与数学或医学专业有关）
	matrixes（relating to other subjects）	矩阵（与其他学科有关）
myoma	myomas	肌瘤
schema	schemas	模式
vortex	vortexes	涡流

表 30.14　首选复数形式的非英文单词

单数形式	复数形式	中文翻译
alumna, alumnus	alumni	校友
bacterium	bacteria	细菌
criterion	criteria	标准
datum（rarely used）	data	数据
decubitus	decubitus	卧位 / 压疮
erratum	errata	勘误表
medium	media	媒体
minutia	minutiae	细节
nucleus	nuclei	核
ovum	ova	卵子
phenomenon	phenomena	现象
radius	radii	半径
stigma	stigmata	疾病标志
stimulus	stimuli	刺激
stratum	strata	层

更多信息

　　如果对连字符的使用有疑问，请记住：可能造成误解的内容要用连字符隔开。查阅综合性词典中有关连字符的使用指南，如 2012 年版的《美国传统英语词典》（*The American Heritage Dictionary of the English Language*）或 2016 年版的《韦氏词典》（*Merriam-Webster's Dictionary*）。对于医学词汇，参阅 2007 年版《美国医学会格式手册》中第 6.12 节的内容。对于一般的规则，萨宾（Sabin）2010 年出版的《格雷格参考手册》（*The Gregg Reference Manual*）和 2010 年版《芝加哥格式手册》（*Chicago Manual of Style*）均是有帮助的。奥康纳（O'Connor）1992 年出版的《在科学领域成功的写作》（*Writing Successfully in Science*）和菲斯克（Fiske）1994 年出版的《不能再用的单词和词语的替代词典》（*Thesaurus of Alternatives to Worn-Out Words and Phrases*）均是有用的参考。

（译者：刘杰　审校：马乐）

第 31 章

易混淆术语的固定搭配

原则 232：学会合理使用易混淆的词组

表 31.1 罗列了医学论文写作者容易混淆的成对的单词。应避免使用 "while"，除非你想表达的是"同时，一齐（at the same time）"。在分析异同点时，应优先使用"compared with"而不是"compared to"[萨宾（Sabin），2010]。"Disinterested"的意思是"公正的（unbiased）、不偏不倚的（impartial）和公平的（fair）"，而"uninterested"的意思是"不感兴趣的（not interested in）、无聊的（bored）、无关紧要的（indifferent）和漠不关心的（unconcerned）"。

更多信息

2007 年版《美国医学会格式手册》第 9 章。

原则 233：尽量不使用缩写，最好是完全不出现缩写

在浏览一份新的论文草稿之前，请使用拼写检查程序来查找缩写和缩略词。也可以考虑使用电子医学字典，如《斯特德曼附加医药拼写检查》（*Stedman's Plus Medical/Pharmaceutical Spellchecker*）。这些工具可以帮助确定是否过多地使用了缩写。在文本、表和图片中，应该删除大部分缩写和缩略词，并给出完整的术语。限制使用化学化合物和标准测量单位的缩写。同时不要发明新的缩写。如果必须使用缩写，请在第一次使用时就对其进行准确的定义。

表 31.1	易混淆的词
while	whereas
compared to	compared with
disinterested	uninterested
since	because
that	which
complimentary	complementary
affect	effect
assure	ensure
each	every
varying	various
lay	lie
principle	principal
efficacy	effectiveness
efficiency	effectiveness
defuse	diffuse
loathe	loath
forgo	forego

许多期刊会提供一份允许使用的缩写列表，但即使是这些缩写也必须一致地使用。对于论文中只使用一两次的术语，请不要使用缩写。

要点

包含太多缩写的论文很难读懂，而很难读懂的论文通常会被拒稿。

例 31-1:

《新英格兰医学杂志》允许使用以下缩写：AIDS（获得性免疫缺陷综合征）、ANOVA（单因素方差分析）、DNA（脱氧核糖核酸）、ELISA（酶联免疫吸附试验）、HDL（高密度脂蛋白）、HIV（人类免疫缺陷病毒）、NIDDM（非胰岛素依赖型糖尿病）、SD（标准差）和 RNA（核糖核酸）。但不允许使用"BUN"（尿素氮）、"CI"（心脏指数）、"CNS"（中枢神经系统或凝固酶阴性葡萄球菌）、"CSF"（脑脊液或集落刺激因子）、"EKG"（心电图）、"MI"（心肌梗死）、"OR"（优势比）、"qid"（每日 4 次）及"RBC"（红细胞）等缩写。

原则 234：改写以单词 "it" 开头的句子

对比下面的例句：

（1）It was important to freeze the blood samples to ensure accurate measurements（重要的是要冷冻血液样本，以确保测量的准确性）。

（2）Freezing the blood samples was important to ensure accurate measurements（冷冻血液样本对于确保测量的准确性很重要）。

不要以 "it" 开头，试着通过句子开头所提供的方向来引导读者。例如，"在 2016 年……（In 2016...）" 或者 "在 19 例患者中……（Among the 19 patients...）"。

将关键信息移至句尾可使许多句子变得更好一些。如果可能，应在句尾加入这些关键信息，从而使句子中的最后一个词及读者的思想得到强调。

例如，将下面的句子：

"Sepsis cost the US healthcare system more than \$20 billion, making it one of the most expensive hospital complications with prolonged stays in the intensive care unit（脓毒症花费了美国医疗系统超过 200 亿美元，使其成为导致患者长期住在 ICU 内的最昂贵的并发症之一）。"

改为：

"Sepsis, one of the most expensive hospital complications, cost the US healthcare system more than \$20 billion（脓毒症作为医院最昂贵的并发症之一，花费了美国医疗系统 200 多亿美元）。"

原则 235：使用可读性的语言

清晰度和 "看似科学" 之间是相互矛盾的。

通过实验，奥本海默（Oppenheimer）在 2006 年证明 "……与主流观点相反，增加文本的复杂性并不会使文章的作者显得更聪明。实际上，事实正好相反"。

买一本好的词典。在线词典（www.visualthesaurus.com）对于找到精确的术语也很有帮助。同时还要确保你有一本最新的字典。《韦氏大学词典》（*Merriam-Webster's Collegiate Dictionary*）是许多医学期刊的标准参考书。《美国传统英语词典》（*The American Heritage Dictionary of the English Language*）也很有帮助，它包含易混淆单词的用法注释（表 31.1 和 31.2）。许多医学期刊将《多兰图解医学词典》（*Dorland's Illustrated Medical Dictionary*）作为主要参考用书。

最后，当编辑论文时，请检查可能会让读者产生混淆的短语。正如《新英格兰医学杂志》的主编洛兰·洛维廖（Lorraine Loviglio）所说，"优雅多变在医学写作中没有任何地位，更重要的是清晰度"。因此，不要在"安慰剂组（placebo group）"和"对照组（control group）"之间来回切换表述。只使用同一个术语并在稿件中保持一致。例如，在关于压力性溃疡的论文中，不应当为了使论文有趣而将同义词"pressure sores""decubitus"和"bed sores"简单地混合使用。

表 31.2 文字编辑常会纠正的问题	
有问题的用法	首选用法
ageing	aging
appears to be	may be
ascertained	found
cancelled	canceled[a]
data base	database
determine	detect, learn, find out
die from	die of
do	perform
EKG	ECG，electrocardiogram
implementing	starting
inducement	induction
Kaplan Mier method	Kaplan-Meier method
labelling	labeling
magnitude	size
many persons	many people
neurological deficit	neurologic deficit
obtundation	obtusion
of insufficient magnitude	too small
prior to	before
referred to	called
refractive	refractory
regardless of	despite
relative to	compared with

续表

有问题的用法	首选用法
remittive	remissive
questionable utility	questionable use
the main results	the primary results
towards	toward

注：ª 通常两种拼写都是可以接受的。评估哪一种在当今更受欢迎的一种方法是创建一个全球书籍词频统计器（Google Books Ngram Viewer graph，https://books.google.com/ngrams）。

要点

写作很重要，改写更是关键。正如约瑟夫·加兰（Joseph Garland）所说："没有好的医学写作，只有好的改写"[《熟悉的医学引文》(*Familiar Medical Quotations*)，1968 年版]。

现在你已经完成了编辑阶段，已经为最后的修订阶段做好了准备。

（译者：刘超 审校：王国旗）

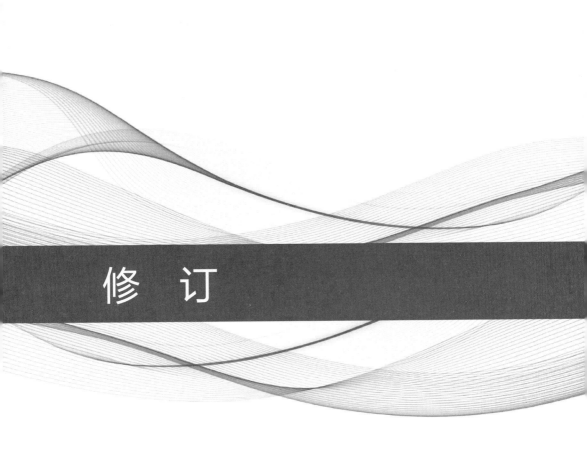

修 订

修订阶段需要回答以下关键问题：

- 为了获得审稿人的高度评价，文章需要从哪些方面进行改进？
- 非专业人士是否可以读懂并理解文章的内容？*

---

* 注：即使稿件将要被提交给专业期刊，修改表达方式以使非专业人员能够理解也是很重要的。

第32章

修订终稿

原则 236：反复数次校对文章的终稿

在修订阶段，应该确保手稿已准备好接受同行评议。在完成撰写并编辑终稿后，逐字逐句朗读，就像不熟悉具体主题的人正在阅读它那样。确保你的手稿准确地表达了你的想法。例如，当检查那些不重要的用逗号分隔的从句时，你会降低你的声音。大声朗读手稿可以帮助评估论文的标点符号、措辞和总体流程。寻找表述不一致的地方，比如从"Class（类）"转变为"Stage（期）"，再到"Grade（级）"。

当校对手稿时，要确保文章不存在任何抄袭。研究人员有时会从相关报道中复制方法和讨论部分的内容，并借用同行的例子。如果你使用其他来源的信息，请重新组织语言或引用该信息。同时，如果你想引用你已发表过的论文，需要向该论文的编辑获得许可以避免出现自我抄袭的问题。

原则 237：关注时态

可以用以下几种时态来描述已发表论文的信息：

- 现在时态。例如，"X 是 Y 的风险因素（X is a risk factor for Y）"。
- 过去时态。例如，"Jones 证实了 X（Jones demonstrated X）"。
- 过去完成时态。例如，"调查人员已经证实了 X（Investigators have demonstrated X）"。

以过去时态描述研究方法和发现，例如，"我们发现了 X（We found that X）"；但需要用现在时态描述结论。例如，"我们得出结论，Z 是 Y 的风险因素，与 X 无关（We conclude that Z is a risk factor for Y, independent of X）"。

更多信息

关于在医学写作中使用时态的逻辑和实例的讨论，请参阅戴和加斯特尔（Day and Gastel）2011 年出版的《如何撰写及发表科学论文》（*How to Write and Publish a Scientific Paper*）或美国心理学会 2010 年出版的《美国心理学会出版手册》（*Publication Manual of the American Psychological Association*）。

原则 238：消除冗余的句子和不必要的单词

使用"追踪修订"或用红笔标记来看看可以消除多少无用的（useless）、多余的（superfluous）、冗长的（redundant）、额外的（extra）、无意义的（pointless）、补充的（supplementary）、无关的（extraneous）、附加的（additional）、无目的的（senseless）和过多的（excessive）单词。同时删除内部同行评议过程中发现的不恰当的或冗余的句子。

例如，不要重复描述纳入标准，而是参照"上述标准"。表 32.1 罗列了通常可以精简的词句。

克赖顿（Crichton）于 1975 年在《新英格兰医学杂志》的一篇文章中描述了医学写作中最常见的问题。这些问题出现的频率显示在图 32.1 和 32.2 中。如你所见，连篇累牍名列"榜首"。

在讨论部分要特别注意这些问题，以避免出现以下类型的评语："讨论部分大多是漫无边际的、重复的、有些甚至是推测的废话。"

主译注：

克赖顿于 1975 年发表的文章如下。

Crichton M. Sounding board: medical obfuscation: structure and function. N Engl J Med, 1975, 293（24）:1257-1259.

表 32.1	不必要的词句

有问题的用法	首选用法
an excessive number of	excessive
as the result	because
at a high risk	at high risk
at this moment in time	now
before beginning the study	before the study
Between the period of 1/1/2015 and 6/30/2015	Between 1/1/2015 and 6/30/2015
data for all of the variables	data for all variables
in order to	to
in terms of	in, of, for
is able to	can
is known to be	is
it would appear that	apparently
Many studies have been done which support	Studies support
on the basis of	by
one of the	a
over a period of time	over time
prolonged hospital course	prolonged hospitalization
so that	so，to
that have been reported	reported
The general consensus is	The consensus is
The majority of	Most
The nutritional status	Nutritional status
small number of	few
the subsequent postoperative course	postoperative results
There are, however, no reported studies where the potential use of X has been evaluated	We are not aware of any studies in which X has been evaluated
this time interval	this interval
those who had given up smoking	former smokers
total number	total
was calculated by arithmetically adding	was calculated by adding
We were also able to discern a trend of higher risk of X	The risk of X was higher
which is known to be	still

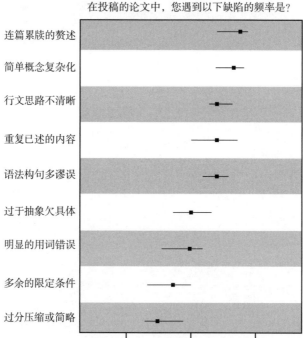

图 32.1　写作问题出现的频率。答案通过计算滑尺响应度［0%（从不）到100%（总是）］的中位数和自举法抽样的95%可信区间来排序；来自对同行评议调查问卷（附录B）问题27的反馈。基于 Friedman 检验，$P < 0.001$

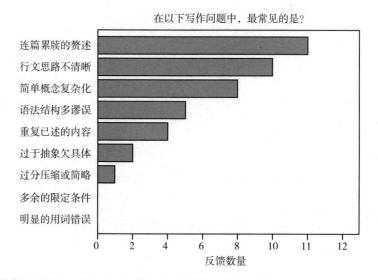

图 32.2　最常见的写作问题。来自对同行评议调查问卷（附录B）中问题28的反馈。基于卡方检验，$P=0.009$

原则 239：将表格和图片置于正确的位置

将每个表格的标题放在表格的顶部。在表格之后、图片之前插入所有图片的标题并单独成页（附图说明页），并在图片的标题中解释图片并定义所有缩写。不要将表格和图片放在"结果"部分；审稿人希望在稿件末尾找到它们（表12.1）。

不要在文本中插入图片，同行评议者会认为这是不专业的表现。也不要在文本中使用各种各样的字体和字号。

原则 240：在 7 月或 8 月提交稿件

期刊全年出版，但在夏季提交的稿件数量会相对较少。如果你在这段时间内提交稿件，被接收的概率会增加。知名期刊也是如此。

原则 241：复核运算

使用计算器或电子表格来验证每个组的数字是否正确。审稿人经常以这种方式捕捉明显的错误，一旦他们这样做并且发现了错误，手稿不太可能会被推荐和接收。

（译者：刘超　审校：王国旗）

第33章

投稿信

原则 242：写一封有说服力的投稿信

最容易让编辑恼怒的是"投稿信中仅仅包含投稿的申明、排他性和作者身份，并没有解释文稿为什么值得审阅"。

投稿信比许多作者想象的要重要得多。它通常是你与编辑的第一次联系，编辑会根据投稿信的内容和专业性对你的文稿做一些重要的决定。请注意，投稿信是文稿中唯一需要调整为单倍行距的部分。

投稿信的目的是礼貌地解释投稿的内容和理由，陈述文稿的标题和长度，表明图表的数量。还要在投稿信中解释你为什么决定将文稿投给该期刊，为什么你的文稿会引起该期刊读者的兴趣，以及该期刊的哪部分（如原创文章、短评或综述）适合你的文稿。在投稿信的问候语中，确保使用了当前期刊的编辑的名字且拼写正确，避免写"亲爱的编辑"。避免使用你第一次投稿的期刊的编辑名字。

编辑必须相信你的文稿会提高该期刊的影响因子。编辑必须能够容易地理解文稿的创新之处，并意识到为什么你的文稿值得他们关注。因此，你必须巧妙地说明你的文稿将提供重要的信息，而这些信息将会在未来几年中被其他研究人员引用。

维维安·西格尔（Vivian Siegel）强调了与生物医学期刊编辑互动的几点经验：将编辑作为资深的同事或导师，用专业和外交的方式对待；帮助编辑欣赏到你工作的重要性；解释该领域目前的概况及文稿中所阐述的进展；总结文章的创新之处及值得编辑关注的原因；文章中回答的重要问题是 X，这个问题重要的原因是 Y；描述你已经投过的相关文章及即将投稿的文章；帮助编辑确定合适的审稿人，尤其是对使用了不寻常研究方法或只有少数专家可以胜任审稿的那些文章。

投稿前询问（presubmission inquiries）允许你同时向不同期刊的几位编辑询

问你的论文是否可能是他们感兴趣的。尽管将你的论文同时投给多个期刊是不道德的，但询问是允许的。通过编辑告诉你这不是他们将要发表的主题，这样可以节省你的时间。对于最积极的反馈，你可以让他们期待你的投稿，这会使你的文稿在竞争中脱颖而出。投稿前询问时，你应该将你的研究总结成 1 页或 2 页，内容包括摘要和文章适合在该期刊发表的理由。你可以并且应该在文稿完成之前做这些。

一些期刊如《新英格兰医学杂志》有在线投稿前询问网站：https://cdf.nejm.org/misc/authors/PresubmissionInquiries.aspx。

编辑、副编辑经常参加学术会议。试着将自己介绍给他们并与他们建立起专业的关系。你可以主动提出为他们审稿并解释你是某些特定主题优秀审稿人的原因。向他们介绍你的研究并邀请他们参加你的演讲或浏览壁报。告诉他们你喜欢他们期刊的原因并提出可以让他们的期刊变得更好的想法。正如维维安·西格尔（Vivian Siegel）所说："把编辑当成你的同事，他们将成为你的拥护者。"

更多信息

萨宾（Sabin）2010 年出版的《格雷格参考手册》（*The Gregg Reference Manual*）中的第 13 章为写专业书信提供了一个很好的参考。

原则 243：知道编辑如何定义一篇好文章

表 33.1 显示了编辑对一篇好文章的定义。如果可以的话，在你的投稿信中包含这些要点。

表 33.1　编辑对好文章的定义 [a]

- 当一个人读完后会发出"我找到了"的感慨
- 讲述一个好故事，不需要读者做大量外部文献研究来理解其意义
- 简单，清楚，符合逻辑，明确
- 简短，方法丰富，讨论部分简练
- 对实际问题有重要贡献
- 一篇好文章清楚地报道了一个精心设计并严密实施的研究的结果。它清楚地解释了正在讨论的问题、为什么该问题是重要的、研究结果在多大程度上解决了该问题及还有什么有待在今后的研究中阐明的
- 简明扼要地全面解释了研究的主要部分、研究背景和分析方法
- 概念正确、设计精良，确切并及时地通过有意义的方式促进知识和实践的发展

- 研究主题具有显著的重要性，结论有足够的数据支持，充分的介绍和讨论支持其重要性
- 一篇清晰并具有逻辑性的文章提出了新的观点，并通过强有力的实验（试验）、恰当的对照和良好的实验（试验）设计来证实其新的观点
- 明确了要解决的问题，尽量减小甚至没有偏倚，研究结果在统计学上及临床上均有意义
- 写得很好，有良好的科学设计，具有临床重要性
- 临床有效，关注具有科学意义且定义确切的问题；运用相对便捷且有效的方法；提供来自经过验证或得到认可的实验系统中的严格控制的数据；包括合适的数据统计以便对"有效"的解释成为可能；与该领域相关的其他工作进展进行学术整合
- 用适当的方法解决重要问题并解决目前的不足
- 能提供合理的证据来证明假设，进而改变和促进医学实践
- 具有改变临床实践的潜力
- 用简单易懂的方式写作，逻辑性好，论据充分，具有临床意义，主题是读者关心的话题

√好的研究设计

- 方法清晰
- 基于强大的理论基础而引出具有创新性的问题；假设明确，样本量足够，从结果中得出结论
- 研究设计合理
- 采用了恰当的统计学方法（适合问题类型及样本大小）
- 严格遵守科学方法和统计学方法的要求
- 足够的数据支持临床相关性
- 对精心设计并实施的研究或重要问题进行了足够细致而明确的报道

√原创并且重要的结果

- 新的信息
- 临床实用性
- 广泛的临床应用
- 精心设计，提出一个新的观念，不太长、深刻且翔实的讨论
- 令人振奋的、新的、可靠的数据
- 具有明确目标的原创性研究，精心构思、实施并呈现的研究
- 新颖、真实、及时

√强有力的数据展示

- 清晰地呈现
- 锁定读者
- 采用好的方法整理数据并具有逻辑性地清楚写作
- 更丰富的关联
- 符合期刊的稿约要求，包括读者真正感兴趣的、新的、重要的、详尽的信息，例如世界范围内最新的相关参考文献

续表

√**数据支持的结论**
- 未被过度解析的结果
- 恰当的结果解释

√**写作良好且简洁**
- 简短、清晰的方法部分
- 对一项精心设计的研究的简洁书面报道
- 好的写作
- 内容符合期刊的目的并且具有可读性
- 思路清晰，易于理解
- 写得好且内容有价值

注：ª 来自对同行评议调查问卷（附录 B）的问题 30 的反馈。

原则 244：推荐几位审稿人

《纽约时报》的 A. H·苏兹贝格（A. H. Sulzberger）说过："我主张保持开放的心态，但不能那么开放，否则我的脑袋就掉了。"同样，大多数审稿人都会尽力保持开放的心态。当然，部分审稿人会对研究持偏见态度，很难从他们那里获得公正的评价。

许多期刊允许甚至鼓励作者推荐审稿人。当然，编辑将筛去你的同事和你之前的合著者。

如果可能的话，推荐一位能理解你的观点、持有开放心态并且有资格审阅你的论文的审稿人。请记住，一些审稿人最期待的就是你是否引用了他们以前的出版物，以及你是否对他们的发现给予好评。为了避免冒犯推荐的审稿人，可以将他们相关的出版物包括在你的参考文献里，但同时需要遵守学术道德。最近，某些作者被发现利用虚假电子邮箱地址而将自己或同事推荐为自己文章的审稿人。

你也可以推荐某种特定类型的、具有资格审阅你论文的专家，且无须指出其姓名。

此外，让编辑知道你不希望自己的文章被谁审阅。编辑通常会尊重这些要求。你只需要输入此人姓名，并且选中一个标记为"指定为非首选审稿人"的复选框。

你和你的合著者应该在投稿前几天就开始讨论推荐的审稿人名单。

原则 245：对论文中已发表或者呈现过的信息要开诚布公

向编辑保证论文中的信息尚未被发表过，并且表明审稿结束前你不会将该稿件投给其他期刊。务必描述并提交已发表的研究部分（如摘要）的副本，并且告知编辑所有与之密切相关的文章，然后解释本篇论文提供了哪些新信息。

原则 246：提供一个联系人

在标题页和投稿信中，指出负责联系稿件事宜的作者。提供通信作者的全名和完整的邮寄地址，以及所有相关的电话号码和电子邮箱地址。确保地址清楚且完整，特别是当提供的地址是期刊所在国家之外的地方时。

原则 247：礼貌地将你和你的合著者介绍给编辑

尽管很少有作者这么做，但你应当意识到提供关于你和你的合著者的信息对于在部分期刊上发表论文有帮助，而对于其他期刊则没有差别。在你的投稿信中，你可以简要地提供一些信息，例如使你具备撰写该论文资格的证书和经验。虽然你可能已经在研究方法部分说明了该研究实施的场所，但是在投稿信中你可以解释一下在那里开展研究的好处。

在投稿信中说明每位合著者已经阅读并认可了稿件的最终草案，见附录 A 的 II.A.2 部分。

虽然一封写得好的投稿信是有帮助的，但正如一位专家所说，更重要的是"文稿需要有正确的格式和内容顺序"。

（译者：龙安华，谢宗燕　审校：张珂诚）

第34章

回复审稿人的意见

"那个审稿人就是个白痴，他不懂我要说什么。"

——失败的医学研究者

原则 248：了解期刊如何审稿及做决策的程序

审稿人经常花费大量的时间和精力审稿。通常，他们做这项工作是得不到报酬的。大多数审稿人为了提高期刊稿件的质量会对论文进行广泛的思考，因此要有策略并展示你对期刊体系运行的了解。

如果你的文稿与审稿人的意见一起返回，请根据意见做出相应的修改。在你的修订稿中，必须以某种方式处理所有的评审意见。

在发表论文的最后阶段，不要让你的情绪受到编辑过程的影响。稿件的编辑有多年的经验，让他们帮助你。通常，他们会优化你的论文，以便更广泛的读者能够理解你的论文。

> **要点**
>
> 如果你不赞同审稿人的某些建议，请在投稿信中解释理由。请不要简单地说"我不同意"。一般而言，你应该认可审稿人大约 90% 的建议。

当遇到审稿人无效的批评和不可用的数据时，不建议作者修改稿件。如果你强烈反对审稿人的观点，就不要做出改变，但请在论文中为那些会提出类似问题的读者做出解释。同时，请在投稿信中向编辑解释清楚。

返回一份每条都附有相应处理方案的审稿意见。详细列出你的更改，如"审稿人 1，评论 3——'无统计学差异（NS）'更改为'$P=0.06$'，见第 6 页第

17 行"。

邀请你重投该期刊并不能保证你的文章就会被接收。你必须解答所有审稿人的问题直至他们满意。不要傲慢地忽视他们的建议并表明他们不如你。

有些审稿人可能会要求你提供更多的信息或做更多关于细节的研究。仔细考虑所有审稿人的意见，只要他们的建议不影响你的文章，就听从他们的建议。

编辑能够理解审稿人可能有偏见，也理解作者可能不会对审稿人的评论做出回应。有时你可以直接和编辑来商讨如何处理这种情况。编辑是通情达理的人，你可以跟他们讨论你的顾虑。请记住，编辑想帮助你发表一篇清楚、简洁和正确的论文。

原则 249：听从重新投稿的建议

表 34.1 显示了重新投稿的建议。

表 34.1　关于重投修改稿的建议
（1）听从审稿人和编辑的建议，做出全部或大部分的修改
（2）不要仅仅做表面的修改
（3）所有修改都要获得合著者的同意
（4）详细解释你做了什么。回答每一条评论，回复中包括修改前和修改后所在的页码、段落和句子
（5）标注日期并返回带有标记的原稿和修改稿
（6）在你的附函和修改版中注明稿件号
（7）及时回复

对于审稿人的批评，你会感到被冒犯和愤怒，这很正常。为了成功发表文章，你必须克服这个问题，或者至少假装克服了这个问题直到成功。你能够从几乎每一个批评中学到东西。甚至是审稿人问了一些文章中已经有的内容，你也可能由此学会如何将重要的观点表达得更明确、更清楚。保持开明的态度并有礼貌。千万不要让你的回复中有怒气和沮丧的语调。

一个审稿人提供了如下建议："严肃考虑审稿人的评论——在回复中不要争辩。如果审稿人不理解或误读，可能是因为写得不好。尽早与同事分享你的手稿，你得到的反馈越多越好。现今几乎所有研究都是可发表的——完成那些已经完成 95% 的论文，并重投那些已经被拒稿的文章。"

原则 250：不要因批评而气馁

几乎每一篇发表的文章都会根据审稿人的意见做出修改。当然，那些被编辑约稿的文章被发表的可能性更大，但"不请自来"的文章很少会被几位审稿人和编辑完全接受。

"荣誉不属于那些站出来指责强大的人如何跌倒或指责具有真才实干的人哪里可以做得更好的批评家。荣誉属于真正在竞技场上拼搏的人，属于脸上沾满灰尘、衣袖浸湿汗水和手上血痕累累的人，属于坚强奋斗的人，属于屡次遭受挫折与失败但仍然坚持不懈且热心奉献的人，因为努力本来就伴随着错误与失败；荣誉属于把全部的热情献给有价值的事业的人，属于看中成功但也无畏失败、敢于追求伟大梦想的人。因此人们永远不会将他们跟那些胆怯的、从来不知道成败为何物的人们相提并论。"

——西奥多·罗斯福（Theodore Roosevelt）

原则 251：投另一个期刊前修改你的手稿

如果你的手稿被拒了，在你失去动力和研究团队之前，及时修改并把稿件投给另一个期刊。尽管许多有声望的期刊拒绝了超过 90% 的投稿稿件，但这些被拒绝的稿件中的 80% 将在其他期刊上发表。这些在其他期刊发表的文章，20% 的作者会犯的错误是不修改最初期刊审稿人指出的瑕疵。尽力让自己避免成为这 20% 的人。

请记住，你有责任去发现并纠正文章中的瑕疵。文章中可能包含一些信息，这些信息会导致审稿人误解你的研究并对其提出不公正的批评。然而，下一个投稿的期刊可能会将你的文章发给前一个期刊的同一位审稿人。如果你没有按建议做任何修改，你可能收到同样的批评和拒稿信。

如果你的文章被拒，请记住，除非编辑给了你一些真正的鼓励，否则多数情况下，再次将文章发送给编辑将是浪费时间。即使你按审稿人所建议的做了所有修改，他们也不太可能会改变主意，你的文章可能会被耽误几个月。

如果确实要上诉文章被拒，避免立即回复并草率地发送电子邮件或立即给编辑打电话。和你的同事仔细讨论这次上诉，以冷静和合乎科学逻辑的论点做出回应。例如，如果被拒是因为它是一个阴性结果的研究，但是整个试验具有严谨的研究设计并回答了一个重要的问题，你将有理由上诉。一些期刊不愿意发表阴性结果的试验，因为这将降低其影响因子。把编辑当作一位值得尊敬的资深同事而不是敌人。

原则 252：了解如何做出发表决定的

许多缺乏经验的医学研究者错误地认为是审稿人决定接收或拒绝一份稿件。许多审稿人同样认为他们有这个权力。然而，对于大部分期刊，主编做最后的决定。这个差别很重要。审稿人和编辑经常会对不同特点的文章给出数值评分（图28.1）。这些分数被加权求和，然后被用来给稿件排名。得分最高的文章将被考虑发表。这个评分系统通常包含如表 34.2 所示的条目。一些期刊要求审稿人填写一个简单的评估表格，如图 34.1 所示。无论采用哪种方法，如果考虑审稿人和编辑的观点，你的文章被接收的机会将会增加。

表 34.2　优先级评价系统中的典型元素
√ **一些期刊使用一个 1～5 级的评价体系针对下述指标进行评价**
● 科学准确性
● 原创性
● 广大读者的兴趣
● 写作（审稿人可以借此指出某篇论文尽管写作是糟糕的，但科学意义是好的）
√ **另外，有些期刊采用如下评价体系**
● 临床和科学质量
● 主题的时效性
● 读者的需求性
● 审稿人的意见
● 总编辑的要求

期刊收到的稿件数量是出版量的 2～20 倍。尽管许多文章反映出研究者不错的研究工作，但它们因为没有得到足够高的排名被拒绝。许多微小的过失会把文章的分数降低到被接收的门槛以下。许多研究者认为他们的论文不会因为小瑕疵而被拒绝，但事实并非如此。

1. Quality（文章的品质）

　　□ Superior（优质的）

　　□ Good（令人满意的）

　　□ Fair（合理的）

　　□ Poor（不好）

2. Recommendation for publication（建议发表）

　　□ Accept（接收）

　　□ Accept with minor revision（接收并小修）

　　□ Major revision; reconsider（大修；重新审议）

　　□ Reject because of（拒稿，因为）

　　　　□ Unimportant topic（不重要的话题）

　　　　□ Unwarranted conclusions（毫无根据的结论）

　　　　□ Adequate coverage of subject in the literature already（该主题已有足够的研究了）

　　　　□ Poor organization（糟糕的组织）

3. Recommended priority for publication if major criticisms are satisfied（如果主要批评意见得到满足，建议优先发表）

　　□ Highest priority（最高优先级）

　　□ Intermediate priority（中等优先级）

　　□ Lowest priority（最低优先级）

　　□ Criticisms probably cannot be satisfied（批评可能无法得到满足）

图 34.1 典型的审稿人评价表

原则 253：认识到同行评议过程中的内在问题

正如一位审稿人所观察到的："同行评议过程有缺点但仍被采用的原因是没有人有更好的方式。我收到过一些令人难以置信的愚蠢的评论，这些评论表明审稿人没有读过或没有理解文章的主旨。另一个常见的问题是审稿人会要求做出相矛盾的修改。这种情况下你怎么办？整个同行评议过程是非常复杂的，常常导致对重要的阴性结果和有创新的非正统报道的无端拒绝。"

最后的步骤

原则 254：仔细检查校样

如果文章被接收，仔细校对出版方发给你的清样（校样）。另外，坚持让每一位合著者都仔细校对。根据你所在机构的要求，你可能需要向公关部提供一份复印件。

这个时候不要做重大修改。

请立即将更改发送给编辑。编辑经常要求作者在 48 小时内返回校样稿。尽管时间有限，但一定还要投入足够的时间来检查拼写错误、不正确的 P 值。拼写和语法错误是一篇高质量论文中很常见的错误。因为表格往往在格式上进行了大幅度的修改，对照你的原始表格来进行校对。如果你用了任何"出版中"的文章作为参考文献，更新它们并提供出版年和所在期刊的卷号及页码。如果使用任何摘要作为参考文献，确定该研究是否已改为全文发表，如果是，请更新引用信息。

此时与文字编辑的沟通是必不可少的。即使你不想做任何修改，也请返回校样。如果你不理解那些标记或疑问，请联系文字编辑。

原则 255：学习"完美的"论文

因为本书的重点是避免问题，最后，我想列出一些正面的典范。编辑和审稿人提供了一些"完美的"论文和回复，如表 34.3 所示；另一正面典范的来源是《JAMA 一百年里程碑式的文章》(*One Hundred Years of JAMA Landmark Articles*) 这本书。

表 34.3　"完美"文章的例子

- 发表在 NEJM、JAMA、AJPH 和 *Nature* 上的文章
- Brown MS, Goldstein JL. Familial hypercholesterolemia: defective binding of lipoproteins to cultured fibroblasts associated with impaired regulation of 3-hydroxy-3-methylglutaryl coenzyme A reductase activity. Proc Natl Acad Sci U S A, 1974, 71（3）:788-792
- Watson JD, Crick FH. Molecular structure of nucleic acids: a structure for deoxyribose nucleic acid. Nature, 1953, 171（4356）:737-738
- Jemal A, Siegel RL, Ma J, et al. Inequalities in premature death from colorectal cancer by state. J Clin Oncol, 2015, 33（8）:829-835
- 伦纳德·泽夫（Leonard Seeff）发表的大部分文章 [如泽夫（Seeff）等，1992]
- 海恩斯和萨基特（Haynes and Sackett）的部分作品 [如海恩斯（Haynes）年，2011；萨基特（Sackett），1979]
- "Strategies for the Analysis of Oncogene Overexpression: Studies of the Neu Oncogene in Breast Carcinoma"（Naber et al., 1990）
- "A Controlled Trial of Antepartum Glucocorticoid Treatment for Prevention of the Respiratory Distress Syndrome in Premature Infants"（Liggins & Howie, 1972）
- "The Effect of Vitamin E and Beta Carotene on the Incidence of Lung Cancer and Other Cancers in Male Smokers"（The Alpha-Tocopherol, Beta Carotene Cancer Prevention Study Group, 1994; Marantz, 1994）

续表

- "Standardized Nerve Conduction Studies in the Lower Limb of the Healthy Elderly" （Falco et al., 1994）
- Hoberman A, Greenfield SP, Mattoo TK, et al. Antimicrobial prophylaxis for children with vesicoureteral reflux. N Engl J Med, 2014, 370（25）:2367–2376
- "Hemodynamic Changes in the Early Postburn Patient: The Influence of Fluid Administration and of a Vasodilator （Hydralazine）" （Pruitt et al., 1971）
- Stamler J, Wentworth D, Neaton JD. Is relationship between serum cholesterol and risk of premature death from coronary heart disease continuous and graded? Findings in 356,222 primary screenees of the Multiple Risk Factor Intervention Trial （MRFIT）. JAMA, 1986, 256 （20）:2823-2828
- Von Hoff DD, LoRusso PM, Rudin CM, et al. Inhibition of the hedgehog pathway in advanced basal-cell carcinoma. N Engl J Med, 2009, 361 （12）:1164-1172
- Girard TD, Kress JP, Fuchs BD, et al. Efficacy and safety of a paired sedation and ventilator weaning protocol for mechanically ventilated patients in intensive care （Awakening and Breathing Controlled trial）: a randomised controlled trial. Lancet, 2008, 371（9607）: 126-134
- Grant RM, Lama JR, Anderson PL, et al. Preexposure chemoprophylaxis for HIV prevention in men who have sex with men. N Engl J Med, 2010, 363 （27）:2587-2599
- Nienhuis AW, Dunbar CE, Sorrentino BP. Genotoxicity of retroviral integration in hematopoietic cells. Mol Ther, 2006, 13 （6）:1031-1049
- Pandharipande PP, Girard TD, Jackson JC, et al. Long-term cognitive impairment after critical illness. N Engl J Med, 2013, 369 （14）:1306-3016
- Needleman J, Buerhaus P, Pankratz VS, et al. Nurse staffing and inpatient hospital mortality. N Engl J Med, 2011, 364 （11）:1037-1045
- LIFE 研究的结果: Pahor M, Guralnik JM, Ambrosius WT, et al. Effect of structured physical activity on prevention of major mobility disability in older adults: the LIFE study randomized clinical trial. JAMA, 2014, 311 （23）:2387-2396
- Sui X, Golczak M, Zhang J, et al. Utilization of dioxygen by carotenoid cleavage oxygenases. J Biol Chem, 2015, 290 （51）:30212-30223

注: NEJM—《新英格兰医学杂志》（*The New England Journal of Medicine*）; JAMA—《美国医学会杂志》（*The Journal of the American Medical Association*）; AJPH—《美国公共卫生杂志》（*American Journal of Public Health*）。

原则 256: 知道什么时候结束

最后，请记住好的文章"有明确的结构，观点清楚，然后适可而止"[洛克（Lock），1991]。

（译者：龙安华，谢宗燕　审校：张珂诚）

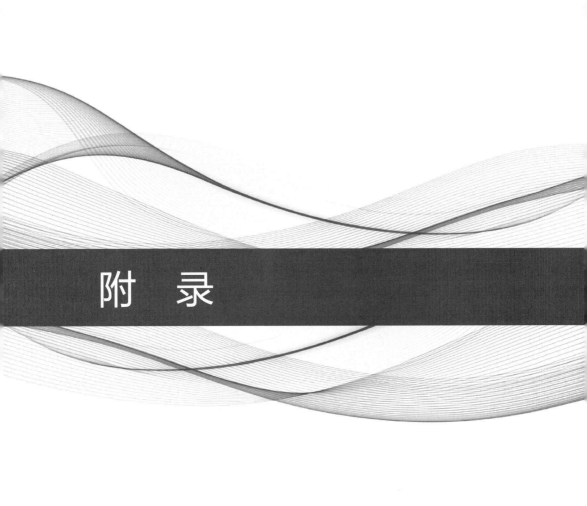

附　录

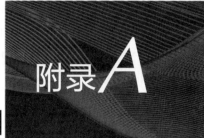

附录 A

学术研究实施与报告和医学期刊编辑与发表的推荐规范

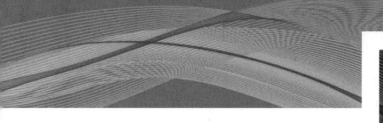

本部分内容经国际医学期刊编辑委员会（International Committee of Medical Journal Editors，ICMJE）许可重印，官方最新的版本可在官网 http://www.icmje.org/ 上找到，本书使用的是更新于 2014 年 12 月的版本。

主译注：

ICMJE 是成立于 1978 年的国际性医学科技期刊编辑的学术性组织，当年该组织制定并发布了《向生物医学期刊投稿的统一要求》(*Uniform Requirements for Manuscripts Submitted to Biomedical Journals*)，该文件几乎每年更新一次；在 2013 年 8 月修订时，其更名为《学术研究实施与报告和医学期刊编辑与发表的推荐规范》(*Recommendations for the Conduct, Reporting, Editing, and Publication of Scholarly Work in Medical Journals*)，简称《ICMJE 推荐规范》或《推荐规范》。2013 年 12 月、2014 年 12 月、2015 年 12 月、2016 年 12 月、2017 年 12 月 和 2018 年 12 月，ICMJE 对《ICMJE 推荐规范》又做了 6 次更新，本书使用的是 2014 年 12 月的版本。2018 年 12 月的更新版本及其包括中文版在内的诸多翻译版本请见官网 http://www.icmje.org/recommendations/translations/。在全世界具有很高的权威性，受到国际生物医学期刊、相关学术团体的广泛认可。近年来，ICMJE 提倡建立和实施临床试验注册制度，为维护千千万万参与临床试验的受试者的利益、安全和权益，为保持临床试验的透明度及其数据资料的客观、真实和可靠等做出了卓越贡献。

Ⅰ. 关于《推荐规范》

　A.《推荐规范》的目的

4. 基于相同数据库的稿件

E. 通信栏目

F. 费用

G. 增刊、专刊和特刊

H. 合作关系中的经费资助者

I. 电子出版

J. 广告

K. 期刊和媒体

L. 临床试验注册

Ⅳ. 准备稿件和投稿

A. 准备向医学期刊投稿的稿件

1. 总则

2. 报告指南

3. 稿件部分

  a. 标题页

  b. 摘要

  c. 引言

  d. 方法

   i. 受试者的选择和描述

   ii. 技术信息

   iii. 统计学

  e. 结果

  f. 讨论

  g. 参考文献

   i. 总则

   ii. 样式与格式

  h. 表

  i. 图

  j. 计量单位

  k. 缩写和符号

B. 向期刊投稿

I . 关于《推荐规范》

A.《推荐规范》的目的

ICMJE 制定这份《推荐规范》是用于检查发表于医学期刊的研究工作及其他资料在实施和报告过程中的最佳实践及伦理标准，帮助作者、编辑以及同行评议和生物医学出版过程中的其他相关人员创作和传播准确、清晰、可重复、无偏倚的医学期刊论文。这份《推荐规范》还有助于大众媒体、患者及其家属以及普通读者更好地了解医学编辑和出版过程。

B.《推荐规范》的使用者

这些《推荐规范》主要适用于那些可能向 ICMJE 成员期刊投稿的作者；许多非 ICMJE 成员期刊也自愿要求参照该《推荐规范》（见 http://www.icmje.org/journals-following-the-icmje-recommendations/）。ICMJE 鼓励使用但无权监督或强制使用该规范。在一般情况下，作者应遵守这些规范并符合相应期刊的投稿要求。作者也应参照特殊研究类型的报告指南（如报告随机试验的 CONSORT 声明），详见 http://equator-network.org。

建议遵循这些推荐规范的期刊将这些内容加入其投稿说明中，并对如何遵循《ICMJE 推荐规范》做详尽说明。那些希望在 ICMJE 官网认证并遵循这些推荐规范的期刊应通过电子邮件通知 ICMJE 秘书处（icmje@acponline.org）。那些过去已经请求这种认证但不再遵循《ICMJE 推荐规范》的期刊应该通过相同的途径要求从这个目录中删除。

出于教育的非营利目的，ICMJE 鼓励可不考虑版权地广泛传播这些推荐规范并复制整个文件，但使用《推荐规范》和相关文件时，应提示读者到 http://www.icmje.org 网站上获取官方最新版本，因为当有新条目产生时，ICMJE 会定期更新《推荐规范》。

C.《推荐规范》的历史沿革

ICMJE 已经发布了多个版本的《推荐规范》，之前其被称为《向生物医学期刊投稿的统一要求》（*Uniform Requirements for Manuscripts Submitted to Biomedical Journals*，URM）。1978 年，URM 首次以标准化的稿件格式和初稿在多个期刊上发表。多年来，稿件准备之外的出版问题不断涌现，导致大量编辑政策方面的单独声明相继出现。

1997 年，ICMJE 重新修订了整个 URM 文件。1999 年 5 月和 2000 年 5 月，ICMJE 相继更新了部分内容。2001 年 5 月，ICMJE 修订了潜在利益冲突的相关内容。2003 年，ICMJE 修改并重组了整个文件，并加入了单独声明（Separate Statement）的内容，之后在 2010 年又对该文件进行了修订。可以在 http://www.icmje.org 网站中的"Archives"部分查找到该文件先前的版本。本书使用的这个版本的名称为《学术研究实施与报告和医学期刊编辑与发表的推荐规范》，简称《ICMJE 推荐规范》或《推荐规范》，该名称是在 2013 年发布时修改的。

Ⅱ . 作者、研究贡献者、审稿人、编辑、出版方及版权所有者的角色和责任

A. 定义作者和研究贡献者的角色

1. 为什么作者身份被重要

作者身份被赋予了信誉，并且具有重要的学术、社会及经济意义。作者身份也意味着对出版作品的责任及义务。下列推荐规范不仅是为了确保那些对文章做出实质性贡献的研究者能够成为作者，也是为了确保那些作为作者的研究者了解其对所发表内容应承担的责任和义务。

由于作者身份并不能直接表明什么样的贡献能满足作为作者的条件，因此，至少对于原始研究，目前一些期刊要求作者提供并在文章发表时公布参与研究的每一位作者所做的贡献信息。

ICMJE 强烈推荐各个期刊编辑创立和实施贡献者政策及说明谁为整个研究的真实性和完整性负责的相关政策。这些政策可以去除许多模棱两可的边缘贡献，但仍存在一些尚未解决的问题，比如如何定量和定性那些满足作者身份的研究贡献。为此，ICMJE 创立了适用于所有期刊的作者身份标准，其中包括如何从其他研究贡献者中区分出作者。

2. 谁能成为作者？

ICMJE 建议作者身份应满足以下 4 个标准：①对文章的构思或设计做出重要贡献，或者对文章的数据获取、分析及解释做出贡献；②进行文章的撰写或针对文章的重要知识内容进行关键性的修改；③最终同意文章的发表；④同意对文章中全部内容负责以确保文章中任何部分的正确性和真实性相关问题都被妥善地分析并解决。

作者除了要对自己所做的研究工作负责外，还应该知道哪一位共同作者对

具体的其他哪部分研究工作负责。此外，作者应该确信其共同作者所做贡献的真实性。

所有那些被认为是作者的人员应该同时满足这4条标准，而所有满足这4条标准的人员都应该被定义为作者。应该对那些不能同时满足这4条标准的人员致谢，见 II.A.3。这些作者身份的标准主要是为了使那些应该获得该荣誉且能对整个研究工作负责的人员保留作者身份，而不是为了以这样的方式使一些原本满足作者身份标准的研究者，通过拒绝给予他们满足第2条或第3条标准的机会而使其失去作者身份。因此，所有满足第1条标准的研究者都应有机会参与文章的撰写、审阅及最终同意文章的发表。

在制订研究计划、进行适当的修改和实施研究的过程中，进行该研究工作的研究者要负责识别哪些人员满足这些标准，理论上他们也应当这样做。确定所有署名为作者的人员都满足上述4条标准是作者的共同责任，而不是所投稿的目标期刊的责任。而确定哪位人员是否符合作者身份或仲裁作者身份冲突也并不是期刊编辑的责任。如果关于谁符合作者身份这个问题不能达成一致，应该由实施该研究的机构去调查而不是由期刊编辑去调查。如果在投稿或文章发表后，有作者要求增减某位作者，期刊编辑会要求作者给出合理的解释并请原作者列表中的所有作者以及被增减的作者签署同意该变更请求的声明。

通信作者在文章投稿、同行评议及发表过程中主要负责与期刊编辑联系，并且通常要确保恰当地满足期刊所有的管理要求，如提供作者的详细信息、伦理委员会批准文件、临床试验注册文件及关于利益冲突的声明，尽管这些责任可能由一位或多位共同作者来承担。在文章投稿和同行评议阶段，通信作者应该能够及时回复编辑的问题；而在文章出版后，通信作者还应该能够对关于该文章的评述进行回复并能够处理期刊提出的关于数据的任何要求或其他额外信息（如文章发表后他人对该文章提出的质疑）。虽然通信作者主要负责与期刊联系，但是ICMJE建议编辑将所有的通信邮件同时发给文章的所有作者。

当一个大型的多位作者团队进行某项研究时，理论上讲，研究组在研究工作启动前就应确定哪些人员将作为作者并在文章投稿前确认作者名单。所有署名为作者的研究组成员应该满足上述作者身份的4条标准，包括对文章终稿的认可和同意发表。这些作者应该能够为此研究承担公共责任并对团队中其他作者的研究工作的正确性和真实性充满信心。他们也将作为个人完成利益冲突的声明。

一些大型的多位作者团队会以研究组的名称署名，注明或者不注明每位作者的名字。当提交以团队为作者的稿件时，如果有团队名称，则通信作者应确定团队的具体名称，明确指定哪些团队成员能够以作者的身份享受作者名誉并为研究工作承担责任。论文的署名行确定谁对稿件直接负责，MEDLINE 列出所有出现在署名行的作者姓名。如果署名行包含团队名称，特别是如果署名行有注释明确说明团队各成员姓名见文章其他部分，且说明了这些人是作者还是合作者，MEDLINE 会列出每个团队成员的姓名，无论他们是作者还是合作者，有时这些合作者被称为"非作者的贡献者"。

3. 非作者的研究贡献者

那些未能完全满足上述作者身份 4 条标准的研究贡献者不应被罗列为作者，但应该对他们致谢。以下列举不足以使贡献者获得作者身份的单一贡献（无其他贡献）：筹得研究资金；对研究团队进行综合监督或者提供一般性的管理支持；帮助写作，技术编辑，语言编辑，以及校样修改。应该在单独的标题下（如"临床研究者"或"参与研究者"），以个人或以研究团队的方式对那些做出贡献但不符合作者身份的人员致谢，而且应该对他们的贡献做出具体说明（如"作为科学顾问""严谨地审阅了研究计划""收集数据""为纳入研究的患者提供关心和帮助""参与文章的撰写和技术编辑"）。

因为致谢部分可能意味着被感谢的人员对该研究数据和结论的认可和担保，因此，建议编辑要求通信作者获得所有被感谢人员的书面同意。

B. 作者的责任——利益冲突

科学研究过程中的公信度和已发表文章的可信度在部分程度上取决于在科学研究的计划、实施、撰写、同行评议、编辑以及发表过程中利益冲突的透明程度。

当对主要利益（如患者的福利或研究的有效性）的专业判断可能会受到次要利益（如经济获益）的影响时，就存在利益冲突。认识到利益冲突这件事本身与实际的利益冲突同等重要。

各种经济关系（如雇佣、顾问、股权或期权、酬金、专利及有偿的专家证言）是最容易识别的利益冲突，也最有可能削弱期刊、作者及科学研究本身的可信度。然而，其他原因如个人关系或竞争、学术竞争及知识理念也可能引起利益冲突。作者应该避免因为得益或非得益目的而盲目附和研究资助者，因为这会干扰作者对所有研究数据的获取，或者干扰其分析、解释数据以及准备手稿和独立选择何时何地发表文章的能力。

1. 参与者

所有参与同行评议及发表过程的人员——不仅是作者，还有同行评议者、编辑、期刊编辑部其他人员，当这些人员履行其在文章评审和发表过程中的职责时，都必须考虑到他们的利益冲突，而且必须公开说明所有那些可能被视为潜在利益冲突的关系。

a. 作者

当作者提交任何类型或形式的手稿时，他们有义务公开所有那些可能对其研究工作产生偏倚的经济及个人关系。ICMJE 已经起草了一份能够有助于标准化作者声明的"利益冲突声明表（Form for Disclosure of Conflicts of Interest）"。ICMJE 成员期刊要求作者们填写这份表格，ICMJE 也鼓励其他期刊使用这份表格。

b. 同行评议者

当请同行评议者（审稿人）评审稿件时，应该询问其是否存在可能影响稿件评审的利益冲突。审稿人应当向编辑阐明任何可能会对其评审意见产生偏倚的利益冲突，如果存在潜在的偏倚，审稿人应当拒绝审稿。

在文章发表前，审稿人不得为了获取私利而使用其正在评审的这项研究的观点和内容。

c. 编辑和期刊社成员

如果稿件终审阶段的编辑存在利益冲突或与正在审查的文章存在相关的潜在利益冲突，他们应该回避此稿件的终审工作。其他参与文章终审的编辑部成员必须向编辑提供一份当前有关他们经济利益或其他利益冲突的陈述（因为他们可能与编辑部的评审结果有关），并回避那些存在利益冲突的稿件的终审工作。编辑部成员不得使用那些通过职务之便获取的稿件信息来谋取私利。编辑应该发表与期刊社员工委员会相关的潜在利益冲突方面的标准公开声明。特邀编辑也应当遵从同样的程序。

2.报告利益冲突

文章发表时应当附有声明或支持文件（如 ICMJE 的利益冲突声明表），并说明：①作者的利益冲突；②研究的支持经费来源，包括资助者姓名，并解释这些资助来源在研究设计，数据的收集、分析和解释，研究报告的撰写，以及决定投稿发表中所起的作用，或者声明该资助来源不涉及上述的任何环节；③作者是否有权获取研究数据，并解释其实质和范围，包括该权限是否为持续的。

如果研究受到资助，且资助者拥有研究结果的所有权或者能从研究结果中获取经济利益，则为了支持前述声明，编辑可以要求该研究的作者签署一份声明，如"我有权充分获取此项研究中所有的数据，并且我能够为数据的真实性和数据分析的正确性完全负责（I had full access to all of the data in this study and I take complete responsibility for the integrity of the data and the accuracy of the data analysis）"。

C. 投稿及同行评议过程中的责任

1. 作者

作者应当遵守作者身份守则及在这份文件 II.A 和 II.B 部分中详细说明的对利益冲突的声明。

2. 期刊社

a. 机密性

提交到期刊社的稿件是一种特有的作为作者私人保密财产的通信文书，而文章细节的任何部分被提前泄露都有可能损害作者的利益。

因此编辑不得向除作者和审稿人之外的任何人泄露稿件的信息，包括稿件是否被接收和送外审、稿件在审稿过程中的内容和状态、审稿意见及稿件的最终评审结果。对第三方使用该稿件的要求或合法程序的审查都应该礼貌地回绝，而编辑应该尽力避免提供这类保密材料。

编辑也必须清楚审稿人应该严格保证稿件、相关材料及其所包含信息的机密性。审稿人和期刊社成员不得公开讨论作者的研究，而审稿人不能在文章发表前盗用作者的观点和想法。审稿人不能将稿件留作私用，应当在提交审稿意见后销毁或删除稿件的纸质版和电子版。

当稿件被拒绝后，期刊社最好从其编辑系统中删除稿件的副本，除非地方性法规要求保留该副本。期刊社如果要保留被拒稿文章的副本，应该在作者须知信息中事先声明。

若文章被发表，为了帮助将来解答有关该研究所引起的问题，期刊社根据地方性法规，应该保留原始稿件、评审意见、修订版和通信文书至少 3 年，可能的话应该永久保存。

未经审稿人和作者的同意，编辑不得发表或公布同行评议阶段的审稿意见。如果期刊社的政策是不让作者知晓审稿人身份且审稿意见没有签名，则未经审稿人书面许可，不得向作者或其他任何人透露审稿人的身份。

若断定有不诚实行为或欺诈行为，则可能不得不取消保密权。不过，一旦编辑打算这样做，就应该通知作者或审稿人，否则保密权仍必须受到尊重。

b. 时效性

编辑应当尽力保证及时处理稿件及其可获得的资源。如果编辑想要发表一篇文章，他们应当尝试及时地推进审稿流程。如有延迟，编辑应当与作者协商。如果期刊社不想继续跟进一篇稿件的话，编辑应当尽快拒稿以便作者另投他刊。

c. 同行评议

同行评议通常是由非期刊社人员的专家对稿件进行的严格的评审。由于公正地、独立地、批判性地评审是所有学术研究（包括科学研究）工作的实质部分，因此同行评议是科学程序的重要拓展内容。

同行评议的实际价值饱受争议，但该过程能使一篇稿件得到来自科学界的公正意见。更现实的是，这能帮助编辑决定哪些稿件适合发表在他们的期刊上。同行评议经常帮助作者和编辑提高研究报道的质量。

确保其系统能够恰当地挑选审稿人是期刊社的责任。确保审稿人有权获取所有可能与评价稿件有关的材料（包括仅供网络发表的补充材料）并确保在审稿人声明的利益冲突的背景下恰当地评审和解释审稿人意见属于编辑的责任。

一本接受同行评议的期刊既没有义务将稿件送外审，也没有义务遵照审稿人的推荐意见，无论这个意见是积极的还是负面的。期刊编辑最终负责期刊全部内容的选择，而编辑的决定可能会受与稿件质量无关的问题的影响，如是否适合期刊发表等。在文章发表前，编辑随时能拒绝任何一篇稿件，即使是在文章被接收后，当出现与该研究真实性相关的问题时也可能拒稿。

不同期刊社可能在送外审的稿件的数量和种类、为每篇稿件挑选的审稿人的数量和类别、外审过程是否公开以及评审过程的其他方面有所不同。因此，作为一项为作者服务的内容，期刊社应该公开告知其同行评议的过程。

期刊社应当告知审稿人最后是否接收了该文章，并对他们的贡献表示感谢。建议编辑在同一篇稿件的审稿人中共享他们的审稿意见，以便审稿人能够在同行评议过程中相互学习。

作为同行评议的一部分，建议编辑审查研究计划书、统计学分析方案（如果可以从研究计划书中分离出来的话）和（或）与具体研究相关的合同。编辑应当建议作者在文章发表时或发表后公开这些文件。一些期刊可能会将之后公开这些文件作为文章接收发表的前提条件。

在此次修订《推荐规范》期间，期刊对独立分析数据及公开数据的要求也在变化，这反映了重视用于文章发表前、后同行评议数据的观点在不断革新。如今有些期刊社编辑要求在文章接收发表前由独立的生物数据分析师对试验数据进行统计学分析，有些编辑要求作者说明研究数据是否可以让第三方进行审查和（或）使用或再分析，另外一些编辑仍然建议或要求作者与其他研究者共享其数据以用于审查或再分析。每种期刊都应制定和公开其关于数据分析的具体要求，并在潜在作者能轻易获取的地方发布。

一些人认为真正的科学同行评议仅在文章发表后才开始。这就意味着医学期刊应当提供一种途径以便读者对已发表文章提出意见、问题或批判，而且作者有责任恰当地回答并解决期刊社提出的关于数据或额外信息（如在文章发表后产生的问题）的任何要求。

ICMJE 认为研究者有义务保留原始数据和能够支持其发表结果的分析程序至少 10 年。ICMJE 建议将这些数据保存在数据库里以确保其长期可及。

d. 正直性

编辑部的决定应基于稿件是否适合该期刊以及稿件的创新性、质量和对重要问题相关证据的贡献。这些决定不应受到经济利益、个人关系或目的、阴性的或者可信地挑战公认常识的研究结果的影响。另外，作者应当为稿件发表或使其公开可及而投稿，而编辑应当考虑发表那些结果没有统计学意义或者研究结果不确定的研究。这些研究提供的证据结合通过 Meta 分析得到的其他研究的证据仍可能帮助解答重要的临床问题，而公开记录这些阴性的或不确定的研究结果能够防止无根据的重复研究，或可能为其他考虑开展类似研究工作的研究者提供参考价值。

期刊社应当清楚地陈述其申诉过程，而且应当有一个体系对投诉和申诉进行回复。

3. 同行评议者

被提交到期刊社的稿件是一种特有的作为作者私人保密财产的通信文书，而文章细节的任何部分被提前泄露都有可能损害作者的利益。

所以审稿人应当严格保证稿件和其所包含信息的机密性。审稿人禁止公开讨论作者的研究，而且禁止在文章发表前盗用作者的观点和想法。

审稿人不能将稿件留作私用，并且应当在提交审稿意见后销毁稿件的副本。

希望审稿人及时地回复审稿要求并且在约定的时间内提交审稿意见。审稿人的意见应当是建设性的、诚挚的和礼貌的。

审稿人应当阐明利益冲突，并且当存在利益冲突时回避审稿。

D. 期刊所有者与编辑的自主权

1. 期刊所有者

医学期刊的所有者与编辑有着共同的目的，但是他们的责任不同，有时这些责任的不同会引发冲突。

任命和解雇期刊编辑是医学期刊所有者的责任。期刊所有者在任命编辑时应该向编辑提供合同，合同中应明确指出编辑所拥有的权利和义务、权限以及任命的一般条件和解决矛盾冲突的方法与途径。对于编辑的表现，采用双方商定的措施来评估，评估内容包括但不必仅限于读者反馈、稿件递交与处理的次数及各种期刊的绩效指标。

期刊所有者只有在存在实质性原因（如学术不端、与期刊的长期编辑方向不符、未达到相互协商后的绩效标准、存在与所在职位相矛盾的不恰当行为）的情况下才可解雇编辑。

任命与解雇应由独立的专家评审小组评估决定，而不应由期刊内部少数决策者决定。这在解雇编辑时尤为重要，因为社会高度重视科学领域内的言论自由，并且以可能与期刊所有者的利益相冲突的方式挑战现状通常是编辑的职责所在。

医学期刊应该明确阐明其管理方式及其与期刊所有者（如主办期刊的学会）的关系。

2.编辑的自主权

ICMJE 采用世界医学编辑协会关于编辑自主权的定义，定义中指出主编全权负责期刊的全部编辑内容及相关内容的出版时间。期刊所有者不能直接或间接地（通过制造影响决策的环境）干涉文章的评审、选择、排定或者编辑。编辑应当根据文章研究内容的有效性及对于读者的重要程度来进行决策，而不应根据期刊的商业利益进行决策。并且编辑应该自由表达关于医学各方面批评的但负责任的观点而不必害怕被报复，即使所发表的观点会与出版商的商业利益相冲突。

主编也应对期刊将要刊登哪个广告或赞助内容（包括增刊）拥有最终决定权，并且应对期刊商标的使用及期刊内容相关的商业用途的总体政策的制定拥有最终话语权。

建议期刊社成立一个独立的编辑顾问委员会来帮助编辑制定和执行编辑政策。编辑应从广泛的顾问群体（如审稿人、编辑部成员、编辑委员会及读者）中寻求有用的建议，以支持编辑决策并了解可能引起争议的观点。期刊所有者应当确保在针对编辑的法律诉讼中有恰当的保险可以应用，并且应当保证在必要时可以获得法律咨询服务。如果出现法律问题，编辑应尽快通知法律顾问、期刊所有者和（或）出版商。根据 ICMJE 的政策（II.C.2.a），编辑应当保护作者及审稿人（包括姓名和评审意见）的隐私。编辑应采取一切合理措施核实期刊评论文章中的事实，包括新闻报道版面的内容以及社会媒体的报道，并应确保所有为期刊工作的人员坚守最佳的新闻实践，包括现场记录以及在发表前尽可能征求各方回复。这种支持真理和公众利益的做法可能有助于避免诽谤的法律诉讼。

为了确保在工作中的编辑自主权，编辑应当拥有最高的权限，而不仅仅是作为被授权的经理或行政官。

编辑及其相关组织有义务支持编辑自主权的概念，并提醒国际医学界、学术界及民间团体注意这种自主权可能会引起的主要违法行为。

E. 保护研究受试者

当研究报道涉及人类数据时，作者应指出所遵照的研究过程是否已由负责评审的委员会（单位的或国家的）评定。如果没有正式的伦理委员会负责评审，应指出研究过程是否按照 2013 年修订的《赫尔辛基宣言》（https://www.wma.net/policies-post/wma-declaration-of-helsinki-ethical-principles-for-medical-research-involving-human-subjects/）开展。当有人质疑作者是否根据《赫尔辛基宣言》进行研究时，作者必须解释说明其研究方法的基本原理，并证明审查机构明确批准了该研究被质疑的相关方面。得到伦理评审委员会的批准并不会影响编辑判断研究的实施是否恰当。

患者拥有隐私权，在没有知情同意的情况下不应被侵犯。不应该在书面描述、照片或者系谱中发布患者的身份信息（包括姓名、姓名的首字母或者住院号），除非该信息对于科学研究是必要的并且经由患者（或其父母或监护人）知情同意。出于这种目的的知情同意需向目标患者出示将要发表的稿件。作者应该向患者告知在文章发表后任何潜在的身份材料是否可以通过互联网及纸质期刊获得。根据地方法规及法律的规定，患者应与期刊社或作者（或两者同时）签署知情同意书，并由对方保存。相关法律因地域不同而异，而期刊社应在法律指导下制定自己的政策。由于保存知情同意书的期刊社将会知道患者的身份信息，一些期刊社认为知情同意书由作者保存会更加保险。作者可以通过向期刊社提供一份书面声明证明其已经收到并保存着患者的知情同意书。

不必要的身份信息应当被删除。如果存在任何关于保持匿名方面的疑虑，应该获得知情同意。例如，在患者照片中仅遮挡眼部区域是不足以保持匿名的。如果对身份识别特征做了"去识别"处理，则作者应该做出保证且编辑也应注明这种更改不会歪曲科学意义。

期刊的作者须知中应当包含取得知情同意的要求。一旦取得了患者的知情同意，应当在所发表的文章中注明。

当报告的是动物实验时，作者应注明是否遵守实验动物看护和使用的相关机构标准和国家标准。更多关于动物实验伦理的指南内容可以从国际兽医编辑协会发布的《国际兽医编辑协会关于动物伦理与福利的作者共识指南》（http://veteditors.org/ethicsconsensusguidelines.html）中了解。

Ⅲ. 与医学期刊出版相关的发表和编辑问题

A.校正与版本管理

诚实的过错是科学和出版中的一部分，一旦被发现就需要被纠正。关于事实的错误需要更正。讨论问题的最好方法就是写信给编辑（如通过纸质版或电子版的通信文书），或在期刊社主办的网上论坛中发帖。更新以前的出版物（如更新系统评价或临床指南）通常被认为是发表一篇新的文章，而并非发表以前已发表文章的另一个版本。

如果有错误需要更正，期刊应至少遵循以下标准：

● 期刊应尽快发布一个勘误通知，以详细说明改动细节所在的文章并引用原文；为确保正确引用，应该注明这些更改的内容在电子版或纸质版中的具体页码。

● 期刊也应当在原文修改后发布一个新版本的文章，详细说明原文中改动的内容及修改时间。

● 期刊应当保存文章之前所有的版本。这些版本的文章既可供读者直接浏览，也可在读者需要时获取。

● 先前的电子版本中应当特别注明文章存在更新的版本。

● 所引用的文章必须是最新的版本。如果存在严重的错误以至于文章的结果及结论无效，那么文章应当被撤回。

B. 学术不端行为、提出质疑及文章撤回

学术不端行为包括但不仅限于伪造数据（伪造数据包括伪造图像）和抄袭。一些人把未能发表临床试验或者其他人体研究的结果视为一种学术不端行为。尽管上述这些行为都是有问题的，但其本质不同。每种情况都需要由利益相关者分别评估。当有人提出学术不端行为时，或者针对投稿或发表文章中所描述的研究工作的实施或真实性提出质疑时，编辑应当启动适当的程序，可参考由出版伦理委员会（Committee on Publication Ethics，COPE）等委员会制定的详细处理流程（http://publicationethics.org/resources/flowcharts），并在该程序的结果出来时发布一个针对该质疑的声明。如果程序涉及对作者所在机构的调查，编辑应设法了解调查的结果并在适当的时间告知读者。如果调查证明作者有学术不端行为，应撤回其发表的文章。有时候可能没有发现学术不端行为，但可以发布调查过程中与编辑通信的内容，以向读者突出存在争议的内容。

关注通告和撤销声明不能简单地只是一篇致编辑的信。相反，它们应该被特别标注，并出现在电子版或者有编号的印刷页的文章中（该文章应被包含在一个电子版或印刷版的目录中）以确保被正确引用，而且在其标题中包含原始文章的标题。在网上，被撤回的文章与原始文章应当相互关联，并且应当在被撤回文章的所有格式（摘要、全文、PDF）中清晰地标记"被撤回"字样。理想情况下，被撤回文章的作者与原始文章的作者为同一人。但是在某些特定情况下，如果他们不愿意或者不能撤回，编辑可以接受其他责任人发起的撤回，或者编辑可以作为发起撤回及提出质疑的唯一作者。撤回信中应解释文章被撤回的原因并提供引用了该文章的参考文献。被撤回的文章应当可以被公众查到，并且应被明确标记文章已被撤回。

如果文章存在造假，那么该作者先前的研究工作被认为是无效的。编辑可以询问作者所在的机构以确保他们发表在其期刊上的其他研究工作的有效性，否则他们可以撤回相关文章。如果没有这么做，编辑可以选择发表一篇声明以表示并不能确定先前发表的研究工作是否有效。

那些可能导致文章被撤回的不恰当的方法学内容也可能损害研究的真实性。

如果想了解更多有关文章撤回及提出质疑方面的指南内容，可详见 COPE 的处理流程图。如果想了解关于避免引用已撤回的文章的指南内容，见Ⅳ.A3.g.i。

C. 版权

期刊社应明确即将发表文章的版权类型，并且如果期刊社保留版权，应详细说明期刊社在转让所有类型内容（包括音频、视频、计划书及数据集）的版权时所处的责任方。医学期刊可以要求作者将版权转让给期刊社。一些期刊要求转让出版许可证。一些期刊则不会要求转让版权，而是依靠如知识共享（Creative Commons）这样的中介组织来解决出版问题。某一期刊中文章的版权状态可能会有所不同，因为某些内容不受版权保护（如政府工作人员在工作过程中撰写的文章）。编辑也可能放弃其他内容的版权，并且一些内容可能受到其他协议的保护。

D. 重复投稿或发表

1. 重复投稿（一稿多投）

作者不得以相同或不同的语言同时向 1 个以上期刊投稿同一篇文章。建立此项规范是因为当 2 个（或多个）期刊都宣称有权发表同一篇一稿多投的文章时可能会出现分歧，而且可能会造成 2 个（或多个）期刊在不知情的情况下无必要地对同一份手稿进行同行评议、编辑及发表。

2. 重复发表

重复发表是指在没有明确引用之前已发表论文的情况下，发表一篇与已发表论文大体内容重复的论文。

医学期刊的读者应该能相信他们正在阅读的是原创论文，除非有一份明确的声明表明作者和编辑是有意再次发表某一论文（例如，里程碑式的或具有重要历史意义的论文）。这一观点是基于国际版权法律、伦理道德和资源的高效利用。重复发表原始研究存在极大的隐患，因为这可能导致无意中重复计算数据或对某个单一研究的结果权衡不当，从而曲解现有证据。

当作者提交的稿件所报告的研究工作在大部分已发表的文章中都已经报告过，或者该研究工作与另外一篇在其他地方已经投稿或被接收发表的稿件内容非常相近时，作者应在投稿信中清楚说明上述情况，且提供相关资料的副本以帮助编辑决定如何处理本次投稿，见Ⅳ.B。

这个原则不会影响那些已经以初步形式（如给编辑的信、摘要或学术会议壁报）发表的研究之后以完整研究报告的形式在期刊上发表。这也不会影响那些已经在学术会议中展示但没有以全文形式发表的论文，或者那些正在考虑以简单格式发表的文章后续在期刊上发表。大多数情况下，对预期会议进行的新闻报道不属于重复发表，但如果在这些报道中添加了额外的数据表格或图示，就可能属于重复发表。作者还应考虑除了以在学术会议上科学汇报的方式展示研究结果外，其他哪些传播研究结果的方式可能会降低期刊编辑对其研究工作优先权的评判。然而以下情况除外，即如果该信息对于公共卫生有直接意义，且需要被快速传播时。但需要注意的是：在文章发表前，若想提早发布研究结果，应该尽可能事先与期刊编辑商讨并获得其同意。

许多期刊社的出版条例规定，论文或信件已被期刊社接收但尚未见刊时，不可将其中的相关学术信息与公共媒体、政府机构或制造商分享。但当论文或信件所述的是重大治疗进展、需上报的疾病或公共卫生危害（例如，药物、疫苗、其他生物制剂及医疗器械所引发的严重不良事件）时，这样的报告可能是必要的。这种报告无论是纸质版还是网络版，应该都不影响发表。但如果可能的话，应该事先和期刊编辑商议并取得对方同意。

如果用精简（500 字）且结构化的摘要或表格（包括纳入的患者、主要结局指标及不良事件）展示研究结果，ICMJE 认为在符合Ⅲ.L 部分所述标准的任何注册平台发布试验结果并不代表该研究之前已经发表过了。ICMJE 建议作者加入一项与注册有关的声明，表明这些研究结果还未在同行评议的期刊上发表，并且建议作者在研究结果见刊后更新注册平台中的结果信息并附上完整的引用信息。

不同期刊的编辑可以共同决定同时或联合发表某篇论文，如果他们认为这样做将给公共卫生带来最大的利益。然而，美国医学图书馆（National Library of Medicine，NLM）会给所有这些同步发表的联合出版物分别编制索引，因此编辑应该提供一项声明以向读者明确说明这是一篇同步出版物。

如果作者没有做这种说明而企图重复发表，得到的结果至少是投稿立即被拒。如果编辑当时没有意识到这会违规，而论文已经发表，那么无须作者解释或批准，这篇文章都应被撤稿。

如需了解更多处理重复发表的指南相关内容，详见 COPE 流程图。

3. 可接受的二次发表

对已在其他期刊或在线发表的资料进行二次发表可能是合理且有益的，特别是想向最广泛的潜在读者传播重要的信息（如由政府机构和专业组织以相同或不同的语言制定的指南）时。满足以下条件的、出于其他各种原因的二次出版也可能是合理的。

（1）作者已经收到两本期刊的编辑的批准（与二次发表相关的编辑必须有权访问原始版本）。

（2）两本期刊的编辑应与作者协商确认再次发表与首次发表的时间差，以尊重首次发表的优先权。

（3）二次发表的论文针对不同的读者群体，缩减版本可能就足够了。

（4）第 2 版如实反映了原版本的数据和解释。

（5）第 2 版告知读者、同行评议者及记录机构，该论文以全文或部分的形式已在其他刊物上出版。例如，有一个可阅读的说明："这篇论文是基于第一次在 ×××（期刊名称和完整的目录著录信息）上发表的研究"，且第 2 版中引用原版参考文献。

（6）第 2 版的标题应该表明它是原版出版物的二次出版物（如全文再发表、节略本再发表、全译本或节译）。值得注意的是，美国国家图书馆不认为译文为"再版"，而且不会引用那些原始文章发表在 MEDLINE 索引期刊中的译文，也不会为其编制索引。

当同一期刊同时发表同一篇文章的不同语言版本时，MEDLINE 在收录时将注明多种语言。例如：Angelo M. Journal networking in nursing: a challenge to be shared. Rev Esc Enferm USP. 2011 Dec 45[6]:1281-2,1279-80,1283-4. Article in English, Portuguese, and Spanish. No abstract available. PMID 22241182。（译者注：

这是一篇有英语、葡萄牙语和西班牙语版本的文章。）

　　4.基于相同数据库的稿件

　　如果编辑从不同的研究团队或从同一研究团队收到分析相同数据集的稿件（例如，来自公共数据库或对同一证据进行的系统评价或 Meta 分析），因为这些稿件可能在分析方法、结论上有所不同，应该对这些稿件进行独立审查。如果数据解释和结论都相似，尽管不是强制性的，但从道理上讲编辑会优先考虑先提交的稿件。编辑可能会考虑出版多份内容相互重叠的稿件，因为不同的研究方法可能是互补的且具有同样效力，但基于相同数据集的稿件应该从实质上相互补充以保证能够被考虑作为单独的文章发表，同时适当地引用来自相同数据集的先前出版物以保证透明度。

　　临床试验数据的二次分析应引用任一原始版本，明确指出其所包含的二次分析或结果，并使用与原试验相同的认证试验注册号。

　　有时，对于大型临床试验，研究者从一开始就计划发表许多与独立研究问题相关的独立文章，虽然所使用的都是同一个患者样本。在这种情况下，如果在最初的试验注册文件中定义了所有的结果参数，作者可以使用最初的单个试验注册号。如果作者在注册平台（如 clinicaltrials.gov）上分别注册了好几个子研究，那么就要给在研项目专有的试验识别号。透明度是关键，因此无论使用哪种模式，都应该向读者明示。

E. 通信栏目

　　医学期刊应向读者提供一个对已发表的文章提出意见、疑问或批评的渠道，通常但不一定总是通过通信栏目或在线专栏。被提及的文章的作者有责任通过通信栏目或在线专栏回应大量对他们工作的批评，且编辑应要求作者做出回应。通信作者应声明各种竞争或利益冲突。

　　通信可能因长度、语法正确性和期刊风格被编辑，或者编辑也可以向读者提供未编辑过的通信，例如通过在线评论系统。除非随后在有编号的电子版或印刷版上出版，否则这样的评论在 MEDLINE 中是无法被检索到的。任何时候，编辑必须摘出无礼的、不准确的或有诽谤性质的评论。

　　负责任的辩论、批评和分歧是科学的重要特点，期刊编辑应鼓励这些针对各自期刊出版的科学资料的评论。然而编辑有权拒绝不相关的、无趣的或缺乏说服力的信件，但他们也有责任倾听不同的观点并允许争论。那些针对已发表资料的反馈，和某一给定话题的辩论设定时间限制。

　　为了公平起见及保持通信数量的可控，期刊可能需要对那些针对已发表资料的反馈和某一给定话题的辩论设定时间限制。

F. 费用

期刊的各种收入来源应该是透明的。稿件处理和（或）出版资料所需的任何费用都应在审稿前在明显处向作者明示或在作者将要提交稿件之前向其解释（http://publicationethics.org/files/u7140/Principles_of_Transparency_and_Best_Practice_in_Scholarly_Publishing.pdf）。

G. 增刊、专刊和特刊

增刊是针对相关研究问题或主题的论文集，作为期刊的单独刊物或常规刊物的一部分出版，且资金来源可能并不是出版商。因为资金来源可能通过影响选题和观点使补充内容有所偏颇，期刊应遵守下列原则，这些原则同样适用于由外部资金资助和（或）客座编辑参与的专刊或特刊。

（1）期刊编辑必须被赋予并承担有关政策、实践及增刊内容的责任，包括选择作者、审稿人和增刊内容的决定权。不允许由资助机构进行编辑。

（2）期刊编辑有权为增刊任命一名或多名外部编辑，且对这些编辑的工作负责。

（3）期刊编辑必须保留将增刊稿件发送给外部人员进行同行评议的权利，且无须经过外审即可拒绝向增刊提交的稿件。这些条件应在编辑工作开始之前告知作者及任何一位外部编辑。

（4）应在介绍材料中清楚地说明出版增刊的缘由、增刊内容研究经费的来源、增刊出版经费的来源及与增刊内容有关的资助者的产品。

（5）增刊中的广告应遵守和主刊同样的政策。

（6）期刊编辑必须让读者能够明显区分出正刊页面和增刊页面。

（7）期刊编辑和增刊编辑不可收受个人好处或直接从副刊赞助商处拿报酬。

（8）增刊的再次发表（重复刊出已在别处发表过的文章）应通过引用原文标题明确指出。

（9）已在别处讨论过的关于原创作者及潜在利益冲突的披露原则同样也适用于增刊。

H. 合作关系中的经费资助者

各种实体可以以赞助商、合作伙伴、会议或其他形式的活动与期刊或编辑互动。为了保护编辑的独立性，这些相互间的交流也应遵循上述增刊、专刊和特刊部分的原则（Ⅲ.G 部分）。

I. 电子出版

许多医学期刊都以电子版和印刷版两种形式同时出版，有些仅以电子版形式出版。印刷版和电子版的出版原则是一致的，本文的建议同时适用于两者。但电子出版为版本管理提供方便的同时也产生了链接稳定性及内容保存的问题。

关于修正和版本管理的建议详见Ⅲ.A 部分。

电子出版物允许链接到期刊编辑编辑权以外的网站和资源。出于这个原因，同时因为链接到外网可能被认为是对这些网站的认可，期刊应该对外部链接持谨慎态度。当某期刊确实链接到了外网时，期刊应声明其不认可或不对该网站上任何内容、广告、产品或其他资料负责，且不对该网站的可用性负责。

在期刊的网站上、一个独立的档案中或可靠的存储库中永久保存期刊文章是必不可少的。从期刊网站上完全移除某篇文章几乎是不可能的，即使上传到网站的文章很简短，仍有可能下载文章的副本。这些文档应当可以被自由访问或由档案文件成员自由访问。鼓励在多个档案中保存文章。但是，如果出于法律原因（如诽谤行为），移除文章的 URL 必须包含移除的详细原因，且文章必须保存在期刊的内部档案中。

永久保存期刊所有内容是期刊出版人的责任。当期刊终止的时候，期刊出版人应确保所有期刊文件已被转移到使内容得以继续使用的可信任的第三方。

期刊网站应该公布非文章网页上次更新的日期，例如那些在册的期刊工作人员、编委会成员和作者指南。

J. 广告

大多数医学期刊都有广告，这为出版商创造了收入，但期刊不应被广告所支配，广告也不应影响编辑的决定。

期刊对印刷版和电子版广告应有正式的、明确的书面政策。最重要的是禁止销售与编辑内容相同的产品。广告应被明确标记为广告。编辑对批准印刷与在线发布广告及执行广告政策有全部终审权。

期刊不应发布已被证实对健康有严重危害产品的广告。编辑应保证期刊的广告遵守本国广告业现有法规或行业标准。除法律要求外，组织和机构的利益不应控制分类广告和其他非显示性广告。编辑应重视各种对刊登广告的批评意见。

K. 期刊和媒体

期刊与媒体的互动应在竞争优势中寻求平衡。公众对所有期刊内容都有合法利益，且在合理时间内有权获得重要信息，编辑有责任为此提供便利。但在同行评议及全面审查之前，媒体对科学研究的报道可能导致不准确结果或不成熟结论的传播。而事实上，医生需要一份详尽的研究报告才能向患者提供报告结论的建议。

为了保持平衡、防止原始研究在期刊发表之前在大众媒体上被报道，一些国家的期刊建立了禁发制度。对媒体来说，禁发制度创造了一个"平等的竞争环境"，且得到了大多数研究者及作者的赞赏，这是因为禁发制度减轻了他们在没有时间细致准备的情况下在竞争者之前发表文章的压力。保证向公众发布生物医学信息时间的一致性对减少经济混乱很重要，因为一些文章包含的信息有可能影响金融市场。ICMJE 承认禁发制度是期刊为了自身利益的自我服务且阻碍了科学信息的快速传播，但其还是利大于弊的。

以下原则同时适用于印刷版和电子版，且当编辑制定与媒体互动的政策时，可能会对编辑的工作有用：

●编辑可以促进医学信息从研究者通过同行评议期刊向大众有序传播。这可通过与作者及媒体双方各自达成协议而实现：当稿件正在审议或等待出版时，作者不可公示研究成果；原始研究在期刊出版之前，媒体不可公示研究成果。作为回报，期刊将准备准确的发行稿，如新闻稿。

●编辑需谨记禁发制度是基于诚信体系运作的，无正式的执行及监督机制。若大批媒体机构或生物医学期刊不遵守禁发制度，其将迅速瓦解。

●尽管作者都相信其研究工作很重要，但极少有医学研究对大众健康有如此明确及紧要的临床意义以至于要在出版前向大众公布。当这种特殊情况发生时，公共卫生相关责任机构应决定是否向医生和媒体宣布此消息，且应对这个决定负责。如果作者和合适的权威部门希望某期刊考虑发表某篇特定的稿件，应在公开发表之前征求编辑意见。若编辑认为需要立即发布，他们应该放弃限制提前出版的政策。

●旨在限制提前出版的政策不应适用于科学会议上的演讲或摘要（见Ⅲ .D）。在科学会议中汇报工作成果的研究者可自由地与记者讨论展示的内容，但不应提供比展示中更详尽的研究细节，否则会削弱期刊编辑对其研究结果的重视程度。

●当文章即将出版时，编辑或期刊工作人员应通过提供新闻稿、回答疑问、提供文章的最新版本或将记者转介给适宜的专家来帮助媒体进行准确的报道。媒体发布报道应配合文章出版的时间。

L. 临床试验注册

ICMJE 的临床试验注册政策已在一系列述评中详细说明，详见"更新和述评"（http://www.icmje.org/news-and-editorials/）和"常见问题"（http://www.icmje.org/about-icmje/faqs/）。

简而言之，ICMJE 要求并建议所有医学期刊编辑要求研究者在对临床试验中第一例患者进行登记之时或之前，在公共试验注册处注册，这是出版的一项条件。要求将其期刊名称列入 ICMJE 网站上的"遵循《ICMJE 推荐规范》的期刊名单"（icmje.org/journals.html）中的编辑应该认识到，列入该名单就意味着该期刊执行 ICMJE 对临床试验注册的规定。

ICMJE 将临床试验定义为前瞻性地对人群或一个小组进行干预，有或没有同时进行的比较组或对照组，以研究与健康相关的干预与其结局的因果关系的研究项目。

健康相关的干预是指用于改变生物医学结局或健康相关结局的干预措施，例如药物、手术过程、设备、行为治疗、教育计划、饮食干预、质量提高干预及治疗过程的改变。健康结局是指在患者或受试者中获得的任何生物医学或健康相关的测量结果，包括药代动力学检测结果和不良事件的发生情况。ICMJE 不规定第一例患者的纳入时间，但最好的做法是在第一例患者签署同意书之前注册。

ICMJE 接受在 WHO 国际临床试验注册平台（International Clinical Trials Registry Platform，ICTRP）（https://www.who.int/ictrp/network/primary/en/）一级注册中心或向 WHO-ICTRP 提供数据的美国临床试验注册平台（ClinicalTrials.gov）上的注册。ICMJE 认可这些注册中心是因为他们符合多项标准：他们免费向公众开放，面向所有前瞻性研究注册者，由非营利组织管理，具有确保注册数据有效性的机制且可通过电子方式进行搜索。合格的注册必须在注册时包括至少含 20 条条目的临床试验注册数据集，而且必须在纳入第一例受试者之前注册（https://prsinfo.clinicaltrials.gov/trainTrainer/WHO-ICMJE-ClinTrialsgov-Cross-Ref.pdf 或 https://www.who.int/ictrp/network/primary/en/）。

如果缺少临床试验注册数据集 20 条条目中的任何一条，或某些条目中含有不清楚的信息，ICMJE 便认为是不合格的临床试验注册。尽管不是必需项目，但 ICMJE 鼓励作者书写一份声明，表明结果尚未在同行评议的期刊上发表，并在结果发表时将完整的期刊题录信息在注册系统中更新。

临床试验注册的目的是防止选择性出版和选择性报告研究结果，防止不必要的重复研究工作，帮助患者和公众了解哪些临床试验在计划中或进行中（或许他们想参加），帮助伦理审查委员会在考虑 批准新的研究项目时大致了解与他们正在审查的研究项目相关的类似研究和数据。补注册，例如在投稿时注册，达不到以上任何目的。这些同样适用于其他设计方案的研究，如观察性研究。出于这个原因，ICMJE 鼓励非试验的注册，但因为非试验研究中的暴露和干预不由研究人员制定，ICMJE 不对这样的注册做要求。

原始研究数据的二次分析不应作为单独的临床试验被注册，但应该在文章中引用首次试验注册号。

ICMJE 鼓励将临床试验结果上传到临床试验注册平台，但并不要求这样做。若试验结果字数限制在 500 字内且其形式为结构化的摘要或表格（包括患者登记、主要结果和不良事件），ICMJE 将不考虑优先出版那些将试验结果上传到符合上述标准的注册平台上的研究论文。

ICMJE 建议期刊在摘要结尾处公布试验注册号。ICMJE 同时建议只要注册号可用，可以将注册号作为缩写来指代正在报告的试验或在稿件中提到的其他试验。

编辑要考虑，未恰当注册临床试验的情况是否可能是有意为之，是否导致了有偏倚的报告。即使破例不要求预先注册，试验仍然必须注册，而且作者应在发表时写明完成注册的时间及延迟注册的原因。编辑应发表声明说明为什么允许有此例外。 ICMJE 强调，这种破例应该极少，未预先注册的临床试验的作者将面临投稿不被 ICMJE 成员期刊接收的风险。

Ⅳ. 准备稿件和投稿

A. 准备向医学期刊投稿

1. 总则

报告原始研究的文章通常分为引言、方法、结果及讨论 4 个部分。所谓的"IMRAD"结构不是一种专门的出版格式而是科学研究过程的反映。文章通常需要在这几个部分中加入一些小标题以进一步组织内容。其他形式的文章，例如 Meta 分析，可能需要不同的格式。而个案报道、叙述性综述及社论可能没有固定的结构或格式。

电子格式为细节或章节的添加、信息分层、交叉链接或从电子版本中提取部分文章内容创造了机会。补充的电子版资料应与原始稿件同时提交并发送给同行评议专家。

2. 报告指南

报告指南（又称报告规范）已为不同的研究设计类型设置了建议报告的条目，例子包括用于随机试验的 CONSORT（www.consort-statement.org），用于观察性研究的 STROBE（http://strobe-statement.org/），用于系统评价和 Meta 分析的 PRISMA（http://prisma-statement.org/），用于诊断准确性研究的 STARD（www.stard-statement.org/）。期刊被鼓励要求作者遵循这些指南，因为这些指南可以帮助作者详细描述研究以供编辑、审稿人、读者和其他研究人员进行评价。负责检查手稿的作者被鼓励描述用于查找、选择、提取及合成数据的方法，这对系统评价是强制性的要求。发布指南的可靠来源是 EQUATOR 网站（www.equator-network.org/home/）和美国国家图书馆对于报告规范和方案的研究（www.nlm.nih.gov/services/research_report_guide.html）。

3. 稿件部分

以下是对所有研究设计及稿件格式两部分的总体要求。

a. 标题页

文章的标题页应列出文章的一般信息及作者，通常包括文章标题、作者信息、声明、资助来源、字数，有时还包括表格和插图的编号。

文章标题。标题提供了对整篇文章的精确描述并应包括摘要信息，这将提高对该文章的电子检索的敏感性与特异性。根据报告指南的建议及一些期刊的要求，标题应囊括部分关于研究设计的信息（这一点对于随机对照试验、系统评价、Meta 分析尤为重要）。一些期刊要求简短的标题，标题页通常不超过 40 个字符（包括字母与空格）或作为电子投稿系统中一个独立的条目。电子投稿系统可能对标题的字符数有限制。

作者信息。应列出每位作者的最高学历，尽管某些期刊并不将其出版。应表明作者工作所在部门和机构的名称。大多数电子投稿系统要求作者提供完整的联系信息，包括邮寄地址及电子邮箱地址，但标题页应列出通信作者的电话、传真号码和电子邮箱地址。

声明。在声明中，作者应陈述所投文章中表达的观点仅代表个人观点而非官方机构或资助方的观点。

资助来源。资助包括基金、设备、药物和（或）其他有助于文章中所描述工作或写作本身的支持。

字数。正文字数统计（不包括摘要、致谢、表格、图片说明和参考文献）使得编辑和审稿人可以评估文章包含的信息是否得占用这样的篇幅，以及稿件是否符合期刊的版式和字数限制。出于同样的原因，单独计算摘要的字数是有用的。

表格及插图的编号。某些投稿系统要求在上传相关文件之前，对插图及表格进行具体编号。这些编号可以帮助编辑及审稿人确认表格和插图已被包含在稿件中，评估表格和插图中的信息是否与文章篇幅相匹配（因为它们占据了一定的篇幅）及稿件是否符合期刊的字数限制。

利益冲突声明。每位作者都需要将与研究相关的利益冲突写在文章中；每个期刊都应制定一个信息采集和发布表格的标准。ICMJE 为 ICMJE 成员期刊制定了一个统一的利益冲突声明公开表（www.icmje.org/coi_disclosure.pdf），且鼓励其他期刊也采用此表格。尽管此方法可行，但编辑可能依旧要求在稿件标题页列出协商利益冲突声明，以此免去编辑向各个作者搜集表格以做出决定的工作或审稿人及读者阅读每位作者表格的工作。

b. 摘要

对原始研究、系统评价及 Meta 分析的报告要求采用结构化的摘要。摘要应该介绍研究的环境或背景，说明研究目的、基本过程（研究受试者的筛选、设置、测量、分析方法）、主要发现（如有可能，应给出具体效应大小及其统计学意义和临床意义）和主要结论。摘要还应强调研究或观察最新和最重要的方面，注意重要的限制条件且不要过度解析结论。临床试验摘要应包含 CONSORT 小组认为重要的项目（www.consort-statement.org/resources/downloads/extensions/consort-extension-for-abstracts-2008pdf/）。摘要后需附上资金来源以便于 MEDLINE 检索的正确显示和索引。

因为摘要是许多电子数据库中唯一展示的内容，也是许多读者唯一会阅读的部分，作者需要确保摘要准确地反映了文章内容。不幸的是，摘要中的信息经常不同于正文。作者和编辑应该在修改和审查的过程中确保两处信息一致。结构化摘要的格式因期刊而异，一些期刊不仅采用一种格式；作者需要按照期刊指定的格式准备摘要。

ICMJE 建议期刊应在摘要的末尾标注临床试验注册号。ICMJE 也建议当注册号可用时，作者可以将注册号作为缩写来指代正在报告的试验或稿件中提到的其他试验。如果数据已存储在公共储存库中，作者应在摘要末尾声明数据集的名称、储存库的名称及编号。

c. 引言

阐明研究的背景或来龙去脉（即问题的性质和意义）。阐述研究的具体目的或目标，或待验证的研究假说。只引用直接相关的参考文献，不要涉及文中报告的研究数据或结论。

d. 方法

方法部分的指导原则是应该明确阐述研究如何及为何以此方法进行。方法部分应足够详细以便其他访问数据的人员能够重新得出结论。此部分应该只包括研究计划或草案编写时可用的信息，所有研究中获得的信息应归入结论部分。若雇佣其他机构或以其他方式来进行研究，需在方法中详细说明。

方法部分应包括一项声明以表明研究已通过或免除负责审查委员会（研究所在机构的或国家的）的审查。如果没有正式的伦理委员会，应包括一份声明，说明该研究是依照《赫尔辛基宣言》原则进行的。

i. 受试者的选择和描述

清楚地描述观察性或实验性受试者（健康个体或患者，包括对照）的选择方案，包括纳入和排除标准及来源人群的描述。由于年龄、性别或种族等相关变量在研究设计时通常未知，研究者应将有代表性的人群纳入所有研究类型，并至少为上述人群和其他相关人口变量提供描述性数据。如果研究涉及专有人群，例如只包含一种性别，作者应说明原因，显而易见的情况（如前列腺癌）除外。作者应明确他们是如何判断种族的，并证明其相关性。

ii. 技术信息

明确研究的主要目的和次要目的——通常确定为主要和次要结局指标。详细介绍方法、设备（在括号中标注制造商的名称和地址），以及可以使读者重新得出结论的足够详细的过程。提供建立研究方法［包括统计学方法（见下文）］的参考文献；应给出参考文献和对已出版但未被熟知的方法的简要的描述；描述新的或大范围修改了的方法，列出选择使用这些方法的原因并评估它们的局限性。准确识别所用的所有药物和化学品，包括通用名、剂量和给药途径。确定适当的科学名称和基因名称。

iii. 统计学

细致地描述统计学方法，使可访问原始数据、具有专业知识的读者能够判断此方法是否适合此研究，并验证研究的结果。在可能的情况下，量化结果并给出测量误差或不确定性指标（如可信区间）。避免单纯依靠统计学假设检验结果（如 P 值）来判断，这些值不能反映如效应量及估计值精确度等重要信息。如果可能的话，关于研究设计及统计学方法的参考文献应尽可能详尽（附带说明）。定义统计学术语、缩写和大多数符号。详细说明使用的统计学软件包和版本。区分预先指定的分析和探索性分析，包括亚组分析。

e. 结果

在文本、表格及插图中按逻辑顺序列出结果，首先是最主要或最重要的结果。不要在文本中重复展示表格及插图中的所有数据，只强调或总结最重要的观测结果。在方法部分提供所有主要和次要结局指标的数据。额外的或补充的材料及技术细节可以在附录中提及，附件中的材料可以被读者所见，但不会中断文本的连贯性，或者这些材料也可以只在电子版的期刊上发表。

当要计算间接数据（如百分比）或由间接数据计算出绝对值时，要列出数值结果，并详细解释其统计学意义。仅用解释文章论点和对支持性数据进行评价所必需的图表。使用图表替代具有多个条目的表格，图表中的数据不要重复。避免非技术性地使用技术术语，例如"随机"（意味着随机设置）、"正常""显著""相关性"和"样本"。

分别报告人口统计学变量（如年龄及性别等）数据有助于从各个研究的亚组中合并数据，且应以此方式进行常规报告。若有无法控制的原因而不可分层报告，应做出解释。

f. 讨论

强调研究的新的、重要的方面及在最佳的证据等级下得出的结论。不要重复表述详细信息或稿件其他部分（如引言或结果部分）已给出的信息。对于实验研究，应在讨论前先总结一下主要结论，接着探讨这些结论可能的机制或对这些发现进行解释，与其他相关研究进行比较和对照结论，表明研究的局限性，以及探索研究结果对未来研究、临床实践的影响。

将结论与研究目的联系起来，但要避免没有充分数据支持的不充分的陈述和结论。特别是要区分临床意义与统计学意义。除非稿件包括了适当的经济学数据和分析，否则要避免在经济学收益及成本方面进行陈述。避免声明优先权或提及未完成的工作。若有必要，可提出新的假设，但需明确标注。

g. 参考文献

i. 总则

作者应尽可能提供直接参考文献或原始研究来源。参考文献不应被作者、编辑或同行评议人员用来实现自身利益。尽管综述的参考文献可以成为引导读者阅读大量文献的一种有效方式，但综述并不总能准确地反映原始研究。另外，大量列出关于一个论题的原始研究的参考文献会占用过多篇幅。少量关于主要原始研究的参考文献通常更详尽，特别是现已可以将参考文献添加到已发表的电子版论文中，且电子文献检索可使读者更有效率地检索文献。

不要将会议摘要作为参考文献；会议摘要可以在正文括号中引用，但不能用作页面脚注。参考文献中已被接收但尚未出版的文献应被标为"正在印刷"或"即将发表"。引用已投但未被接收的稿件时应标记为"未出版的观察数据"，且应获得数据来源的书面许可。

避免引用"私人沟通"信息，除非其可以提供公共资源无法提供的重要信息。在这种情况下，应在文中用括号引用相关人员的名字及沟通日期。对于科学文章，应从私人沟通渠道获得书面许可和对准确性的确认。

某些期刊（但并不是全部期刊）会检查所有参考文献的准确性，因此，引用错误会出现在已出版的版本中。为了尽可能减少此类差错，应使用电子文献目录资源（如 PubMed）或源文献的印刷本来核对参考文献。作者有责任检查、确认没有参考文献引用了被撤回的文章，除非在上下文中提到该文章被撤回的情况。对于在 MEDLINE 中索引的已在期刊中出版的文章，ICMJE 认为 PubMed 是关于撤回信息的权威来源。作者可以通过在 PubMed 中搜索"Retracted publication [pt]"（"pt"代表出版物类型），或者直接在 PubMed 撤回出版物列表（www.ncbi.nlm.nih.gov/pubmed?term_retracted_publication_[pt]）中查询。参考文献应按照文中第一次被提到的顺序连续编号。通过圆括号中的阿拉伯数字标识正文、表格、图注中的参考文献。

仅在表格或图注中引用的参考文献应按照其在表格或图注中第一次出现的顺序被编号。期刊标题缩写应遵从 MEDLINE（www.ncbi.nlm.nih.gov/nlmcatalog/journals）所使用的风格。关于将参考文献引用在文章括号内还是在文字后进行编号，期刊的要求有所不同。作者应咨询期刊的具体要求。

ii. 样式与格式

参考文献应遵循 NLM 的《ICMJE 关于医学期刊学术作品的实施与报告、编辑与出版的建议：样本参考》[*NLM's International Committee of Medical Journal Editors（ICMJE）Recommendations for the Conduct, Reporting, Editing and Publication of Scholarly Work in Medical Journals: Sample References*, www.nlm.nih.gov/bsd/uniform_requirements.html]，NLM 的《医学文献的引用（第 2 版）》（www.ncbi.nlm.nih.gov/books/NBK7256/）也对相关内容有详细介绍。这些资源随着新媒体的发展而定期更新，目前包括对印刷文件、未出版资料、音频和视频媒体，以及 CD-ROM、DVD 或磁盘上的资料和互联网上的材料的指导。

h. 表

表格将信息简洁地提取并高效地展示出来，也可提供任何所需的细节和精确性的信息。将数据更多地以表格方式而非文本的形式呈现，可以缩短文章的长度。

根据期刊的要求准备表格。为避免错误，最好将表格直接导入至期刊的出版软件中。按照表格在文中第一次出现的顺序将表格连续编号，并给每个表格起一个标题。表格标题应该简单但能自我概括，包含的信息可以让读者了解表格的内容而不必回到文本中。确保每个表格都在文中引用过。

表的每栏都应有简短或缩略的标题。作者应在表注（而非标题）中注明解释性的内容。在表注中解释所有非标准缩写，并在需要时使用符号来解释信息。不同期刊的符号（英文字母或诸如 *、†、‡、§ 等符号）可能会不同，因此要确认每个期刊投稿须知中的一贯要求。确定变量的统计学测量方法，如均值的标准差和标准误。

如果使用来自其他已发布或未发布来源的数据，请获得许可并证实来源。

其他含有太多备份数据的表格可能不适合在纸质版期刊中出版，也许更适合电子版本的期刊，或者存在档案中，或者由作者直接提供给读者。应在文本中添加适当的声明，以告知读者此附加信息可用及从哪里获取这些信息。提交这些表格以供论文审议，以便它们可以被提供给同行评议者。

i. 图

文章中的数字插图应该以一种利于印刷版的形式进行投稿。大多数投稿系统中都有关于图片质量的详细说明及在稿件上传后的图片检查。对于印刷版的投稿论文，插图应该是通过专业绘制和拍照获取的，或者以照片质量的数字印刷形式提交。

对于 X 线片、CT 片或其他诊断性的影像学图片，以及大体病理学或组织学图片，应该以高分辨率的图片格式进行投稿。在许多科学文章中印迹被作为主要证据，所以编辑可能要求将印迹的原始图片放在期刊网站上。

尽管一些期刊要求重新绘制图片，但大多数期刊没有此规定。当图片在出版前被要求简化时，图片中的字母、数字和符号应始终清晰一致且足够大，以便图片在简化出版时仍可辨认。图片本身应该尽可能说明其要表达的意思，因为许多图片会直接以幻灯片的形式呈现。题目和详尽的解释应该出现在图注中，而不是出现在图片中。

显微照片应该有内在刻度标记。显微照片中使用的符号、箭头或字母应该与背景形成对比。同时应该解释显微照片中的内在刻度并说明显微照片中的染色方法。

图片应该按照其在文章中被引用的顺序连续编号。如果一幅图片已经发表过，需要确认原始图片的来源并获得版权所有者使用图片的书面许可。除了公共领域中的文件外，不论作者身份或出版商如何，在使用时都要获得许可。

在稿件中，插图的图注应该单独放在一页，图注应该用阿拉伯数字与插图一一对应。使用符号、箭头、数字或字母来标识插图的各个部分，在图注中清楚地标识和解释每一部分。

j. 计量单位

长度、高度、重量及体积的测量应以公制单位 [米（m）、千克（kg）或升（L）] 或十进制倍数进行报告。

如果期刊对计量单位没有特殊要求，温度的单位应该是摄氏度（℃），血压的单位应该是毫米汞柱（mmHg）。

不同期刊在报告血液学、临床生化指标和其他一些测量值时使用的单位不同。作者必须参阅特定期刊的"作者须知"，同时应用当地使用的计量单位和国际单位制（International System of Units，SI）单位来报告实验室检测结果。

编辑可能会要求作者添加替代单位或非 SI 单位，因为 SI 单位不是普遍使用的。药物浓度可以用 SI 或质量单位报告，适当的替代方案应该在括号内提供。

k. 缩写和符号

只使用标准缩写，因为使用非标准的缩写可能会让读者感到困惑。避免在稿件标题中使用缩写。除非缩写是一个标准的测量单位，否则在第一次使用缩写时应在后面的括号中写出全称。

B. 向期刊投稿

稿件中应该包含一封投稿信（cover letter）或一个完整的投稿文件列表，具体应该包括如下信息。

● 向编辑完整地陈述所有投稿内容和以前的相关报告，这些报告可能被认为是相同或非常类似工作的冗余发表。任何这样的工作应该在新论文中被特别提及和引用。提交的论文中应包括这些材料的副本，从而帮助编辑处理这种情况。另见III.D.2。

● 可能导致利益冲突的财务或其他关系的声明（如果这些信息没有被包含在稿件本身或作者文件中），另见II.B。

● 关于作者身份的声明。不使用作者贡献声明的期刊可能要求投稿信中包含一份声明，表明所有作者已经阅读并批准投稿，同时所有作者满足前述的作者身份的标准，并且每位作者都认为所有研究工作都是真实可信的。另见II.A。

● 负责与其他作者沟通有关修改和样稿最后校对事宜的作者的联系信息（若稿件本身未包含该信息）。

如果对已发表的研究有自己额外的关注点或者对其的一些纠错，可以通过写信的方式通知编辑（例如，经由所在单位或监管部门）。投稿信或投稿表应提供所有可能对编辑有帮助的附加信息，如稿件属于所投期刊的哪类稿件。如果稿件之前曾投给另一个期刊，先前期刊编辑和审稿人对稿件的意见及作者对审稿意见的回复对稿件的再次投递是很有帮助的。编辑鼓励作者提交这些意见，因为这样可以加速审稿过程、利于透明化及分析专业知识。

许多期刊会在投稿前提供一个清单以方便作者确定稿件中是否完全包括投稿所需文件。对于特定类型的研究，一些期刊要求作者填写清单（如用于报告随机对照试验的 CONSORT 清单）。作者在投稿前，应该仔细阅读期刊投稿须知，确定是否需要这样的清单。如果需要的话，在投稿文件中包含它们。

如果使用已经出版的插图，需要在投稿稿件中附上许可证明，并且报告该插图版权所有者允许出版或感谢版权所有者所做的贡献。

（译者：尹鹏，季秋南　审校：张家兴，张磊）

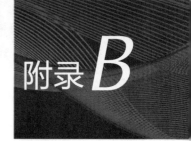

同行评议调查问卷

同行评议调查问卷 1

（请打印）

1. 对于您之前同行评议过的稿件，您最常给出的 3 条批评意见是什么？

1	
2	
3	

2. 在分析医学研究数据时，临床医生最常犯的 3 个错误是什么？

1	
2	
3	

稿件各部分存在问题的情况

请在相应的数字上画圈	1—引言	2—方法	3—结果	4—讨论
3. 稿件中缺陷最多的部分是？	1	2	3	4
4. 最常导致直接拒稿的部分是？	1	2	3	4
5. 通常太简短的部分是？	1	2	3	4
6. 通常太冗长的部分是？	1	2	3	4

7. 在导致直接拒稿的缺陷类型中，哪一种最常见？

请在数字上画圈

1—研究设计存在问题

2—研究结果的展示有问题

3—对研究发现的解释不当

4—研究主题的重要性

对结果的解释

8. 您在同行评议中遇到以下缺陷的频率是？

请在每一行相应的数字上画圈	从未遇到 0%	很少遇到 1%～25%	时常遇到 26%～75%	经常遇到 76%～99%	一直存在 100%
1—数据过于初步	0	1	2	3	4
2—数据存在不确定性	0	1	2	3	4
3—数据不支持结论	0	1	2	3	4
4—因果关系不足信	0	1	2	3	4
5—结果不具代表性	0	1	2	3	4
6—解释结果太偏倚	0	1	2	3	4
7—不熟悉过往研究	0	1	2	3	4
8—经济学结果被忽略或被过度诠释	0	1	2	3	4

9. 上述的 8 个问题中，最常引起直接拒稿的是？

□ 请写下相应问题的数字代号（1～8）。

研究的重要性

10. 您遇到以下缺陷的频率是？

请在每一行相应的数字上画圈	从未遇到 0%	很少遇到 1%～25%	时常遇到 26%～75%	经常遇到 76%～99%	一直存在 100%
1—结果非原创、可预测或无价值	0	1	2	3	4
2—该研究已经过时或不再相关	0	1	2	3	4
3—研究结果的意义和领域过于狭隘	0	1	2	3	4
4—研究对临床没有或几乎没有意义	0	1	2	3	4

11. 上述的 4 个问题中，最常引起直接拒稿的是？

□请写下相应问题的数字代号（1 ~ 4）。

研究结果的展示与表达

12. 您遇到以下缺陷的频率是？

请在每一行相应的数字上画圈	从未遇到 0%	很少遇到 1% ~ 25%	时常遇到 26% ~ 75%	经常遇到 76% ~ 99%	一直存在 100%
1—理论基础混乱或自相矛盾	0	1	2	3	4
2—忽视重要且相关的他人研究结果	0	1	2	3	4
3—对研究设计的阐述不够具体	0	1	2	3	4
4—数据展示不充分，解释不合理	0	1	2	3	4
5—关键数据缺失或被遗漏	0	1	2	3	4
6—写作水平太差，术语过多	0	1	2	3	4
7—言辞过激，且过度自我褒扬	0	1	2	3	4
8—枯燥乏味	0	1	2	3	4

13. 上述的 8 个问题中，最常引起直接拒稿的是？

□ 请写下相应问题的数字代号（1 ~ 8）。

14. 关于医学研究论文的写作与发表，您感觉哪些经验教训是最深刻的，或者是非常希望当初在医学院校的时候老师教过这些？

1	
2	
3	

研究设计

15. 在投稿的论文中，您遇到以下缺陷的频率是？

请在每一行相应的数字上画圈	从未遇到 0%	很少遇到 1%～25%	时常遇到 26%～75%	经常遇到 76%～99%	一直存在 100%
1—讨论不够充分	0	1	2	3	4
2—结论不能令人信服	0	1	2	3	4
3—陈述不好	0	1	2	3	4
4—方法不好	0	1	2	3	4
5—结果不全	0	1	2	3	4
6—原创性差	0	1	2	3	4
7—没有遵守期刊的格式和政策要求	0	1	2	3	4
8—统计学方法不当	0	1	2	3	4

16. 上述的 8 个问题中，最常引起直接拒稿的是？

□　请写下相应问题的数字代号（1～8）。

17. 就单个原因来说，最常引起直接拒稿的是？

18. 哪一种偏倚类型最常引起稿件被拒？

19. 您在投稿的文章中遇到以下缺陷的频率是？

请在每一行相应的数字上画圈	从未遇到 0%	很少遇到 1%～25%	时常遇到 26%～75%	经常遇到 76%～99%	一直存在 100%
1—变量的控制不足	0	1	2	3	4
2—研究方法有缺陷	0	1	2	3	4
3—研究设计有问题	0	1	2	3	4
4—问题或方法的表达缺乏概念化	0	1	2	3	4
5—统计学方法不合适	0	1	2	3	4
6—重复已有的研究	0	1	2	3	4
7—医学行为无监督	0	1	2	3	4
8—文献调研不充分	0	1	2	3	4
9—研究对象权益缺乏保护	0	1	2	3	4

20. 上述的 9 个问题中，最常引起直接拒稿的是？

□ 请写下相应问题的数字代号（1～9）。

21. 您认为自己是否具备了足够的统计学知识来对分配给您的同行评议医学论文稿件进行评价和判断？

0—否

1—是

22. 您最希望自己能够掌握的统计学技术有哪些？

1	
2	
3	

统计学

23. 在投稿的论文中，您遇到以下缺陷的频率是？

请在每一行相应的数字上画圈	从未遇到 0%	很少遇到 1%～25%	时常遇到 26%～75%	经常遇到 76%～99%	一直存在 100%
1—患者人群的相关信息不足	0	1	2	3	4
2—样本量不足	0	1	2	3	4
3—取样存在偏倚，对总体的代表性差	0	1	2	3	4
4—未考虑混杂因素	0	1	2	3	4
5—终点模糊，如"大为改善"，缺乏相应解释	0	1	2	3	4
6—偏离前提假设或改变研究目的	0	1	2	3	4
7—数据质量差（存在错误或不一致）	0	1	2	3	4

24. 上述的 7 个问题中，最常引起直接拒稿的是？

□ 请写下相应问题的数字代号（1～7）。

25. 在投稿的论文中，您遇到以下缺陷的频率是？

请在每一行相应的数字上画圈	从未遇到 0%	很少遇到 1%～25%	时常遇到 26%～75%	经常遇到 76%～99%	一直存在 100%
1—可能影响结果解释的变量数据缺项	0	1	2	3	4
2—调查应答率太低	0	1	2	3	4
3—失访率太高或长期研究的随访时间不足	0	1	2	3	4
4—数据遗失太多，存在质量控制问题	0	1	2	3	4

26. 上述的 4 个问题中，最常引起直接拒稿的是？

☐　请写下相应问题的数字代号（1～4）。

写作

27. 您遇到以下缺陷的频率是？

请在每一行相应的数字上画圈	从未遇到 0%	很少遇到 1%～25%	时常遇到 26%～75%	经常遇到 76%～99%	一直存在 100%
1—行文思路不清晰	0	1	2	3	4
2—连篇累牍的赘述	0	1	2	3	4
3—重复已述的内容	0	1	2	3	4
4—明显的用词错误	0	1	2	3	4
5—语法构句多谬误	0	1	2	3	4
6—过于抽象欠具体	0	1	2	3	4
7—简单概念复杂化	0	1	2	3	4
8—过分压缩或简略	0	1	2	3	4
9—多余的限定条件	0	1	2	3	4

28. 上述的 9 个关于写作的问题中，最常见的是？

☐　请写下相应问题的数字代号（1～9）。

29. 当您收到一篇同行评议的稿件时，最让您感到恼火的是？

| |
| |
| |

建议

30. 您对一篇好文章的定义是什么？

| |
| |
| |

31. 您想对准备向本期刊投稿的作者提什么建议？

| |
| |
| |

32. 您能给出一篇您心目中的完美论文吗？

| |

33. 您认为将来哪些统计学方法会变得更重要？

| |

34. 您认为这份同行评议问卷可以改进的地方有哪些？

| |

问卷到此结束。

感谢您的回复！

（译者：何纯青　审校：李曈曈）

同行评议调查问卷 2

1. 对于您之前同行评议过的稿件,您最常给出的 3 条批评意见是什么?

2. 在分析医学研究数据时,临床医生最常犯的 3 个错误是什么?

稿件各部分存在问题的情况

3. 稿件中缺陷最多的部分是?
   ○ 引言　　　　　　　○ 方法　　　　　　　○ 结果　　　　　　　○ 讨论

4. 最常导致直接拒稿的部分是?
   ○ 引言　　　　　　　○ 方法　　　　　　　○ 结果　　　　　　　○ 讨论

5. 通常太简短的部分是?
   ○ 引言　　　　　　　○ 方法　　　　　　　○ 结果　　　　　　　○ 讨论

6. 通常太冗长的部分是?
   ○ 引言　　　　　　　○ 方法　　　　　　　○ 结果　　　　　　　○ 讨论

7. 在导致直接拒稿的缺陷类型中,哪一种最常见?

   ○ 研究设计存在问题

   ○ 研究结果的展示有问题

   ○ 对研究发现的解释不当

   ○ 研究主题的重要性

对结果的解释

您在同行评议中遇到以下缺陷的频率是?

8.1. 数据过于初步

　　从未遇到　　　　　　时常遇到　　　　　　一直存在

(请根据频率在标尺上做标记)

8.2. 数据存在不确定性

　　从未遇到　　　　　　时常遇到　　　　　　一直存在

(请根据频率在标尺上做标记)

8.3. 数据不支持结论

　　从未遇到　　　　　　时常遇到　　　　　　一直存在

(请根据频率在标尺上做标记)

8.4. 因果关系不足信

从未遇到　　　　　　　　时常遇到　　　　　　　一直存在

（请根据频率在标尺上做标记）

8.5. 结果不具代表性

从未遇到　　　　　　　　时常遇到　　　　　　　一直存在

（请根据频率在标尺上做标记）

8.6. 解释结果太偏倚

从未遇到　　　　　　　　时常遇到　　　　　　　一直存在

（请根据频率在标尺上做标记）

8.7. 不熟悉过往研究

从未遇到　　　　　　　　时常遇到　　　　　　　一直存在

（请根据频率在标尺上做标记）

8.8. 经济学结果被忽略或被过度诠释

从未遇到　　　　　　　　时常遇到　　　　　　　一直存在

（请根据频率在标尺上做标记）

9. 上述的 8 个问题中，最常引起直接拒稿的是？

　　○ 数据过于初步

　　○ 数据存在不确定性

　　○ 数据不支持结论

　　○ 因果关系不足信

　　○ 结果不具代表性

　　○ 解释结果太偏倚

　　○ 不熟悉过往研究

　　○ 经济学结果被忽略或被过度诠释

研究的重要性

您遇到以下缺陷的频率是？

10.1. 结果非原创、可预测或无价值

从未遇到　　　　　　　　时常遇到　　　　　　　一直存在

（请根据频率在标尺上做标记）

10.2. 该研究已经过时或不再相关

从未遇到　　　　　　　　时常遇到　　　　　　　一直存在

(请根据频率在标尺上做标记)

10.3. 研究结果的意义和领域过于狭隘

从未遇到　　　　　　　　时常遇到　　　　　　　一直存在

(请根据频率在标尺上做标记)

10.4. 研究对临床没有或几乎没有意义

从未遇到　　　　　　　　时常遇到　　　　　　　一直存在

(请根据频率在标尺上做标记)

11. 上述的 4 个问题中，最常引起直接拒稿的是？

○ 结果非原创、可预测或无价值

○ 该研究已经过时或不再相关

○ 研究结果的意义和领域过于狭隘

○ 研究对临床没有或几乎没有意义

研究结果的展示与表达

您遇到以下缺陷的频率是？

12.1. 理论基础混乱或自相矛盾

从未遇到　　　　　　　　时常遇到　　　　　　　一直存在

(请根据频率在标尺上做标记)

12.2. 忽视重要且相关的他人研究结果

从未遇到　　　　　　　　时常遇到　　　　　　　一直存在

(请根据频率在标尺上做标记)

12.3. 对研究设计的阐述不够具体

从未遇到　　　　　　　　时常遇到　　　　　　　一直存在

(请根据频率在标尺上做标记)

12.4. 数据展示不充分，解释不合理

从未遇到　　　　　　　　时常遇到　　　　　　　一直存在

(请根据频率在标尺上做标记)

12.5. 关键数据被忽略或被遗漏

从未遇到　　　　　　　　时常遇到　　　　　　　一直存在

（请根据频率在标尺上做标记）

12.6. 写作水平太差，术语过多

从未遇到　　　　　　　　时常遇到　　　　　　　一直存在

（请根据频率在标尺上做标记）

12.7. 言辞过激，且过度自我褒扬

从未遇到　　　　　　　　时常遇到　　　　　　　一直存在

（请根据频率在标尺上做标记）

12.8. 枯燥乏味

从未遇到　　　　　　　　时常遇到　　　　　　　一直存在

（请根据频率在标尺上做标记）

13. 上述的 8 个问题中，最常引起直接拒稿的是？
    ○ 理论基础混乱或自相矛盾
    ○ 忽视重要且相关的他人研究结果
    ○ 对研究设计的阐述不够具体
    ○ 数据展示不充分，解释不合理
    ○ 关键数据被忽略或被遗漏
    ○ 写作水平太差，术语过多
    ○ 言辞过激，且过度自我褒扬
    ○ 枯燥乏味

14. 关于医学论文的写作与发表，您感觉哪些经验教训是最深刻的，或者是非常希望当初在医学院校的时候老师教过这些？

研究设计

您遇到以下缺陷的频率是？

15.1. 讨论不够充分

从未遇到　　　　　　　　时常遇到　　　　　　　一直存在

（请根据频率在标尺上做标记）

15.2. 结论不能令人信服

从未遇到　　　　　　　　　　时常遇到　　　　　　　一直存在

（请根据频率在标尺上做标记）

15.3. 陈述不好

从未遇到　　　　　　　　　　时常遇到　　　　　　　一直存在

（请根据频率在标尺上做标记）

15.4. 方法不好

从未遇到　　　　　　　　　　时常遇到　　　　　　　一直存在

（请根据频率在标尺上做标记）

15.5. 结果不全

从未遇到　　　　　　　　　　时常遇到　　　　　　　一直存在

（请根据频率在标尺上做标记）

15.6. 原创性差

从未遇到　　　　　　　　　　时常遇到　　　　　　　一直存在

（请根据频率在标尺上做标记）

15.7. 没有遵守期刊的格式和政策要求

从未遇到　　　　　　　　　　时常遇到　　　　　　　一直存在

（请根据频率在标尺上做标记）

15.8. 统计学方法不当

从未遇到　　　　　　　　　　时常遇到　　　　　　　一直存在

（请根据频率在标尺上做标记）

16. 上述的 8 个问题中，最常引起直接拒稿的是？

○ 讨论不够充分

○ 结论不令人信服

○ 陈述不好

○ 方法不好

○ 结果不全

○ 原创性差

○ 没有遵守期刊的格式和政策要求

○ 统计学方法不当

您在投稿的文章中遇到以下缺陷的频率是?

19.1. 变量的控制不足

从未遇到　　　　　　　时常遇到　　　　　　一直存在

（请根据频率在标尺上做标记）

19.2. 研究方法有缺陷

从未遇到　　　　　　　时常遇到　　　　　　一直存在

（请根据频率在标尺上做标记）

19.3. 研究设计有问题

从未遇到　　　　　　　时常遇到　　　　　　一直存在

（请根据频率在标尺上做标记）

19.4. 问题或方法的表达缺乏概念化

从未遇到　　　　　　　时常遇到　　　　　　一直存在

（请根据频率在标尺上做标记）

19.5. 统计学方法不合适

从未遇到　　　　　　　时常遇到　　　　　　一直存在

（请根据频率在标尺上做标记）

19.6. 重复已有的研究

从未遇到　　　　　　　时常遇到　　　　　　一直存在

（请根据频率在标尺上做标记）

19.7. 医学行为无监督

从未遇到　　　　　　　时常遇到　　　　　　一直存在

（请根据频率在标尺上做标记）

19.8. 文献调研不充分

从未遇到　　　　　　　时常遇到　　　　　　一直存在

（请根据频率在标尺上做标记）

19.9. 研究对象权益缺乏保护

从未遇到　　　　　　　时常遇到　　　　　　一直存在

（请根据频率在标尺上做标记）

20. 上述的 9 个问题中，最常引起直接拒稿的是？

    ○ 变量的控制不足

    ○ 研究方法有缺陷

    ○ 研究设计有问题

    ○ 问题或方法的表达缺乏概念化

    ○ 统计学方法不合适

    ○ 重复已有的研究

    ○ 医学行为无监督

    ○ 文献调研不充分

    ○ 研究对象权益缺乏保护

21. 您认为自己是否具备了足够的统计学知识来对分配给您的同行评议医学论文稿件进行评价和判断？

    ○ 是　　　　　○ 否

22. 您最希望自己能够掌握的统计学技术有哪些？

统计学

在投稿的论文中，您遇到以下缺陷的频率是？

23.1. 患者人群的相关信息不足

从未遇到　　　　　　　时常遇到　　　　　　一直存在

（请根据频率在标尺上做标记）

23.2. 样本量不足

从未遇到　　　　　　　时常遇到　　　　　　一直存在

（请根据频率在标尺上做标记）

23.3. 取样存在偏倚，对总体的代表性差

从未遇到　　　　　　　时常遇到　　　　　　一直存在

（请根据频率在标尺上做标记）

23.4. 未考虑混杂因素

从未遇到　　　　　　　时常遇到　　　　　　一直存在

（请根据频率在标尺上做标记）

23.5. 终点模糊，如"大为改善"，缺乏相应解释

从未遇到   时常遇到   一直存在

（请根据频率在标尺上做标记）

23.6. 偏离前提假设或改变研究目的

从未遇到   时常遇到   一直存在

（请根据频率在标尺上做标记）

23.7. 数据质量差（存在错误或不一致）

从未遇到   时常遇到   一直存在

（请根据频率在标尺上做标记）

24. 上述的 7 个问题中，最常引起直接拒稿的是？

    ○ 患者人群的相关信息不足

    ○ 样本量不足

    ○ 取样存在偏倚，对总体的代表性差

    ○ 未考虑混杂因素

    ○ 终点模糊，如"大为改善"，缺乏相应解释

    ○ 偏离前提假设或改变研究目的

    ○ 数据质量差（存在错误或不一致）

在投稿的论文中，您遇到以下缺陷的频率是？

25.1. 可能影响结果解释的变量数据缺项

从未遇到   时常遇到   一直存在

（请根据频率在标尺上做标记）

25.2. 调查应答率太低

从未遇到   时常遇到   一直存在

（请根据频率在标尺上做标记）

25.3. 失访率太高或长期研究的随访时间不足

从未遇到   时常遇到   一直存在

（请根据频率在标尺上做标记）

25.4. 数据遗失太多，存在质量控制问题

从未遇到　　　　　　　　　时常遇到　　　　　　　　　一直存在

（请根据频率在标尺上做标记）

26. 上述的 4 个问题中，最常引起直接拒稿的是？

　○ 可能影响结果解释的变量数据缺项

　○ 调查应答率太低

　○ 失访率太高或长期研究的随访时间不足

　○ 数据遗失太多，存在质量控制问题

写作

您遇到以下缺陷的频率是?

27.1. 行文思路不清晰

从未遇到　　　　　　　　　时常遇到　　　　　　　　　一直存在

（请根据频率在标尺上做标记）

27.2. 连篇累牍的赘述

从未遇到　　　　　　　　　时常遇到　　　　　　　　　一直存在

（请根据频率在标尺上做标记）

27.3. 重复已述的内容

从未遇到　　　　　　　　　时常遇到　　　　　　　　　一直存在

（请根据频率在标尺上做标记）

27.4. 明显的用词错误

从未遇到　　　　　　　　　时常遇到　　　　　　　　　一直存在

（请根据频率在标尺上做标记）

27.5. 语法构句多谬误

从未遇到　　　　　　　　　时常遇到　　　　　　　　　一直存在

（请根据频率在标尺上做标记）

27.6. 过于抽象欠具体

从未遇到　　　　　　　　　时常遇到　　　　　　　　　一直存在

（请根据频率在标尺上做标记）

27.7. 简单概念复杂化

从未遇到   时常遇到   一直存在

（请根据频率在标尺上做标记）

27.8. 过分压缩或简略

从未遇到   时常遇到   一直存在

（请根据频率在标尺上做标记）

27.9. 多余的限定条件

从未遇到   时常遇到   一直存在

（请根据频率在标尺上做标记）

28. 上述的 9 个关于写作的问题中，最常见的是？
- ○ 行文思路不清晰
- ○ 连篇累牍的赘述
- ○ 重复已述的内容
- ○ 明显的用词错误
- ○ 语法构句多谬误
- ○ 过于抽象欠具体
- ○ 简单概念复杂化
- ○ 过分压缩或简略
- ○ 多余的限定条件

29. 当您收到一篇同行评议的稿件时，最让您感到恼火的是？

30. 您对一篇好文章的定义是什么？

31. 您想对准备向本期刊投稿的作者提什么建议？

32. 您能给出一篇您心目中的完美论文吗？

33. 您认为将来哪些统计学方法会变得更重要？

34. 您属于下列哪一组？
- ○ 诺贝尔奖获得者

○ 医学期刊编辑

○ JAMA 审稿人

○ 其他

35. "其他"具体是指：_____

36. 意见与建议：

_____

_____

_____

（感谢您的回复！）

（译者：何纯青　审校：李瞳瞳，王颖）

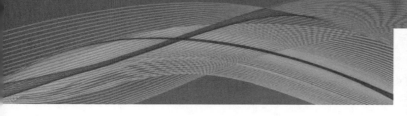

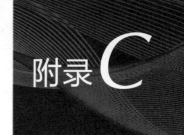

样本数据收集表格

纽约医学院创伤和急救照护研究所（Institute for Trauma and Emergency Care）
ITEC 创伤系统研究

1.（姓氏）	2.（名字）
3.（医疗记录号）	4. 年龄
5. 出生日期	6. 病案号
7. 性别　1 □ 男　2 □ 女	8. 入院日期
9. 街道	10. 城市
11. 州	12. 邮编

13. 患者入院
　　1 □ 从现场来院　2 □ 从外院转入
　　3 □ 其他

15. 保险类型
　　1 □ 无过错
　　2 □ 工作者的补偿
　　3 □ 医疗补助
　　4 □ 医疗保险
　　5 □ 银行支票 / 不记名股票
　　6 □ 主要的医疗
　　7 □ 自我的
　　9 □ 其他的
　　0 □ 没有

14. 转自医院

16. 种族
　　1 □ 白种人　2 □ 黑种人　3 □ 西班牙裔
　　4 □ 亚裔　　9 □ 其他

17. 创伤发生地点
　　1 □ 住所　2 □ 旅行地　3 □ 工作地
　　4 □ 学校　9 □ 其他

18. 创伤发生的具体日期

19. 创伤发生在周几？
　　周一　周二　周三　周四　周五　周六　周日
　　 1　　 2　　 3　　 4　　 5　　 6　　 7

续表

20. 创伤的原因	21. 入院方式
1 □ 机动车（MVA）（驾驶员）	1 □ 个体急救车
2 □ 机动车（MVA）（乘客）	2 □ 志愿急救车
3 □ 摩托车	3 □ 公共急救车
4 □ 全地形车（ATV），3 轮或 4 轮运载工具	4 □ 警察
5 □ 机动脚踏两用车	5 □ 直升机
6 □ 自行车	6 □ 火警消防车
7 □ 飞机	7 □ 自己
8 □ 机动车撞行人	9 □ 其他

20. 创伤的原因

1 □ 机动车（MVA）（驾驶员）
2 □ 机动车（MVA）（乘客）
3 □ 摩托车
4 □ 全地形车（ATV），3 轮或 4 轮运载工具
5 □ 机动脚踏两用车
6 □ 自行车
7 □ 飞机
8 □ 机动车撞行人
9 □ 枪弹伤
10 □ 霰弹枪伤
11 □ 刺伤
12 □ 跌落伤
13 □ 机械伤
14 □ 运动伤
15 □ 划船伤
16 □ 袭击伤
17 □ 动物咬伤
18 □ 人咬伤
19 □ 其他

24. 自杀未遂？
1 □ 否　2 □ 是　3 □ 有嫌疑的

21. 入院方式
1 □ 个体急救车
2 □ 志愿急救车
3 □ 公共急救车
4 □ 警察
5 □ 直升机
6 □ 火警消防车
7 □ 自己
9 □ 其他

22. 照护等级
1 □ 基础生命支持　2 □ 加强生命支持
3 □ 加强及基础生命支持
4 □ 非专业护理　9 □ 其他　0 □ 无

23. 提供的治疗
1 □ 静脉输液 ⬚ ml　2 □ 支具
3 □ 未充气的支具　4 □ 气管插管
5 □ 固定　　　　　6 □ 心肺复苏
9 □ 其他　　　　　0 □ 无

25. 若是机动车事故，患者系安全带了吗？
若是摩托车事故，患者戴头盔了吗？
1 □ 否　　2 □ 是

26. 患者有酗酒或药物滥用史吗？
1 □ 否　　2 □ 是

在受伤时，患者是否受到药物或酒精的影响？
1 □ 否　　2 □ 是　　3 □ 有嫌疑的

血液中酒精浓度 ⬚　　□ 毒物筛查　1 □ 呈阳性　2 □ 呈阴性　3 □ 无

续表

创伤发生的地点		
27. 街道	28. 城市	29. 州
30. 十字路	31. 区（县）	32. 邮编

33. 实际抢救时间	34. 经过的时间
a. 受伤时间	a. 反应时间
b. 接到电话时间	b. 在事故现场的时间
c. 派遣救援时间	c. 转运时间
d. 到达现场时间	d. 在急诊室的时间
e. 离开现场时间	e. 从受伤至到达手术室的时间
f. 到达急诊室时间	f. 从受伤至到达第一急诊室的时间
g. 分诊时间	g. 从受伤至到达第二急诊室的时间
h. 离开急诊室时间	h. 从接到电话至到达手术室的时间
i. 到达第二急诊室时间	i. 从接到电话至到达第一急诊室的时间
j. 到达手术室时间	
k. 到达病房楼层时间	j. 从接到电话至到达第二急诊室的时间

35. 创伤评分	现场	院前最差状态	第一急诊室	状态最差的 1 小时	转运期间	第二急诊室
脉率						
收缩压						
每分钟呼吸次数						
睁眼						
语言反应						
运动反应						
格拉斯哥评分						

初诊医院	
36. 患者入院	37. 输血单位
1 □头部 CAT 扫描	最初的 24 小时内
2 □腹部 CAT 扫描	
3 □ Swan-Ganz 导管	最初的 48 小时内
4 □腹部穿刺放液	
5 □血管造影	住院期间
6 □磁共振成像	
7 □气管插管	

38. 转运前：转运前所在医院的流程	ICD-9
1	
2	
3	
4	
5	
6	

续表

转入医院		
39. 患者入院 　　1 □ 头部 CAT 扫描 　　2 □ 腹部 CAT 扫描 　　3 □ Swan-Ganz 导管 　　4 □ 腹部穿刺放液 　　5 □ 血管造影 　　6 □ 磁共振成像 　　7 □ 气管插管	40. 输血单位 　　最初的 24 小时内 　　最初的 48 小时内 　　住院期间	

41. 在医院进行的操作或治疗		ICD-9
1		
2		
3		
4		
5		
6		
7		
8		

42. 并发症		第几天	描述	ICD-9
□ 0—无 □ 1—肺部	1			
□ 2—心血管系统 □ 3—血液系统	2			
□ 4—肾 □ 5—肝	3			
□ 6—感染 / 败血症 □ 7—出血	4			
□ 8—神经系统 □ 9—其他	5			
43. 总并发症数量		44. ICU 停留天数		

出院信息			
45. 最终诊断		ICD-9	自动信息检索 （AIS）/ 代码
（1）			
（2）			
（3）			
（4）			
（5）			

续表

（6）			
（7）			
（8）			
（9）			
（10）			

46. 创伤的外部原因（ICD-9E 编码）

47. 出院日期 □□□	48. 处理地点 □
49. 住院天数 □□	□ 1—住所
	□ 2—康复机构
	□ 3—其他医院
50. 损伤严重程度评分（ISS）□	□ 4—太平间

51.	诊断相关分组

诊断相关组代码 □　诊断相关组允许住院天数 □　患者是不符合诊断相关组者

1 □否　2 □是

52. 出院时失能程度

死亡信息

53. 死亡日期 □□□	54. 死亡时间 □
55. 创伤到死亡的间隔小时数 □□	56. 尸解否？ 1 □否 2 □是

57. 患者的死亡地点

　　1 □现场　　　2 □转运途中　3 □急诊室　4 □医院病房

　　5 □重症监护室　6 □手术室　　7 □恢复室　9 □其他 □

58. 患者捐献器官了吗？　　　　　1 □否　　　2 □是

59. 如果是，列出其捐献的器官：

死因

60. 第一死因

61. 第二死因

62. 第三死因

63. 第四死因

64. 审核（编码）□□

65. 注解：

经纽约医学院创伤和急救照护研究所许可转载。

（译者：李怀东　审校：龙安华，王颖）

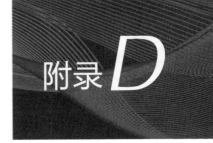

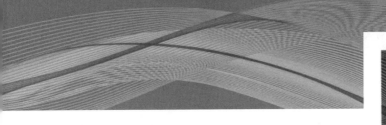

《世界医学会赫尔辛基宣言——医学研究中关于人体试验的伦理原则》（以下简称《赫尔辛基宣言》）

1964 年 6 月在芬兰赫尔辛基举办的第 18 届世界医学会（World Medical Association，WMA）会员大会采用该伦理原则，该原则在其后的多届大会上被修订，这些会议包括：

1975 年 10 月在日本东京举办的第 29 届 WMA 会员大会；

1983 年 10 月在意大利威尼斯举办的第 35 届 WMA 会员大会；

1989 年 9 月在中国香港举办的第 41 届 WMA 会员大会；

1996 年 10 月在南非共和国西萨默赛特举办的第 48 届 WMA 会员大会；

2000 年 10 月在苏格兰爱丁堡举办的第 52 届 WMA 会员大会；

2002 年 10 月在美国华盛顿特区举办的第 53 届 WMA 会员大会（增加了解释的注释）；

2004 年 10 月在日本东京举办的第 55 届 WMA 会员大会（增加了解释的注释）；

2008 年 10 月在韩国首尔举办的第 59 届 WMA 会员大会；

2013 年 10 月在巴西福塔雷萨举办的第 64 届 WMA 会员大会。

序言

（1）WMA 制定的《赫尔辛基宣言》是对医学研究中涉及的人体试验（包括研究中涉及的已确认的人体材料和数据等内容）做出的伦理原则声明。

这个宣言应作为一个整体来阅读，其每一个组成段落应和其他所有相关段落一起考虑。

（2）与 WMA 的要求一致，该宣言主要针对医生。WMA 也鼓励其他参与医学研究中人体试验中的人采纳这些原则。

一般原则

（3）WMA 的《日内瓦宣言》用下面的话约束医生："患者的健康将是我首要考虑的内容。"而《国际医学伦理守则》宣称："医生提供医疗护理时应从患者的最佳利益出发。"

（4）医生的职责是促进和维护患者（包括那些参加医学研究的人）的健康、福祉和权利。医生的知识和良心致力于履行这项职责。

（5）医学进步的基础是研究，最终必然包括涉及人体试验的研究。

（6）涉及人体试验的医学研究的主要目的是了解疾病的起因、发展和影响，并改进预防、诊断和治疗干预措施（方法、程序和治疗）。即使是最有效的干预措施，也必须通过研究来不断评估其安全性、有效性、效率、可及性和质量。

（7）医学研究必须遵循伦理标准，以促进和确保所有人体试验受试者得到应有的尊重、他们的健康和权利得到保护。

（8）医学研究的主要目的是获得新的知识，但这个目标绝不能凌驾于受试者个体的权利和利益之上。

（9）参与医学研究的医生有责任保护生命、健康、尊严、完整性、自决的权利、隐私以及研究受试者个人信息的保密性。保护研究受试者的责任必须始终属于医生或其他卫生保健专业人员，从不属于研究受试者，即使受试者同意。

（10）医生必须考虑其自己的国家中涉及人体试验受试者的伦理、法律、监管规范和标准，以及适用的国际规范和标准。任何国家或国际的伦理、法律或监管要求都不应减少或排除本宣言所阐明的所有保护研究受试者的规定。

（11）医学研究应在尽可能减少环境损害的情况下进行。

（12）涉及人体试验受试者的医学研究必须由经过适当伦理和科学培训且具有资质的人员来开展。针对患者或健康志愿者的研究需要由能胜任并具备资质的医生或卫生保健专业人员来监管。

（13）应为那些在医学研究中没有被充分代表的群体提供合适的机会，使他们能够参与到研究之中。

（14）从事医学研究的临床医生应该让患者仅仅在以下情况下参与医学研究：证明医学研究有潜在的预防、诊断或治疗价值，或医生有充分的理由相信参与医学研究不会对患者的健康产生负面影响。

（15）必须确保因参与医学研究而受到伤害的受试者得到适当的补偿和治疗。

风险、负担和福利

（16）在医疗实践和医学研究中，大多数医疗干预都涉及风险和经济负担。

只有当研究目的的重要性超过了研究受试者的风险和负担时，涉及人体试验受试者的医学研究才可开展。

（17）对于所有涉及人体试验受试者的医学研究，必须提前仔细评估该研究对个人和群体造成的可预见的风险和负担，并将其与该研究对患者、其他个体或群体带来的可预见性的收益相比较。

必须采取措施使风险降至最低。研究者必须对风险进行持续监测、评估和记录。

（18）只有在确认研究相关风险已经被充分评估，并能得到令人满意的管理时，医生才可以开展涉及人体试验受试者的研究。

当发现研究相关风险大于其潜在收益，或已有决定性的证据证明研究已获得明确的结果时，医生必须评估是否继续、修改或立即停止这项医学研究。

弱势群体和个人

（19）某些群体和个人特别脆弱，他们可能更容易受到胁迫或者额外的伤害。

所有弱势群体和个人都应该受到特别的保护。

（20）仅当医学研究是出于弱势群体的健康需要或卫生工作需要，并且该研究无法在非弱势群体中开展时，那么这个对弱势群体的医学研究才是正当的。此外，这个群体应该因该医学研究所获得的知识或者相关实践或医疗干预而获益。

科学要求和研究方案

（21）涉及人体试验的医学研究必须符合公认的科学原则，并基于对科学文献、信息的其他相关来源、能够胜任的实验室以及同样适宜的动物实验的全面了解，还应尊重实验动物的福利。

（22）每一项涉及人体试验的研究，其设计和操作都必须在研究方案中有明确的描述和论证。

该研究方案应包括一份有关伦理学问题的声明，并表明本宣言的原则是如何得到体现的。研究方案应包括关于经费来源、申办者、研究机构、潜在的利益冲突、对受试者的激励措施等信息，以及关于如何处理和（或）补偿受试者由于参与该研究而遭受伤害的条款等信息。

对临床试验，研究方案还必须描述在试验之后合适安排的条款。

研究伦理委员会

（23）在研究开始前，研究方案必须被提交至相关研究伦理委员会进行审议、评价、指导和批准。该委员会的运作必须透明，必须独立于研究人员、申办者和任何其他不当的影响，并且必须有正式资质。它必须考虑到该国或一些国家在研究中需要遵守的法律和法规，以及适用的国际规范和标准，但这些规范和标准绝不允许减少或排除本宣言中阐明的保护研究受试者的任何规定。

该委员会有权监督正在进行的研究。研究人员必须向委员会提供监测信息，特别是关于任何严重不良事件的信息。未经委员会的审议和批准，不得对研究方案做出任何修改。在研究结束后，研究人员必须向委员会提交结题报告，包括研究结果和结论。

隐私和保密

（24）必须采取一切预防措施，以保护研究受试者的隐私并对个人信息保密。

知情同意

（25）个人以受试者身份参与医学研究必须出于自愿。虽然咨询家庭成员或社区负责人可能是合适的，但是，除非有能力签署知情同意书的个人自己同意，否则他（她）不可能被招募进入研究项目。

（26）在医学研究中，涉及人体试验的受试者应签署知情同意书。每位潜在的受试者必须被充分告知研究的目的、方法、经费来源、任何可能的利益冲突、研究者所属的机构、研究试验的预期收益和可能风险、研究试验可能引起的不适，以及研究后的规定和研究试验中任何其他相关的方面。必须告知潜在受试者有权利拒绝参加试验，或任何时间撤回同意参加研究的知情同意书而无须承担赔偿责任。应特别注意个别潜在受试者的特殊信息需求，以及向其提供信息的方式。

在确保潜在受试者已经理解了这些信息之后，医生或其他具备资质的人必须要取得潜在受试者自由签署的知情同意书，最好是取得书面同意。如果不能以书面形式表达同意，那么非书面形式的同意必须被正式记录并由证人见证。

所有的医学研究受试者都应该被告知研究的总体结果和结论

（27）在征得参加研究试验的受试者的知情同意时，如果潜在受试者与医生有依赖关系或可能被迫同意，那么医生必须特别谨慎。在这种情况下，必须由一位完全独立于这种关系的具备资质的个人来征求潜在受试者的知情同意。

（28）对于无法签署知情同意书的潜在受试者，医生必须从合法授权的代表那里征求知情同意。这些受试者不应被招募进入对其无任何可能获益的研究，除非研究旨在促进潜在受试者所代表的群体的健康，且这项研究仅仅承担最小的风险和负担，否则这项研究不能代替能够签署知情同意的人们。

（29）当被认为不能签署知情同意书的潜在受试者决定同意参加研究时，医生必须征求其同意及其合法授权的代表的同意。潜在受试者不同意参加研究时，其也应该受到尊重。

（30）当研究涉及躯体上或精神上不能签署知情同意书的受试者（如无意识的患者），或不能够签署知情同意书的躯体或精神疾病是研究亚组的一个必需特征时，医生必须征求合法授权的代表的知情同意。如果没有可用的这种代表，且如果研究不能推迟，而研究方案中已经说明受试者因某种疾病不能签署知情同意书，且研究伦理委员会已经批准了这项研究等特殊原因，那么试验可以进行。研究中必须签署的知情同意书应尽可能来自受试者或者合法授权的代表。

（31）医生必须充分告知患者试验相关的治疗内容。若患者拒绝参加研究或患者决定退出这项研究，这绝不能妨碍医生与患者之间的关系。

（32）对于使用可识别的人体材料或数据进行的医学研究（如针对生物银行或类似储存库中的材料或数据进行的研究），医生必须为其收集、储存和（或）再利用征求知情同意。研究试验中可能有特殊情况，导致签署知情同意书是不可能或不可行的。在这种情况下，研究只能在研究伦理委员会审议和批准之后进行。

安慰剂的使用

（33）新的干预措施的收益、风险、负担和有效性必须与最有效的干预措施相对照，但以下情况除外。①在没有已被证实的干预措施的情况下，使用安慰剂或无干预治疗是可以接受的。②在通过令人信服的、科学合理的方法学推断使用任何干预措施的效果都不如最有效的干预措施的情况下，使用安慰剂；或在不需要进行干预以确定一种干预的有效性或安全性，以及患者接受任何干预都不如最有效的干预的情况下，使用安慰剂；或由于没有接受最有效的干预，采用其他任何干预将导致严重或不可逆伤害的额外风险的情况下，使用安慰剂。

必须特别注意避免滥用这种选择权。

试验后规定

（34）在临床试验开始前，申办方、研究人员和主办国政府应制定试验后规定，以照顾所有参与试验且仍需要获得在试验中确定有益的干预措施的受试者。在签署知情同意书的过程中，还必须将这些信息告知参与试验的受试者。

研究的注册、出版和结果发布

（35）在招募第一例受试者进入试验之前，所有涉及人体试验的研究都必须在可以公开访问的数据库中注册。

（36）对于研究结果的出版和发表，所有研究人员、作者、申办者、编辑和出版者都负有伦理职责。研究人员有责任公开他们的人体试验的研究结果，并对研究报告的完整性和准确性负责。各方应遵守公认的伦理报告指南。阴性的、不确定的结果和阳性的结果都必须公布或以其他方式公开。出版物中必须公开声明经费来源、研究机构和利益冲突。不符合本宣言原则的研究报告不应被接收和出版。

临床实践中未经证实的干预措施

（37）对个别患者的治疗，当不存在被证实有效的干预措施或其他已知的干预措施无效时，医生在征求专家的建议及在患者或合法授权的代表签署知情同意书后，可以使用一种未经证实的干预措施——如果医生判断这种干预措施能提供拯救生命、恢复健康或减轻痛苦的希望。这种干预措施应该随后被作为研究对象，旨在评估其安全性和有效性。在任何情况下，新的信息都必须被记录，并在适当的时候被公开发表。

（译者：李怀东　审校：龙安华，王颖）

多作者合作的多中心、前瞻性随机试验的颂歌

所有的病例都已完成，研究结束了。

数据输入不慎丢失，最终又恢复。

研究结果鼓舞人心，

P 值（双侧检验）等于 0.0493。

咦，研究发现，疾病的严重程度

与痊愈的可能性成反比?!

当这篇论文的初稿刚刚开始，

想要成为作者的人们接踵而至。

争夺作者排名的永恒位置——

为了谁将是第一、第二、第三和"等等"

出现在将来的所有文献引用中。

每个中心有多个上司，每个上司手下有数个实验员，

实验员中有技术人员和护士。

这份名单变得越来越长，

新作者似乎加入了这场争论。

每个人都为自己在文章中的位置而愤怒，

仅仅作为"参与者"将是一种耻辱。

因为附录上堆满了许多其他内容，

除了配偶和母亲外，没有人注意附录。

如果"发表或消亡"是学术发展的途径，

那么错过了报头几乎等于研究消亡。

随着作者的数量持续增多，

作者人数超过研究病例数的两倍。

当课题负责人将备忘录发送到公司总部时，

这些实验员和护士正忙着整理着试验医嘱。

他们登记患者并每周随访，

记录患者的病史，保持病案簿整齐。

一些上司来自两个或三个注册中心，

如果他们的名字不在作者名单上，他们会威胁"违反规则"。

但那些工作到深夜的年轻人和助手们，

在试验结束时只被简单地"致谢"或全部悄然离开。

这些上司对颤抖的实验员大声说"冷静！"，

并保证"你在重复发表的部分会占有一席之地"。

当论文完成并被送审时，

有六位作者竟不知道研究已经完成。

哦，工作如此辛苦，争吵如此苦涩，

为了出版的荣耀和收获光环。

想象半年或更长时间里发生的争吵，

而编辑回复："请把研究写成信件。"

　　作者的顺序不一定与具体的贡献有关，而是由其与第一作者的交情来决定。然而，所有作者都对这首颂歌做出了重大贡献。作者感谢西奥多·吉塞尔（Theodore Geisel）。这封信最初是作为一篇文章提交给《柳叶刀》的。

作者及其单位：

Howard W. Horowitz,[a] Nicholas H. Fiebach,[b] Stuart M. Levitz,[c] Jo Seibel,[d] Edwin H. Small,[c] Edward E. Telzak,[e] Gary P. Wormser,[a] Robert B. Nadelman,[a] Marisa Montecalvo,[a] John Nowakowski,[a] and John Raffali[a]

[a] Departments of Medicine, New York Medical College, Valhalla, NY.

[b] Yale University School of Medicine, New Haven, CT.

[c] Boston University School of Medicine, Boston, MA.

[d] MetroWest Medical Center, Framingham, MA.

[e] Albert Einstein School of Medicine, Bronx, NY.

　　以上内容最初发表在《柳叶刀》上（1996 年第 348 期第 1746 页）

（译者：李怀东　审校：龙安华）

Abby M, Massey MD, Galandiuk S, et al. Peer review is an effective screening process to evaluate medical manuscripts. *JAMA*. 1994;272(2):105–107.

Albert T. *Winning the Publications Game: How to Write a Scientific Paper without Neglecting Your Patients*. 3rd ed. Boca Raton, FL: CRC Press; 2011.

Alpha-Tocopherol, Beta Carotene Cancer Prevention Study Group. The effect of vitamin E and beta carotene on the incidence of lung cancer and other cancers in male smokers. *N Engl J Med*. 1994;330(15):1029–1035.

Altman DG. *Practical Statistics for Medical Research*. London, United Kingdom: Chapman & Hall; 1991.

Altman DG. The scandal of poor medical research. *BMJ*. 1994;308:283–284.

Altman DG, Goodman SN, Schroter S. How statistical expertise is used in medical research. *JAMA*. 2002;287 (21):2817–2820.

Altman DG, Goodman SN. Transfer of technology from statistical journals to the biomedical literature: past trends and future predictions. *JAMA*. 1994;272(2):129–132.

Altman DG, Machin D, Bryant T, et al. *Statistics with Confidence: Confidence Intervals and Statistical Guidelines*. London, United Kingdom: British Medical Journal; 2000.

The American Heritage Dictionary of the English Language. 5th ed. Boston, MA: Houghton Mifflin Harcourt; 2012.

American Medical Association. *AMA Manual of Style: A Guide for Authors and Editors*. 10th ed. New York, NY: Oxford University Press; 2007.

American Psychological Association. *Publication Manual of the American Psychological Association*. 6th ed. Washington, DC: American Psychological Association; 2010.

American Psychological Association. Summary report of journal operations, 1995. *American Psychologists*. 1996;51:876–877.

Andersen B. *Methodological Errors in Medical Research: An Incomplete Catalogue*. Oxford, United Kingdom: Blackwell Scientific Publications; 1990.

Armitage P, Berry G, Matthews JNS. *Statistical Methods in Medical Research*. 4th ed. Oxford, United Kingdom: Wiley-Blackwell; 2001.

Armitage P, Colton T, eds. *Encyclopedia of Biostatistics: 8-Volume Set*. 2nd ed. New York, NY: Wiley; 2005.

Austin PC. An introduction to propensity score methods for reducing the effects of confounding in observational studies. *Multivariate Behav Res*. 2011;46(3):399–424.

Babbie ER. *The Practice of Social Research*. 14th ed. Boston, MA: Cengage Learning; 2015.

Bailar JC III, Hoaglin DC, eds. *Medical Uses of Statistics*. 3rd ed. Hoboken, NJ: Wiley; 2009.

Baker SS. *Writing Nonfiction that Sells*. Cincinnati, OH: Writer's Digest Books; 1986.

Barnett AG, van der Pols JC, Dobson AJ. Regression to the mean: what it is and how to deal with it. *Int J Epidemiol*. 2005;34(1):215–220.

Barnum BS. *Writing and Getting Published: A Primer for Nurses*. New York, NY: Springer; 1995.

Bartko JJ. Rationale for reporting standard deviations rather than standard errors of the mean. *Am J Psychiatry*. 1985;142(9):1060.

Berry DA. Comment: ethics and ECMO. *Stat Sci*. 1989;4(4):306–310.

Bertin J. *Graphics and Graphic Information Processing*. Berg WJ, Scott P, trans. Boston, MA: Walter De Gruyter Inc; 1981.

Bertin J. *Semiology of Graphics: Diagrams, Networks, Maps*. Redlands, CA: Esri Press; 2010.

Berwick DM. Quality of health care. Part 5: payment by capitation and the quality of care. *N Engl J Med*. 1996; 335(16):1227–1231.

Bland JM, Altman DG. Statistical methods for assessing agreement between two methods of clinical measurement. *Lancet*. 1986;1(8476):307–310.

Blumenthal D. Part 1: quality of care—what is it? *N Engl J Med.* 1996;335(12):891–894.

Blumenthal D. Quality of health care. Part 4: the origins of the quality-of-care debate. *N Engl J Med.* 1996;335 (15):1146–1149.

Blumenthal D, Epstein AM. Quality of health care. Part 6: the role of physicians in the future of quality management. *N Engl J Med.* 1996;335(17):1328–1331.

Brallier JM. *Medical Wit and Wisdom: The Best Medical Quotations from Hippocrates to Groucho Marx.* Philadelphia, PA: Running Press; 1993.

Breslow NE, Day NE. *Statistical Methods in Cancer Research. Volume 1—The Analysis of Case-Control Studies.* Lyon, France: International Agency for Research on Cancer; 1980. IARC Scientific Publications No. 32.

Breslow NE, Day NE. *Statistical Methods in Cancer Research. Volume 2—The Design and Analysis of Cohort Studies.* Lyon, France: International Agency for Research in Cancer; 1987. IARC Scientific Publications No. 82.

Briscoe MH. *Preparing Scientific Illustrations: A Guide to Better Posters, Presentations, and Publications.* 2nd ed. New York, NY: Springer-Verlag; 2013.

Brook RH, McGlynn EA, Cleary PD. Quality of health care. Part 2: measuring quality of care. *N Engl J Med.* 1996;335(13):966–970.

Browner WS. *Publishing and Presenting Clinical Research.* 3rd ed. Philadelphia, PA: Wolters Kluwer; 2012.

Bulpitt CJ. *Randomised Controlled Clinical Trials.* 2nd ed. New York, NY: Springer; 2013.

Burgess S, Thompson SG. *Mendelian Randomization: Methods for Using Genetic Variants in Causal Estimation.* Boca Raton, FL: Chapman & Hall/CRC; 2015.

Byrne DW. Common reasons for rejecting manuscripts at medical journals: a survey of editors and peer reviewers. *Science Editor.* 2000;23(2):39–44.

Byrne DW, Biaggioni I, Bernard GR, et al. Clinical and translational research studios: a multidisciplinary internal support program. *Acad Med.* 2012;87(8):1052–1059.

Byrne DW, Goetzel RZ, McGown PW, et al. Seven-year trends in employee health habits from a comprehensive workplace health promotion program at Vanderbilt University. *J Occup Environ Med.* 2011;53(12):1372–1381.

Calvert M, Blazeby J, Altman DG, et al. Reporting of patient-reported outcomes in randomized trials: the CONSORT PRO extension. *JAMA.* 2013;309(8):814–822.

Chassin MR. Quality of health care. Part 3: improving the quality of care. *N Engl J Med.* 1996;335(14):1060–1063.

Chicago Manual of Style. 16th ed. Chicago, IL: University of Chicago Press; 2010.

Clark S. *Taming the Marketing Jungle: Marketing When Your Creativity Is High and Your Budget Is Low.* Seattle, WA: Hara; 1994.

Collett D. *Modelling Survival Data in Medical Research.* 3rd ed. Boca Raton, FL: Chapman & Hall/CRC; 2014.

Colton T. The 'power' of sound statistics. *JAMA.* 1990;263(2):281.

Conover WJ. Some reasons for not using the Yates continuity correction on 2×2 contingency tables. *J Am Stat Assoc.* 1974;69:374–376.

Council of Science Editors. *Scientific Style and Format: The CSE Manual for Authors, Editors, and Publishers.* 8th ed. New York, NY: Cambridge University Press; 2014.

Cox DR. Regression models and life-tables. *J R Stat Soc B.* 1972;34:187–220.

Crichton M. Sounding board: medical obfuscation: structure and function. *N Engl J Med.* 1975;293:1257–1259.

Daintith J, Isaacs A, eds. *Medical Quotes: A Thematic Dictionary.* Oxford, United Kingdom: Market House Books; 1989.

Dawson B, Trapp RG. *Basic & Clinical Biostatistics.* 4th ed. Norwalk, CT: Lange Medical Books/McGraw-Hill; 2005.

Day RA, Gastel B. *How to Write and Publish a Scientific Paper.* 7th ed. Santa Barbara, CA: Greenwood; 2011.

Donders AR, van der Heijden GJ, Stijnen T, et al. Review: a gentle introduction to imputation of missing values. *J Clin Epidemiol.* 2006;59(10):1087–1091.

Dorland's Illustrated Medical Dictionary. 32nd ed. Philadelphia, PA: Saunders; 2011.

Dupont WD. *Statistical Modeling for Biomedical Researchers: A Simple Introduction to the Analysis of Complex Data.* Cambridge, United Kingdom: Cambridge University Press; 2009.

Ewigman BG, Crane JP, Frigoletto FD, et al. Effect of prenatal ultrasound screening on perinatal outcome. *N Engl J Med.* 1993;329(12):821–827.

Falco FJ, Hennessey WJ, Goldberg G, et al. Standardized nerve conduction studies in the lower limb of the healthy elderly. *Am J Phys Med Rehabil.* 1994;73(3):168–174.

Fayers PM, Machin D. *Quality of Life: The Assessment, Analysis and Reporting of Patient-reported Outcomes.* 3rd ed. West Sussex, United Kingdom: Wiley-Blackwell. 2016.

Fiske RH. *Thesaurus of Alternatives to Worn-Out Words and Phrases.* Cincinnati, OH: Writer's Digest Books; 1994.

Fleiss JL, Levin B, Paik MC. *Statistical Methods for Rates and Proportions*. 3rd ed. New York, NY: Wiley-Interscience; 2003.

Fleiss JL, Tytun A, Ury HK. A simple approximation for calculating sample sizes for comparing independent proportions. *Biometrics*. 1980;36(2):343–346.

Fletcher RH, Fletcher SW, Fletcher GS. *Clinical Epidemiology: The Essentials*. 5th ed. Philadelphia, PA: Lippincott Williams & Wilkins; 2012.

Fondiller SH, Nerone BJ. *Health Professionals Style Manual*. New York, NY: Springer; 2006.

Fox RJ, Crask MR, Kim J. Mail survey response rate: a meta-analysis of selected techniques for inducing response. *Public Opin*. 1988;52:467–491.

Fried C. The practice of experimentation. In: Bearn AG, Black DAK, Hiatt HH, eds. *Medical Experimentation: Personal Integrity and Social Policy*. New York, NY: American Elsevier; 1974:158.

Friedman GD. *Primer of Epidemiology*. 5th ed. New York, NY: McGraw-Hill Medical; 2003.

Friedman LM, Furberg CD, DeMets D, et al. *Fundamentals of Clinical Trials*. 5th ed. New York, NY: Springer; 2015.

Gabor A. *The Man Who Discovered Quality: How W. Edwards Deming Brought the Quality Revolution to America—The Stories of FORD, XEROX, and GM*. New York, NY: Penguin Books; 1992.

Garfield E. *SCI Journal Citation Reports: A Bibliographic Analysis of Science Journals in the ISI Database*. Philadelphia, PA: Institute for Scientific Information. http://thomsonreuters.com/journal-citation-reports/. Accessed June 17, 2016.

Garland J. In: Strauss MB, ed. *Familiar Medical Quotations*. Boston, MA: Little Brown; 1968;672.

Gilmore E. "Call me Jim": James Thurber speaking. In: Fensch T, ed. *Conversations with James Thurber*. Jackson, MI: University Press of Mississippi; 1989:50.

Glass DJ. *Experimental Design for Biologists*. 2nd ed. Cold Spring Harbor, NY: Cold Spring Harbor Laboratory Press; 2014.

Gordis L. *Epidemiology*. 5th ed. Philadelphia, PA: Saunders; 2013.

Greenland S. Basic methods for sensitivity analysis of biases. *Int J Epidemiol*. 1996;25:1107–1116.

Hackam DG, Redelmeier DA. Translation of research evidence from animals to humans. *JAMA*. 2006;296(14):1731–1732.

Hall GM, ed. *How to Write a Paper*. 5th ed. Malden, MA: Blackwell; 2012.

Halsey MJ. References. In: Hall GM, ed. *How to Write a Paper*. 5th ed. Malden, MA: Blackwell; 2012.

Hansen LO, Young RS, Hinami K, et al. Interventions to reduce 30-day rehospitalization: a systematic review. *Ann Intern Med*. 2011;155(8):520–528.

Harris PA, Scott KW, Lebo L, et al. ResearchMatch: a national registry to recruit volunteers for clinical research. *Acad Med*. 2012;87(1):66–73.

Harris PA, Taylor R, Thielke R, et al. Research electronic data capture (REDCap)—a metadata-driven methodology and workflow process for providing translational research informatics support. *J Biomed Inform*. 2009;42(2):377–381.

Haynes RB, Sackett DL, Guyatt GH, et al. *Clinical Epidemiology: How to Do Clinical Practice Research*. 3rd ed. Philadelphia, PA: Lippincott Williams & Wilkins; 2011.

He W, Pinheiro J, Kuznetsova OM. *Practical Considerations for Adaptive Trial Design and Implementation*. New York, NY: Springer; 2014.

Hebel JR, McCarter RJ. *A Study Guide to Epidemiology and Biostatistics*. 7th ed. London, United Kingdom: Jones & Bartlett Learning; 2011.

Hill AB. The environment and disease: association or causation? *Proc R Soc Med*. 1965;58(5):295–300.

Hosmer DW Jr, Lemeshow S, Sturdivant RX. *Applied Logistic Regression*. 3rd ed. New York, NY: John Wiley & Sons; 2012.

Hulley SB, Cummings SR, Browner WS, et al. *Designing Clinical Research*. 4th ed. Philadelphia, PA: Lippincott Williams & Wilkins; 2013.

Huth EJ. *Writing and Publishing in Medicine*. 3rd ed. Baltimore, MD: Lippincott Williams & Wilkins; 1999.

Ingelfinger JA, Mosteller R, Thibodeau LA, et al. *Biostatistics in Clinical Medicine*. 3rd ed. New York, NY: McGraw-Hill; 1994.

International Committee of Medical Journal Editors. Uniform requirements for manuscripts submitted to biomedical journals. *N Engl J Med*. 1997;336(4):309–315. http://www.icmje.org/. Accessed June 17, 2016.

International Conference on Harmonisation. Guidelines on structure and content of clinical study reports. *Fed Regist*. 1996;61:37319–37343.

ISIS-2 (Second International Study of Infarct Survival) Collaborative Group. Randomised trial of intravenous streptokinase, oral aspirin, both, or neither among 17,187 cases of suspected acute myocardial infarction: ISIS-2. *Lancet*. 1988;2(8607):349–360.

James KE. Regression toward the mean in uncontrolled clinical studies. *Biometrics*. 1973;29(1):121–130.

Kahneman D. *Thinking, Fast and Slow*. New York, NY: Farrar, Straus and Giroux; 2013.

Kaplan EL, Meier P. Nonparametric estimation from incomplete observations. *J Am Stat Assoc*. 1958;53: 457–481.

Kassirer JP, Angell M. Redundant publication: a reminder. *N Engl J Med*. 1995;333(7):449–450.

Kassirer JP, Campion EW. Peer review: crude and understudied, but indispensable. *JAMA*. 1994;272(2):96–97.

Katz MH. *Evaluating Clinical and Public Health Interventions: A Practical Guide to Study Design and Statistics*. Cambridge, United Kingdom: Cambridge University Press; 2010.

Katz MH. *Multivariable Analysis: A Practical Guide for Clinicians and Public Health Researchers*. Cambridge, NY: Cambridge University Press; 2011.

Katz MH. *Study Design and Statistical Analysis: A Practical Guide for Clinicians*. Cambridge, NY: Cambridge University Press; 2006.

Kent DM, Rothwell PM, Ioannidis JP, et al. Assessing and reporting heterogeneity in treatment effects in clinical trials: a proposal. *Trials*. 2010;11:85.

Kirkwood B, Sterne J. *Essential Medical Statistics*. 2nd ed. Malden, MA: Blackwell; 2003.

Kleinbaum DG, Klein M. *Logistic Regression: A Self-Learning Text*. 3rd ed. New York, NY: Springer; 2010.

Kleinbaum DG, Kupper LL, Nizam A, et al. *Applied Regression Analysis and Other Multivariable Methods*. 5th ed. Boston, MA: Cengage Learning; 2013.

Kleinbaum DG, Kupper LL, Morgenstern H. *Epidemiologic Research: Principles and Quantitative Methods*. New York, NY: Van Nostrand; 1982.

Knol MJ, Groenwold RH, Grobbee DE. P-values in baseline tables of randomised controlled trials are inappropriate but still common in high impact journals. *Eur J Prev Cardiol*. 2012;19(2):231–232.

Kuzma JW, Bohnenblust SE. *Basic Statistics for the Health Sciences*. 5th ed. New York, NY: McGraw-Hill; 2004.

Lang TA. *How to Write, Publish, and Present in the Health Sciences: A Guide for Clinicians and Laboratory Researchers*. Philadelphia, PA: American College of Physicians; 2009.

Lang TA, Secic M. *How to Report Statistics in Medicine: Annotated Guidelines for Authors, Editors, and Reviewers*. 2nd ed. Philadelphia, PA: American College of Physicians; 2006.

Last JM, Spasoff RA, Harris SS, eds. *A Dictionary of Epidemiology*. 4th ed. New York, NY: Oxford University Press; 2000.

Lee ET, Wang JW. *Statistical Methods for Survival Data Analysis*. 4th ed. New York, NY: John Wiley & Sons; 2013.

Lehmann EL. Nonparametric confidence intervals for a shift parameter. *Ann Math Stat*. 1963;34:1507–1512.

Leibson T, Koren G. Informed consent in pediatric research. *Paediatr Drugs*. 2015;17(1):5–11.

Lenth RV. Some practical guidelines for effective sample size determination. *The American Statistician*. 2001;55:187–193.

Lenth RV. Statistical power calculations. *J Anim Sci*. 2007;85(13 Suppl):E24–E29.

Liggins GC, Howie RN. A controlled trial of antepartum glucocorticoid treatment for prevention of the respiratory distress syndrome in premature infants. *Pediatrics*. 1972;50:515–525.

Lipsitz SR, Fitzmaurice GM, Orav EJ, et al. Performance of generalized estimating equations in practical situations. *Biometrics*. 1994;50(1):270–278.

Little RJ, D'Agostino R, Cohen ML, et al. The prevention and treatment of missing data in clinical trials. *N Engl J Med*. 2012;367(14):1355–1360.

Lock SP. *The Future of Medical Journals: In Commemoration of 150 Years of the British Medical Journal*. London, United Kingdom: British Medical Journal; 1991.

Lorch U, Berelowitz K, Ozen C, et al. The practical application of adaptive study design in early phase clinical trials: a retrospective analysis of time savings. *Eur J Clin Pharmacol*. 2012;68(5):543–551.

Mann HB, Whitney DR. On a test of whether one of two random variables is stochastically larger than the other. *Ann Math Stat*. 1947;18:50–60.

Mantel N, Haenszel W. Statistical aspects of the analysis of data from retrospective studies of disease. *J Natl Cancer Inst*. 1959;22(4):719–748.

Marantz PR. Beta carotene, vitamin E, and lung cancer. *N Engl J Med*. 1994;331(9):611–614.

Maron DJ, Stone GW, Berman DS, et al. Is cardiac catheterization necessary before initial management of patients with stable ischemic heart disease? Results from a Web-based survey of cardiologists. *Am Heart J*.

2011;162(6):1034–1043.

Mausner JS, Kramer S. *Mausner & Bahn Epidemiology: An Introductory Text*. 2nd ed. Philadelphia, PA: WB Saunders; 1985.

Mehta CR, Patel NR, Gray R. Computing an exact confidence interval for the common odds ratio in several 2 × 2 contingency tables. *J Am Stat Assoc*. 1985;80:969–973.

Merriam-Webster's Dictionary. Springfield, MA: Merriam-Webster; 2016.

Mitjà O, Houinei W, Moses P, et al. Mass treatment with single-dose azithromycin for yaws. *N Engl J Med*. 2015; 372(8):703–710.

Morton RF, Hebel JR, McCarter RJ. *A Study Guide to Epidemiology and Biostatistics*. 5th ed. New York, NY: Aspen; 2001.

Moses LE, Emerson JD, Hosseini H. Analyzing data from ordered categories. *N Engl J Med*. 1984;311(7):442–448.

Naber SP, Tsutsumi Y, Yin S, et al. Strategies for the analysis of oncogene overexpression: studies of the neu oncogene in breast carcinoma. *Am J Clin Pathol*. 1990;94:125–136.

National Center for Health Statistics. *User's Manual: The National Death Index*. Washington, DC: US Government Printing Office; 1981. DHHS publication PHS 81–1148.

Noto MJ, Domenico HJ, Byrne DW, et al. Chlorhexidine bathing and health care-associated infections: a randomized clinical trial. *JAMA*. 2015;313(4):369–378.

Norris M. *Between You & Me: Confession of a Comma Queen*. New York, NY: W. W. Norton & Company; 2015.

O'Connor M. *Writing Successfully in Science*. London, United Kingdom: Routledge; 1992.

Olson CM. Peer review of the biomedical literature. *Am J Emerg Med*. 1990;8(4):356–358.

Oppenheimer DM. Consequences of erudite vernacular utilized irrespective of necessity: problems with using long words needlessly. *Appl Cognit Psychol*. 2006;20:139–156.

Orwell G. Politics and the English language. In: Orwell G, ed. *A Collection of Essays*. Mariner Books; 1970:162–176.

Payne LV. *The Lively Art of Writing*. Upper Saddle River, NJ: Prentice Hall; 1987.

Piwowar HA, Day RS, Fridsma DB. Sharing detailed research data is associated with increased citation rate. *PLoS One*. 2007;2(3):e308.

Polit DF, Beck CT. *Nursing Research: Generating and Assessing Evidence for Nursing Practice*. 9th ed. Philadelphia, PA: Lippincott Williams & Wilkins; 2011.

Protection of human subjects, 45 C.F.R. §46 (2009). *Fed Regist*. 2009;56:28003–28032. http://www.hhs.gov/ohrp/policy/ohrpregulations.pdf. Accessed June 17, 2016.

Pruitt BA, Mason AD Jr, Moncrief JA. Hemodynamic changes in the early postburn patient: the influence of fluid administration and of a vasodilator (hydralazine). *J Trauma*. 1971;11(1):36–46.

Robertson D, Williams GH. *Clinical and Translational Science: Principles of Human Research*. London, United Kingdom: Academic Press; 2008.

Roe A. *The Making of a Scientist*. Santa Barbara, CA: Praeger; 1974.

Rosenbaum PR. *Design of Observational Studies*. New York, NY: Springer; 2010.

Ross PE. Lies, damned lies and medical statistics. *Forbes*. August 14, 1995:130–135.

Rothman KJ, Greenland S, Lash TL. *Modern Epidemiology*. 3rd ed. Philadelphia, PA: Lippincott Williams & Wilkins; 2012.

Royall RM, Bartlett RH, Cornell RG, et al. Ethics and statistics in randomized clinical trials. *Stat Sci*. 1991;6:52–88.

Ruxton GD, Colegrave N. *Experimental Design for the Life Sciences*. 3rd ed. Oxford, United Kingdom: Oxford University Press; 2010.

Sabin WA. *The Gregg Reference Manual*. 11th ed. New York, NY: McGraw-Hill/Irwin; 2010.

Sackett DL. Bias in analytic research. *J Chronic Dis*. 1979;32:51–63.

Salsburg DS. The religion of statistics as practiced in medical journals. *Am Stat*. 1985;39:220–223.

Salzberg CA, Byrne DW, Cayten CG, et al. A new pressure ulcer risk assessment scale for individuals with spinal cord injury. *Am J Phys Med Rehabil*. 1996;75(2):96–104.

Sandve GK, Nekrutenko A, Taylor J, et al. Ten simple rules for reproducible computational research. *PLoS Comput Biol*. 2013;9(10):e1003285.

Seeff LB, Buskell-Bales Z, Wright EC, et al. Long-term mortality after transfusion-associated non-A, non-B hepatitis. *N Engl J Med*. 1992;327(27):1906–1911.

Senn SS. *Dicing with Death: Chance, Risk and Health*. Cambridge, United Kingdom: Cambridge University Press; 2003.

Senn SS. *Statistical Issues in Drug Development*. 2nd ed. New York, NY: Wiley-Interscience; 2008.

Sheridan DR, Dowdney DL. *How to Write and Publish Articles in Nursing*. New York, NY: Springer; 1997.

Silvia PJ. *How to Write a Lot: A Practical Guide to Productive Academic Writing*. Washington, DC: American Psychological Association; 2007.

Snedecor GW, Cochran WG. *Statistical Methods*. 8th ed. Ames, IA: Iowa State University Press; 1989.

Spilker B. *Guide to Clinical Trials*. New York, NY: Raven Press; 1991.

Spilker B, Schoenfelder J. *Data Collection Forms in Clinical Trials*. New York, NY: Raven Press; 1991.

Sprinthall RC. *Basic Statistical Analysis*. 9th ed. Upper Saddle River, NJ: Pearson; 2011.

Standards of Reporting Trials Group. A proposal for structured reporting of randomized controlled trials. *JAMA*. 1994;272(24):1926–1931.

Stedman's Medical Dictionary. 28th ed. Baltimore, MD: Lippincott Williams & Wilkins; 2005.

Stein J, Flexner SB, eds. *Random House College Thesaurus*. New York, NY: Random House; 2005.

Steyerberg EW. *Clinical Prediction Models: A Practical Approach to Development, Validation, and Updating*. New York, NY: Springer; 2010.

Strunk W Jr, White EB. *The Elements of Style*. New York, NY: Longman; 2009.

Sun GW, Shook TL, Kay GL. Inappropriate use of bivariable analysis to screen risk factors for use in multivariable analysis. *J Clin Epidemiol*. 1996;49(8):907–916.

Testa MA, Simonson DC. Assessment of quality-of-life outcomes. *N Engl J Med*. 1996;334(13):835–840.

Truog RD. Randomized controlled trials: lessons from ECMO. *Clin Res*. 1992;40(3):519–527.

Tufte ER. *The Visual Display of Quantitative Information*. 2nd ed. Cheshire, CT: Graphics Press; 2001.

Tufte ER. *Beautiful Evidence*. Cheshire, CT: Graphics Press; 2006.

US Department of Health and Human Services. Federal policy for the protection of human subjects: notices and rules. *Fed Regist*. 1991;46:28001–28032.

US Department of Health and Human Services. *Healthy People 2000*. Washington, DC: US Government Printing Office; 1991. DHHS publication PHS 91–50212.

Virchow R. Quoted by Garrison FH in Bulletin of the New York Academy of Medicine 1928;4:94. In: Strauss MB, ed. *Familiar Medical Quotations*. Boston, MA: Little Brown; 1968.

Wang R, Lagakos SW, Ware JH, et al. Statistics in medicine—reporting of subgroup analyses in clinical trials. *N Engl J Med*. 2007;357(21):2189–2194.

Ware JH, Mosteller F, Ingelfinger JA. P values. In: Bailar JC III, Hoaglin DC, eds. *Medical Uses of Statistics*. 3rd ed. Boston, MA: Massachusetts Medical Society; 2009.

Ware JH, Harrington DH, Hunter DJ, et al. Missing data. *N Engl J Med*. 2012;367:1353–1354.

Wickham H. *ggplot2: Elegant Graphics for Data Analysis (Use R!)*. New York, NY: Springer; 2010.

Wilcoxon F. Individual comparisons by ranking methods. *Biomed Bull*. 1945;1(6):80–83.

Williams JM. *Style: Lessons in Clarity and Grace*. 11th ed. Harlow, United Kingdom: Longman; 2013.

World Medical Association. Declaration of Helsinki: recommendations guiding physicians in biomedical research involving human subjects. *JAMA*. 1997;227(11):925–926. http://www.wma.net/en/20activities/10ethics/10helsinki/. Accessed June 17, 2016.

Yancey JM. Ten rules for reading clinical research reports. *Am J Surg*. 1990;159(6):533–539.

Zeger SL, Liang KY. Longitudinal data analysis for discrete and continuous outcomes. *Biometrics*. 1986;42(1):121–130.

Zeiger M. *Essentials of Writing Biomedical Research Papers*. 2nd ed. New York, NY: McGraw-Hill; 1999.

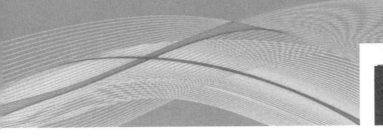

索 引

（整理：刘超，刘小燮，杨洋，曾宪涛）